中医外治特色疗法

临床技能提升 丛书

总主编◎郭长青

主编◎郭长青 王悦君 郭妍

中医拔罐疗法

中国健康传媒集团

中国医药科技出版社

图书在版编目（CIP）数据

中医拔罐疗法 / 郭长青，王悦君，郭妍主编 . — 北京：中国医药科技出版社，2021.10

（中医外治特色疗法临床技能提升丛书）

ISBN 978-7-5214-2676-2

Ⅰ . ①中… Ⅱ . ①郭… ②王… ③郭… Ⅲ . ①拔罐疗法 Ⅳ . ① R244.3

中国版本图书馆 CIP 数据核字（2021）第 162096 号

美术编辑　陈君杞

版式设计　也　在

出版　**中国健康传媒集团** | 中国医药科技出版社

地址　北京市海淀区文慧园北路甲 22 号

邮编　100082

电话　发行：010-62227427　邮购：010-62236938

网址　www.cmstp.com

规格　710×1000mm $^1/_{16}$

印张　25 $^1/_2$

字数　402 千字

版次　2021 年 10 月第 1 版

印次　2024 年 3 月第 2 次印刷

印刷　三河市万龙印装有限公司

经销　全国各地新华书店

书号　ISBN 978-7-5214-2676-2

定价　**59.00 元**

获取新书信息、投稿、为图书纠错，请扫码联系我们。

作为中医外治特色疗法临床技能提升丛书之一，本书主要从拔罐疗法概述、拔罐疗法操作以及各科常见疾病的具体操作等三个方面进行讲述。第一章为拔罐疗法概述部分，主要从拔罐疗法的特点和禁忌、治疗保健原理、常用腧穴等方面展开论述。第二章为拔罐疗法操作部分，主要从传统罐具、现代罐具、配用材料、常用拔罐疗法的操作、体位、留罐与起罐、疗程、注意事项、反应与处理以及治疗原则等方面系统讲述。第三章至第十一章从内科、神经科、外科、妇科、儿科、眼科、耳鼻喉科、口腔科、皮肤科等常见病症的概述、治疗方法以及注意事项进行系统阐述。同时配以图片，用图解的方式阐述了各种疾病常用拔罐疗法的基本选穴及操作，语言简洁，通俗易懂，图片清晰、准确，易于学习操作。

本书适合中医院校学生，中医临床、教学和科研人员，以及广大中医爱好者阅读使用。

内容提要

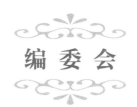

编委会

前言

拔罐疗法是以罐为工具，利用燃烧、抽吸、挤压等方法排除罐内空气，造成负压，使罐吸附于体表特定部位（患处、穴位），产生广泛刺激，形成局部充血或瘀血现象，从而达到防病治病、强壮身体的一种治疗方法。

拔罐疗法有着悠久历史。它起源于中国古代，是我国先民在与疾病进行斗争的时候发明的一种治疗方法。拔罐疗法古称"角法"，是中医学的一个重要组成部分，具有操作简便、易于掌握、器具经济、疗效迅速、使用安全等优点。

拔罐疗法在临床常和针灸配合应用，广泛地应用于内、外、妇、儿、骨伤、皮肤、五官等各科常见疾病的辅助治疗。且因其还具有预防疾病、保健治疗、养生康复等作用，为广大医务工作者及人民群众所喜用，是一种值得进一步推广和加以研究提高的传统医疗方法。

为了进一步普及拔罐疗法，适应广大医务工作者和拔罐爱好者学习和运用的需要，编者根据多年的研究成果和临床经验，在参考大量有关资料的基础上，以图文并茂的形式编写了《中医拔罐疗法》一书。作为中医外治特色疗法临床技能提升丛书之一，本书主要从拔罐疗法概述、拔罐疗法操作以及临床各科常见病症的具体应用等三个方面进行讲述。

　　本书语言简洁，通俗易懂，深入浅出，简明扼要，同时配以多张线条图，用图解的方式阐述了各种疾病常用拔罐疗法的选穴及基本操作，图片清晰、准确，易于学习操作。我们力求为读者呈现一本读之即懂、懂之即会的图书，一本医务工作者和拔罐爱好者的参考书，一本家庭医疗的普及读物。

　　书中难免有不妥和疏漏之处，衷心希望读者提出宝贵意见。

编者

2021 年 5 月

目录

第二章
拔罐疗法
操作

第三章
内科疾病

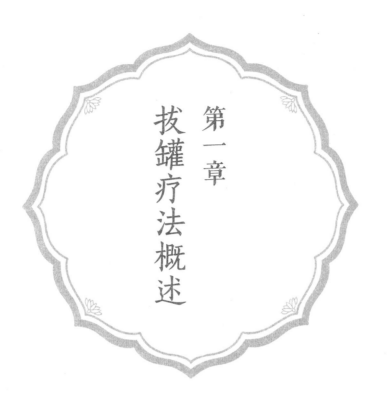

第一章

拔罐疗法概述

拔罐疗法是中医学的一个组成部分，是以罐为工具，利用燃烧、抽吸、挤压等方法排除罐内空气，造成负压，使罐吸附于体表特定部位（患处、穴位），产生广泛刺激，形成局部充血或瘀血现象，而达到防病治病、强壮身体的一种治疗方法。它是通过局部的温热和负压刺激作用而引起局部组织充血和皮内轻微的瘀血，促使该处的经络畅通，气血旺盛，具有活血、行气、止痛、除湿、消肿、散结、退热、祛风散寒、拔毒排脓等作用。随着医学实践的不断发展，不仅罐的质料，就是拔罐的方法也有改进和发展，治疗范围及用途也在逐渐扩大，并且常和针灸配合应用，广泛地应用于内、外、妇、儿、骨伤、皮肤、五官等科病证的治疗。且还具有操作简便、易于掌握、器具经济、疗效迅速、使用安全、无副作用等优点，为广大医务工作者及民间所喜用。因此它是一种值得进一步推广和加以研究提高的传统医疗方法。

第一节　拔罐疗法的特点和禁忌

拔罐疗法是民间疗法的精华，是中医治疗学的重要组成部分，它具有很多的特点和优点，故长期以来，在民间广泛流传和使用，深受群众欢迎。其特点和禁忌概括起来主要有以下几方面：

一、适应证广泛

拔罐疗法适应证广泛，凡是能够用针灸、按摩、中医、中药等方法治疗的各科疾病都可以使用拔罐疗法，尤其对各种疼痛性疾病、软组织损伤、急慢性炎症，风寒湿痹症以及脏腑功能失调、经脉闭阻不通所引起的各种病证均有较好的疗效。由于拔罐疗法来源于民间，经过长期防病治病实践，再通过历代医家（特别是中华人民共和国成立后）的总结、充实和提高，拔罐逐渐形成罐具多种化、罐法多样化、施术部位广泛，故适应范围不断扩大，能治疾病日益增多。根据古今医学文献记载和四十年的临床实践证明，大多数的内科、妇科、儿科、伤科、外科、皮肤科和五官科等各科多种疾病都可采用拔罐疗法治疗，且能收到良好疗效。

二、疗效好、见效快

拔罐疗法不仅适应证广泛，而且疗效好、见效快。有些疾病往往一次见效或痊愈。如拔罐疗法具有明显的缓解疼痛作用，无论内科的头痛、腹痛、胆绞痛、风湿痛乃至于癌性疼痛等，还是外科、伤科的软组织急慢性损伤，诸如落枕、急性腰扭伤等，皆可即时见效，有的甚至经一次治疗便可痊愈，功效可见迅捷。其中刺络（刺血）拔罐法方面的效能尤为突出。疼痛的原因无不由于"气滞血瘀、不通则痛"，而刺络拔罐法可吸出局部瘀血，从而使局部气血通畅，疼痛自然缓解。从西医学观点来看，拔罐疗法可以刺激某一区域的神经，调节相应部位的血管和肌肉的机能活动，反射性的解除血管和平滑肌的痉挛，所以能够获得比较明显的止痛效果。

三、简便易行

拔罐疗法本身来自民间，许多百姓有病都会自己在家中进行拔罐治疗，拔罐疗法易于学习和运用。一般懂得中医针灸的医师，在很短的时间内，即可掌握拔罐的操作技术，并能够临床应用。不懂中医针灸的人也可以在很短的时间内学会拔罐的一般操作技术，用于简单的家庭防病治病。另外，拔罐疗法治疗疾病，无需特殊器材和设备，所用器材和辅助用品举目皆是，诸如罐头瓶、杯子、纸、火柴等皆可取用，不必花费分厘。患者可在无任何痛苦、不用去医院的情况下康复，避免了服用药物给机体带来的损害和不良反应。所以，拔罐疗法是一种易于推广和普及的治疗方法。当然，要想彻底掌握拔罐疗法这门学科，精益求精，提高疗效，还需要较长时间的学习。

四、经济实用

本疗法的最大特点是不花钱或少花钱就能治病。即使配用药疗，也多是常用的中草药，有的可以自己采集，取材甚便。所以大大减轻了患者的经济负担，而且节约了药材资源。即使采用新型罐具治疗，其费用也比正规医疗（如中西医内治或外治等）低得多。因此，对于医疗条件比较困难的地区，以及流动性比较大的单位（如野战部队、地质勘探队等），拔罐疗法又具有特殊的作用。

五、安全无毒副作用

拔罐疗法与中医其他外治疗法一样，是施术于人体的肌表（皮肤）部位，可随时观察，及时变换手法或部位，只要掌握好其禁忌证和注意事项，一般不会出现毒副作用，患者可在无任何痛苦的情况下而康复，避免了服用药物给机体带来的损害和不良反应。

六、拔罐疗法的禁忌证

凡有下列情况（或疾病）之一者，应当禁用或慎用拔罐疗法。

（1）全身剧烈抽搐或癫痫正在发作的患者，不宜进行拔罐治疗。

（2）患者精神失常、精神病发作期不适宜使用拔罐疗法。

（3）久病体弱致全身极度消瘦、皮肤失去弹性者，不适宜使用拔罐疗法。

（4）患者平时容易出血、患有出血性疾病、如过敏性紫癜、血小板减少性紫癜、血友病、白血病、毛细血管试验阳性者，不适宜使用拔罐疗法，以免造成出血不止。

（5）患有广泛的皮肤病或者皮肤有严重过敏者，不适宜拔罐治疗其他疾病。

（6）患有恶性肿瘤者，不能施用拔罐疗法。以免促进肿瘤扩散和转移。

（7）妇女怀孕期间腰骶部和下腹部、乳头部不能使用拔罐疗法，以免流产。

（8）患有心脏病出现心力衰竭者，患有肾脏疾病出现肾衰竭者，患有肝脏疾病出现肝硬化腹水、全身浮肿者，不适应使用拔罐疗法。

（9）在需要拔罐治疗的局部有皮肤病者，不适宜使用拔罐疗法。

（10）禁用部位：拔罐部位以肌肉丰满、皮下脂肪丰富及毛发较少部位为宜。血管浅处、心搏处、皮肤细嫩处、瘢痕处和鼻、眼、乳头、口唇、骨突出处，以及皮肤松弛而有较大皱纹处，均不宜拔罐。前一次拔罐部位的罐斑未消退之前，不宜再在原处拔罐。

拔罐疗法的禁忌证与不宜拔罐的部位，不是绝对的。有人用此法治疗水肿、精神病、高热、活动性肺结核等，未见不良反应，且收效甚佳。也有用于乳头、心搏处、鼻部、耳部、前后阴等处，也未见不良反应。何况拔罐疗法若与其他疗法配合应用，亦有与其他疗法相适应病证，自当参合而定。但在临床应用时，以上情况要尽量避免使用，必须选用时，也应慎重。

第二节　拔罐疗法的治疗保健原理

一、调整阴阳

阴阳贯穿于中医理论体系多个方面，说明人体组织结构，生理功能，疾病的发病规律，指导临床诊断、治疗。《素问·生气通天论》载："阴平阳秘，精神乃治；阴阳离决，精神乃绝。"《素问·至真要大论》载："谨察阴阳所在而调之，以平为期。"《素问·阴阳应象大论》载："善诊者，察色按脉，先别阴阳。"人体的生命活动，正是由于阴阳双方保持着对立统一的协调关系的结果。正是这种"阴平阳秘""阴阳调和"，才保持了人体各组织器官、脏腑的生理功能，即阴阳处于相对平衡状态。如果因某种原因使阴阳的平衡遭到破坏，则致阴阳失调，会使机体发生疾病。《黄帝内经》中提到："阴胜则阳病，阳胜则阴病；阳胜则热，阴胜则寒。"《素问·调经论》载："阳虚则外寒，阴虚则内热。"可见，阴阳失调是疾病产生的根本原因。所以，调理阴阳，恢复阴阳的相对平衡，就成为治疗的关键。拔罐调整阴阳的作用，一方面是通过经络腧穴的配伍作用，另一方面是通过与其他方法配合应用来实现的。例如：拔关元可温阳散寒，拔大椎可以清泄阳热。脾胃虚寒引起的泄泻，可取足阳明胃经和足太阴脾经的穴位及背俞穴，如天枢、足三里、脾俞、胃俞等，并在拔罐前后配合灸法，以温阳散寒。肝阳上亢或肝火上炎而引起的项背痛、头痛、高血压等，则可取大椎穴，用三棱针刺血后加拔火罐，以清泄肝之阳热。诸如此类，通过拔罐治疗，使机体的阴阳之偏胜、偏衰得以纠正，促使阴阳转化、消化，达到阴阳平衡，调整某些脏器之功能。正如《灵枢·根结》中所说："用针之要，在于知调阴与阳。"

二、疏通经络

人体的经络系统似网络，纵横交错，遍布全身，内属于脏腑，外络于肢体，将人体内外、脏腑、肢节连成为一个有机的整体，承担着人体的五脏、六腑、四肢、百骸、五官、九窍的气血运行、输布、濡养、联络、调节的作用。因而它不仅把气血输送到各个组织器官去，而且使人体内外、上下、左右以及各个组织器官之间，保持着有机的密切合作、协调与平衡。若经络气血功能失调，破坏了人体的正常生理功能，就会产生种种病变。可见，经络气血失调是疾病产生的又一重要原因，拔罐疗法根据经络与脏腑在生理、病理上的相互影响的机制，通过对经络、腧穴的负压吸引作用，在脏腑经络气血凝滞或经脉空虚时，引导营卫之气复来输布，鼓动经脉气血，濡养脏腑组织器官，温煦皮毛；同时使衰弱的脏腑机能得以振奋，鼓舞正气，加强祛除病邪之力，从而使经络气血恢复正常，疾病得以祛除。《灵枢·经别》载："夫十二经脉者，人之所以生，病之所以成，人之所以治，病之所以起，学之所始，工之所止也。"也就是说，人体只有保持着阴阳平衡，气血流畅，经脉相通，才能百病不生，经脉"不可不通""脉道以通，血气乃行"。临床常用的循经拔罐法、走罐法及刺络（刺血）拔罐法等，均有明显的疏通经络功能。

三、行气活血

气血是人体生命活动的物质基础，对于人体具有十分重要的多种生理功能。《难经·八难》说："气者，人之根本也。"张景岳说："人之有生，全赖此气。"《难经·二十二难》说："血主濡之。"《素问·五脏生成篇》说："肝受血而能视，足受血而能步，掌受血而能握，指受血而能摄。"又如《素问·八正神明论》说："血气者，人之神，不可不谨养。"由此可以看出，通过经络、血脉，气血对人体起推动、温煦、濡养等重要作用。人体的物质形体与精神活动都有赖于气血的作用。气属阳，血属阴，气血的偏胜偏衰导致了体内的阴阳失衡。阴阳失调，脏腑之气与经络之气亦随之发生逆乱。脏腑之气与经络之气是构成脏腑、经络的最基本物质，又是推动和维持脏腑、经络进行生理活动的物质基础。脏腑功能失调，则心脏的搏动、肺的宣发与朝百脉、肝的疏泄等必然失调，继而影响气血的运行。经络之气逆乱，营卫气血的运行被阻，则发生痿痹等病。"若能开其门户，使气血复其流行，则经脉既舒，其病自除。"拔罐疗法则从其穴前导之，或在对应之穴启上，使所闭之穴感受到刺激，循经传导，则所滞之气血亦缓慢通过其穴，而复其流行，起到疏通经络、行气活血、调和营卫、增强体质的作用，寒则气凝，瘀则气滞，气行则血行，气滞则血瘀。由于寒、气、血的互为因果，从而形成气滞血瘀之病变。拔罐又通过"吸拔""温通"作用，促进血液流量，人体气血畅通，达到活血行气的作用。

四、化瘀散结

血瘀是疾病过程中形成的病理产物，又是某些疾病的致病因素。瘀血形成之后，不仅失去正常血液的濡养作用，而且反过来又会影响全身或局部血液的运行，产生疼痛。出血或经脉淤塞不通，内脏发生征积，产生"瘀血不去，新血不生"等不良后果。有了经络的联系，人体的五脏六腑、四肢百骸、五官九窍和筋骨皮肉有机联成一体。而整体功能的维持则以五脏为中心，通过脏腑、气血、经络并行调节。经络通畅，气血运行如常，脏腑功能正常，则生命活动正常。拔罐作用于肌表，通过对经络、穴位或病变部位产生负压吸引作用，使体表组织产生充血、瘀血、出血、放血等变化，改善血液循环，使经络血活气通，则瘀血化散，壅滞凝滞得以消除，经络气血畅通，组织皮毛、五脏六腑得以濡养，人体气血功能得以鼓舞振奋，使人体生命活动恢复正常。

五、温经散寒

寒为阴邪，易伤阳气。"阴胜则阳病"，阳气受损，失其温煦气化作用，出现阳气衰退的寒证。寒性凝滞、收引主痛。凝滞即凝结、阻滞不通之

意，指人体气血津液运行痹阻；收引即收缩牵引之意，可使气机收敛，腠
理、经络、筋脉收缩而挛急，出现气血凝滞、血脉挛缩而头身疼痛，脉紧，
筋脉拘急而肢体屈伸不利或冷厥不仁。火罐吸附皮肤的温热刺激，通过局
部皮肤感受器和经络，传导给相应的组织器官，使体内寒邪得以拔出体外，
从而达到"温经散寒"的双重治疗功效。

六、通利关节

风、寒、湿等邪侵袭人体，痹阻于筋脉，致使关节发生红、肿、热、
痛等病理变化，进而导致机体活动障碍，主要病机是因气血痹阻不通，筋
脉关节失于濡养而疼痛、拘急，屈伸不利。拔罐疗法有祛风散寒、祛邪除
湿、温通筋脉、疏通气血的作用，通过其温热、机械刺激及负压吸拔作用，
吸出筋肉血脉中的风寒，逐其湿气，从而使筋络之邪得以祛除，气血畅通，
筋脉关节得以濡养、通利，根据腧穴在患处施行此法，通利关节之效更显。

七、消肿止痛

所谓"不通则痛"，风、寒、湿、瘀等致病因素作用于人体，经脉气血
运行不畅，致使局部发生红、肿、热、痛等一系列病理变化，同时疼痛又
进一步加重气血的痹阻。拔罐具有活血散瘀、温经散寒、通利关节等作用。
经脉通畅，气血运行无阻，"通则不痛"。清代赵学敏《本草纲目拾遗》称为
火气罐，用以治疗风寒头痛、眩晕、风痹及腰痛等证而不必服药。

八、发汗解表

肌表是人体的藩篱，外感六淫伤人，一般都先出现表证，此时邪气较
浅，可通过宣发肺气、调畅营卫、开泄腠理等作用，通过人体的漐漐汗出，
使在肌表的外感六淫之邪随汗而解。《素问·阴阳应象大论》说："其在皮者，
汗而发之。""风寒邪气随气水出。"拔罐通过吸附作用、温热及良性刺激的
神经反射作用，达到发汗，祛除风、寒、湿邪的作用。此作用不仅主要治
疗外感六淫的表证，对凡是腠理闭塞，营卫不通而寒热无汗或腠理疏松虽

汗出而寒热不解的病证，如麻疹，疮疡、水肿、疟疾等初起之时兼表，或需先除表证时皆可用之。

九、托毒排脓

湿热火毒之邪蕴结局部，阻碍气血运行，而出现红、肿、热、痛、脓成、化脓等一系列表现，日久火热毒邪伤及阴液而出现阴虚内热或热毒炙盛的实热之证，危及生命。由于罐内形成负压，吸力很强，毒气郁结、恶血瘀滞之证，在未成脓之时，施以拔罐疗法，尤其是针刺之后拔罐，可使毒血吸出，气血疏通，瘀阻消散。已经化脓时，可托毒排脓，症状迅速减轻。

十、扶正补虚

中医学认为，疾病的发生关系到人体正气与邪气（致病因素）两个方面。正气指人体的机能活动和其抗病、康复能力。邪气是指各种致病因素，如外感六淫、痰饮、瘀血以及跌扑损伤等。疾病的发生和变化即在一定条件下邪正斗争的反映。正能胜邪则不发病，邪胜正负则发病。《素问·评热病论》说："邪之所凑，其气必虚。"《素问·遗篇刺法论》说："正气存内，邪不可干。"《灵枢·百病始生》也说："风雨寒热，不得虚，邪不能独伤人。卒然逢疾风暴雨而不病者，盖无虚，故邪不能独伤人。此必因虚邪之风，与其身形，两虚相得，乃客其形。"由此可看出，正气不足是疾病发生的内在根据，邪气是发病的重要条件。随着正邪双方的变化，疾病表现出两种不同的病机和证候，即《素问·通评虚实论》所言："邪气胜则实，精气夺则虚。"对于治疗，《素问·三部九候论》指出："实则泄之，虚则补之，必先去其血脉，而后调之。"这就是说，在临床治疗疾病时，应按着"实则泄之，虚则补之"的法则进行，但应当先泄去脉中的邪气而后再调其虚实。拔罐疗法能拔除体内的各种邪气，使邪去正安，同时还具有扶助正气的作用。前者主要通过各种拔罐方法来实现，后者则主要依靠经络腧穴和配合其他疗法来实现。拔罐通过对机体局部的良性刺激，再依靠人体自控调节系统的传达与调节，从而调整某些脏器功能，达到扶正祛邪、阴阳平衡的功效。如脾胃虚寒型胃痛治疗则应以扶正为主，可选用上腹部和背部的腧穴，行拔罐治疗。再如荨麻疹是由于患者营血虚弱，卫外失固，腠理空虚，风邪乘虚侵袭肌肤而引起。治疗时可在病变局部进行刺血拔罐，以祛除风邪，配合曲池、血海以调营扶正。邪气祛除，营卫调和，则病自愈。许多临床实践证明，刺血拔罐法的祛邪作用最佳，而火罐及熨罐法的温阳扶正作用最佳。对于常人通过循经拔罐法或对小儿消化营养不良者背俞穴拔罐、走罐，可起到补虚泄实、畅行气血、扶正固本、调整阴阳、祛病强身、防病保健的作用。

第三节　拔罐疗法常用的腧穴

（一）头面颈部腧穴

1. 迎香

归经：手阳明大肠经。

位置：鼻翼外缘中点，旁开 0.5寸，鼻唇沟中。（图 1-1）

解剖：在鼻翼外缘沟中央，上唇方肌中，深部为梨状孔的边缘，有面动、静脉及眶下动脉分支，布有面神经与目眶下神经的吻合丛。

功能：泻火散风，宣通鼻窍。

主治：鼻塞、鼻炎、口眼歪斜等。

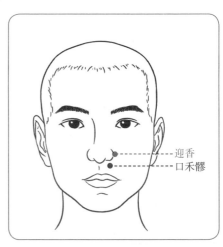

图 1-1　迎香

2. 承泣

归经：足阳明胃经。

位置：目正视，瞳孔直下 0.7寸，当眶下缘与眼球之间。（图 1-2）

解剖：在眶下缘上方，眼轮匝肌中，深层眶内有眼球下直肌，下斜肌。有眶下动、静脉分支，眼动、静脉分支，布有眶下神经的分支及动眼神经下支的肌支。

功能：疏风活络，开窍明目。

主治：眼病、目赤肿痛、迎风流泪、眼睑瞤动、口眼歪斜、头痛、眩晕等。

3. 四白

归经：足阳明胃经。

位置：目正视，瞳孔直下 1 寸，当眶下孔凹陷中。（图 1-2）

解剖：在眶下孔处当眼轮匝肌和上唇方肌之间。有面动、静脉分支，眶下动、静脉，布有面神经分支，当眶下神经处。

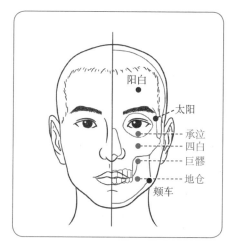

图 1-2　承泣、四白、巨髎、地仓

功能：疏风通络，清头明目。

主治：口眼歪斜、目赤痛痒、头痛、眩晕、面肌痉挛等。

4. 地仓

归经：足阳明胃经。

位置：平口角旁 0.4 寸。（图 1-2）

解剖：在口轮匝肌中，深层为颊肌。有面动、静脉，布有面神经分支、眶下神经分支，深层为颊肌神经的末支。

功能：祛风活络，扶正镇痛。

主治：流涎、口眼歪斜、牙痛、颊肿等。

5. 颊车

归经：足阳明胃经。

位置：下颌角前上方一横指凹陷中，咀嚼时咬肌隆起处。（图 1-3）

解剖：在下颌角前方有咬肌。有咬肌动、静脉，布有耳大神经、面神经及三叉神经第 3 支的咬肌神经。

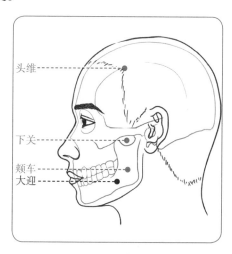

图 1-3　头维、下关、颊车

功能：开关通络，祛风调气。

主治：口眼歪斜、牙痛、颊肿、牙关脱臼、颈强等。

6. 下关

归经：足阳明胃经。

位置：颧弓下颌切迹之间的凹陷中，合口有孔，张口即闭。（图1-3）

解剖：当颧弓下缘皮下有腮腺，为咬肌起部。有面横动、静脉，最深层为下颌动、静脉，正当面神经颧眶支及耳颞神经分支，最深层为三叉神经下颌支。

功能：疏风活络，调气止痛。

主治：面瘫、牙痛、耳聋、耳鸣、眩晕等。

7. 头维

归经：足阳明胃经。

位置：额角发际直上0.5寸。（图1-3）

解剖：在颞肌上缘帽状腱膜中。有颞浅动、静脉的额支，布有耳颞神经之分支及面神经额颞支。

功能：祛风泻火，止痛明目。

主治：头痛、目眩、目痛、视物不明、喘逆烦满等。

8. 人迎

归经：足阳明胃经。

位置：喉结旁开1.5寸，胸锁乳突肌前缘。（图1-4）

解剖：有颈阔肌，在胸锁乳突肌前缘与甲状软骨接触处。有甲状腺上动脉，当颈内、外动脉的分支处，有颈前浅静脉，外为颈内静脉，布有颈部皮神经、面神经颈支及深层颈动脉球，最深层为交感神经干，外侧有舌下神经降支及迷走神经。

功能：通经调气，清热平喘。

主治：咽喉肿痛、喘息、项肿、气闷、头痛、瘰疬、瘿气等。

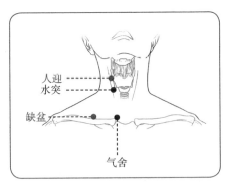

图1-4　人迎、缺盆

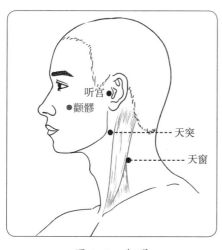

图 1-5　颧髎

9. 颧髎

归经：手太阳小肠经。

位置：目外眦直下，颧骨下缘凹陷。（图 1-5）

解剖：在颧骨下颌突的后下缘稍后，咬肌的起始部，颧肌中。有面横动、静脉分支，布有面神经及眶下神经。

功能：清热散风，调经化瘀。

主治：口眼歪斜、牙痛等。

10. 睛明

归经：足太阳膀胱经。

位置：目内眦旁0.1寸。（图1-6）

解剖：在眶内缘睑内侧韧带中，深部为眼内直肌。有内眦动、静脉和滑车上、下动静脉，深层上方有眼动、静脉本干，布有滑车上、下神经，深层有眼神经分布，上方为鼻睫神经。

功能：疏风清热，通络明目。

主治：眼病。

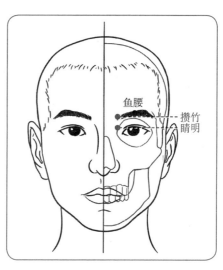

图 1-6　睛明、攒竹

11. 攒竹

归经：足太阳膀胱经。

位置：眉头凹陷中。（图1-6）

解剖：有额肌及皱眉肌。有额动、静脉，布有额神经内侧支。

功能：清热散风，通经明目。

主治：头痛、失眠、眉棱骨痛、目赤、口眼歪斜等。

12. 通天

归经：足太阳膀胱经。

位置：头部中线入前发际 4 寸，旁开 1.5 寸。（图 1-7）

解剖：在顶骨部，顶结节的内侧，有帽状腱膜。有颞浅动、静脉和枕动、静脉的吻合网，布有枕大神经的分支。

功能：祛风清热，通窍活络。

主治：头痛、眩晕、鼻塞、鼻衄、鼻渊等。

13. 天柱

归经：足太阳膀胱经。

位置：在颈后区，横平第 2 颈椎棘突上际，当斜方肌外缘凹陷中。（图 1-8）

解剖：在斜方肌起始部，深层为头半棘肌。有枕动、静脉干，布有枕大神经干。

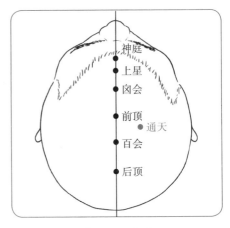

图 1-7　通天

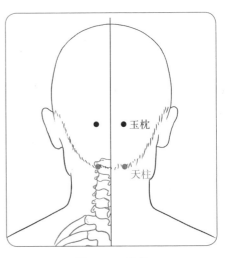

图 1-8　天柱

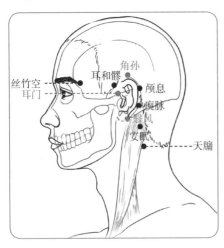

图 1-9　翳风、角孙、耳门

功能：清热散风，通经活络。

主治：头痛、项强、鼻塞、肩背痛等。

14. 翳风

归经：手少阳三焦经。

位置：乳突前下方，平耳垂后下缘的凹陷中。（图 1-9）

解剖：有耳后动、静脉，颈外浅静脉，布有耳大神经，深层为面神经干从乳突窜出处。

功能：疏风通络，开窍益聪。

主治：耳鸣、耳聋、口眼歪斜、牙关紧闭、牙痛等。

15. 角孙

归经：手少阳三焦经。

位置：当耳尖处的发际。（图 1-9）

解剖：在耳郭根上缘，耳上肌中。有颞浅动、静脉的耳前支，布有耳颞神经的分支。

功能：聪耳明目，清热散风。

主治：颊肿、目翳、牙痛、项强等。

16. 耳门

归经：手少阳三焦经。

位置：耳屏上切迹前，下颌骨髁突后缘凹陷中。（图 1-9）

解剖：颧弓下方有颞浅动、静脉，布有三叉神经第 3 支的耳颞神经及面神经分支。

功能：宣达气机，开窍聪耳。

主治：耳鸣、耳聋、牙痛、上龋齿痛等。

17. 瞳子髎

归经：足少阳胆经。

位置：目外眦旁 0.5 寸，眶骨外缘凹陷中。（图 1-10）

解剖：有轮匝肌，深层为颞肌。当颧眶动、静脉分布处。有颧面神经和颧颞神经及面神经的颞额支分布。

功能：清热散风，止痛明目。

主治：头痛、目赤肿痛、目翳等。

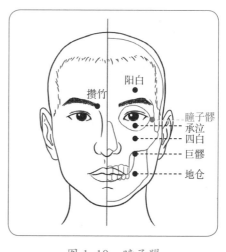

图 1-10　瞳子髎

18. 阳白

归经：足少阳胆经。

位置：目正视，瞳孔直上眉上 1 寸。（图 1-11）

解剖：在额肌中。有额动、静脉外侧支，当额神经外侧支处。

功能：祛风活络，清热明目。

主治：头痛、目眩、目痛、视物模糊、眼睑眴动等。

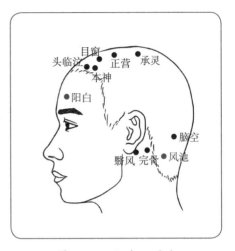

图 1-11　阳白、风池

19. 风池

归经：足少阳胆经。

位置：项后枕骨下两侧，胸锁乳突肌与斜方肌之间凹陷中。（图 1-11）

解剖：在斜方肌和胸锁乳突肌停止部的凹陷中，深层为头夹肌。有枕动、静脉分支，布有枕小神经分支。

功能：祛风解表，醒脑开窍。

主治：头痛、感冒、项强、鼻衄、鼻塞等。

20. 哑门

归经：督脉。

位置：后发际正中直上 0.5 寸。（图 1-12）

解剖：项韧带及斜方肌起始部。有枕动、静脉分支及棘突间静脉丛，为第 3 枕神经分布处。

功能：安神定惊，通窍增音。

主治：暴喑、舌强不语、癫狂、痫证、头痛、项强等。

21. 风府

归经：督脉。

位置：后发际正中直上 1 寸。（图 1-12）

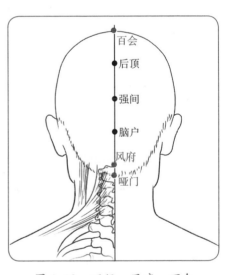

图 1-12　哑门、风府、百会

解剖：项韧带、斜方肌起始部。在枕骨和第 1 颈椎之间，有枕动脉分支及棘突间静脉丛，为第 3 枕神经与枕大神经分支分布处。

功能：清热散风，醒脑开窍。

主治：头痛、项强、眩晕、失音、癫狂、痫证、卒中等。

22. 百会

归经：督脉。

位置：后发际正中直上 7 寸头顶正中。（图 1-12）

解剖：在帽状腱膜中，左右常有顶孔。有左右颞浅动、静脉及左右枕动、静脉吻合网，深层常有导血管，布有枕大神经分支。

功能：健脑宁神，升阳举陷。

主治：头痛、眩晕、昏厥、卒中失语、痫证、脱肛等。

23. 神庭

归经：督脉。

位置：前发际正中直上 0.5 寸。（图 1-13）

解剖：在左右额肌交界处。有额动、静脉分支，布有额神经分支。

功能：清热镇痉，通窍止呕。

主治：头痛、眩晕、失眠、鼻渊、癫痫等。

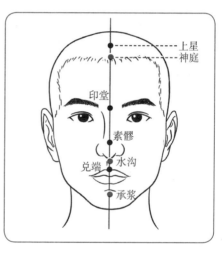

图 1-13　神庭、水沟、承浆

24. 水沟（人中）

归经：督脉。

位置：人中沟正中线上 1/3 与下 2/3 交界处。（图 1-13）

解剖：在人中沟上 1/3，口轮匝肌中。有上唇动、静脉，布有面神经颊肌支、眶下神经分支。

功能：清热开窍，理气益血。

主治：惊风、口眼歪斜、癫痫、腰肌强痛等。

25. 承浆

归经：任脉。

位置：颏唇沟的中点（图1-13）

解剖：在下唇方肌和颏肌之间。有下唇动、静脉的分支。布有面神经的下颌支及颊支和三叉神经的第3支。

功能：清热散风，安神定志。

主治：口眼歪斜、牙痛、齿龈肿痛、暴喑等。

（二）胸腹部腧穴

1. 膻中

归经：任脉。

位置：在胸骨上，当两乳头中间取穴。（图1-14）

解剖：在左右第4肋间隙相对处，胸骨体中，有乳房内动、静脉的前穿支，布有第4肋间神经前支的内侧皮支。

功能：宽胸利膈，止咳平喘。

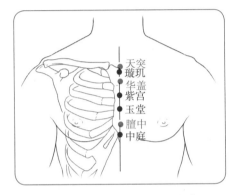

图1-14　天突、华盖、膻中

主治：咳喘、胸闷、胸痛、心痛心悸、乳少、噎膈等。

2. 巨阙

归经：任脉。

位置：前正中线，胸骨剑突下，脐上6寸。（图1-15）

解剖：在腹白线中，有腹壁上动、静脉，布有第7肋间神经前支的内侧皮支。

功能：和中化滞，清心宁神。

主治：心脏病、精神病、胃痛、呕吐、胆道蛔虫病、胰腺炎等。

3. 中脘

归经：任脉。

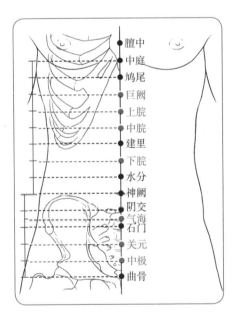

图1-15　巨阙、上脘、中脘、下脘、气海、关元、中极

位置：前正中线，脐上 4 寸。（图 1-15）

解剖：在腹白线中，有腹壁上动、静脉，布有第 7 肋间神经前支的内侧皮支。

功能：调胃益脾，温中化湿。

主治：胃炎、胃溃疡、胃下垂、胃痛、呕吐、腹胀、腹泻、便秘、消化不良、神经衰弱等。

4. 上脘

归经：任脉。

位置：前正中线，脐上 5 寸。（图 1-15）

解剖：在腹白线中，有腹壁上动、静脉，布有第 7 肋间神经前支的内侧皮支。

功能：调理脾胃，和中化湿。

主治：急（慢）性胃炎、胃扩张、胃痉挛、贲门痉挛、胃溃疡、十二指肠溃疡等。

5. 下脘

归经：任脉。

位置：前正中线，脐上 2 寸。（图 1-15）

解剖：在腹白线中，有腹壁下动、静脉，布有第 8 肋间神经前支的内侧支。

功能：健脾和胃，消积化滞。

主治：胃扩张、胃痉挛、慢性胃炎、消化不良、肠炎、肠梗阻、肠痉挛、便秘、腹胀等。

6. 气海

归经：任脉。

位置：前正中线，脐下 1.5 寸。（图 1-15）

解剖：在腹白线中，有腹壁浅动、静脉分支及腹壁下动、静脉分支，布有第 11 肋间神经前支的内侧支。

功能：补肾利水，温固下元。

主治：神经衰弱、腹胀、腹痛、痛经、月经不调、肠麻痹、阳痿、遗精、遗尿、膀胱炎、肾炎、肾绞痛等。

7. 关元

归经：任脉。

位置：前正中线，脐下 3 寸。（图 1-15）

解剖：在腹白线中，有腹壁浅动、静脉分支及腹壁下动、静脉分支，布有第 12 肋间神经前支的内侧皮支。

功能：培肾固本，清热利湿。

主治：腹痛、腹泻、痢疾、肾炎、尿路感染、痛经、盆腔炎、子宫下垂、功能性子宫出血、阳痿、遗尿等。

8. 中极

归经：任脉。

位置：前正中线，脐下 4 寸。（图 1-15）

解剖：在腹白线中，有腹壁浅动、静脉分支及腹壁下动、静脉分支，布有髂腹下神经的分支（内部为乙状结肠）。

功能：通调冲任，清利膀胱。

主治：遗精、遗尿、尿闭、阳痿、早泄、月经不调、白带过多、不孕、肾炎，盆腔炎等。

9. 梁门

归经：足阳明胃经。

位置：前正中线旁开 2 寸，脐上 4 寸。（图 1-16）

解剖：当腹直肌及其鞘处，深层为腹横肌。有第 7 肋间动、静脉分支及腹壁上动、静脉分布，布有第 8 肋间神经。

功能：健脾理气，和胃调中。

主治：厌食、呕吐、腹胀、腹痛、脘痛、疝痛、完谷不化、泄泻等。

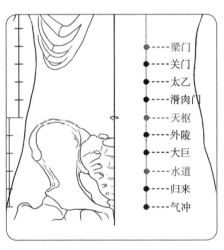

图 1-16 梁门、天枢、水道

10. 天枢

归经：足阳明胃经。

位置：平脐旁开 2 寸。（图 1-16）

解剖：当腹直肌及其鞘处。有第 9 肋间动、静脉之分支及腹壁下动、静脉分支，布有第 10 肋间神经之分支。

功能：调中和胃，理气健脾。

主治：急（慢）性胃炎、急（慢）性肠炎、细菌性痢疾、肠麻痹、便秘、腹膜炎、痛经、盆腔炎等。

11. 水道

归经：足阳明胃经。

位置：前正中线旁开 2 寸，脐下 3 寸。（图 1-16）

解剖：当腹直肌及其鞘处。有第 12 肋间动、静脉分支，外侧有腹壁下动、静脉，布有第 12 肋间神经。

功能：清热利湿，通调水道。

主治：肾炎、膀胱炎、尿闭、腹水、睾丸炎、前列腺炎、附件炎、月经不调等。

12. 膺窗

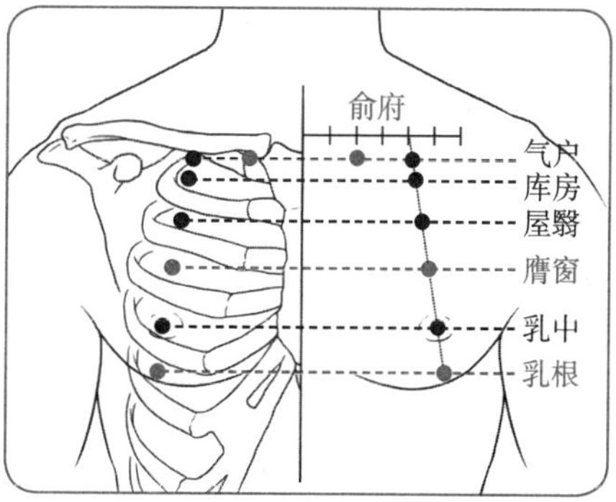

归经：足阳明胃经。

位置：乳腺上第 3 肋间，中线旁开 4 寸。（图 1-17）

解剖：在第 3 肋间隙，有胸大肌，深层为肋间内、外肌。有胸外侧动、静脉，布有胸前神经分支。

功能：清热解郁，理气活血。

主治：肺炎、胸膜炎、乳腺炎、乳汁不足、胸痛、咳喘、急慢性支气管炎等。

图 1-17　俞府、膺窗、乳根

13. 中府

归经：手太阴肺经。

位置：胸前臂外上方，前正中线旁开 6 寸，平第 1 肋间隙。（图 1-18）

解剖：有胸大肌、胸小肌，深层为第1肋间内、外肌。上外侧部有腋动、静脉，胸肩峰动、静脉，布有锁骨上神经中间支、胸前神经的分支及第1肋间神经外侧皮支。

功能：清宣上焦，疏调肺气。

主治：咳嗽、胸闷、肩背痛、喉痛、腹胀等。

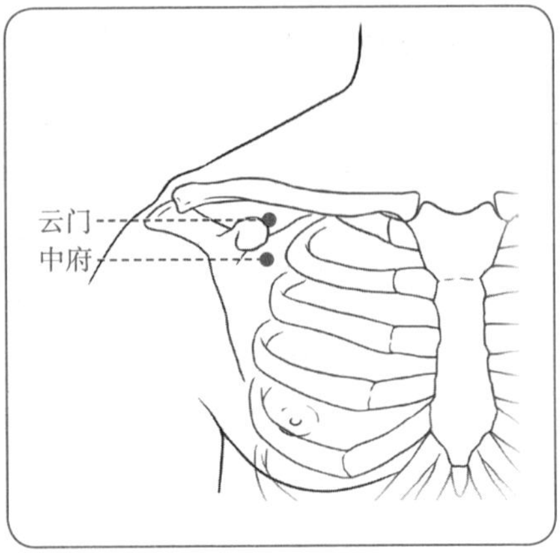

图 1–18　中府、云门

14. 云门

归经：手太阴肺经。

位置：前正中线旁开6寸，当锁骨外端下缘凹陷处。（图 1–18）

解剖：在胸大肌之外侧与三角肌之间。有头静脉，胸肩峰动、静脉、内下方有腋动脉，布有锁骨上神经中后支，胸前神经分支，臂丛外侧束。

功能：清热宣肺，止咳平喘。

主治：咳嗽、气喘、胸痛、胸中烦热、肩痛等。

15. 天突

归经：任脉。

位置：胸骨切迹上缘正中，上0.5寸凹陷处。（图 1–14）

解剖：在胸骨切迹中央，左右胸锁乳突肌之间，深层左右为胸骨舌骨肌和胸骨甲状肌。皮下有颈静脉弓、甲状腺下动脉分支，深部为气管，再往下胸骨柄后方为无名静脉及主动脉弓，布有锁骨上神经内侧支。

功能：宣肺平喘，清热利湿。

主治：咳嗽痰多、牙关紧闭、脑炎后遗症、失音、咽喉炎、扁桃体炎等。

16. 缺盆

归经：足阳明胃经。

位置：锁骨中点上凹陷处，直对乳头。（图 1–4）

解剖：在锁骨上窝中点，有颈阔肌，肩胛舌骨肌之中间腱。上方有颈横动脉。布有锁骨上神经中支，深层正当臂丛的锁骨上部。

功能：宽胸利膈，止咳平喘。

主治：上肢瘫痪、臂麻木、高血压、头痛、颈椎病、臂丛神经炎等。

17. 乳根

归经：足阳明胃经。

位置：乳头下 1.6 寸处，约第 5 肋间。（图 1-17）

解剖：在第 5 肋间隙，胸大肌下部，深层有肋间内、外肌。有肋间动脉，布有第 5 肋间神经外侧支的内侧皮支，深层为肋间神经干。

功能：宣通乳络，活血化瘀。

主治：胸痛、咳嗽、气喘、呃逆、乳痛、乳汁少等。

18. 华盖

归经：任脉。

位置：胸骨正中线上，平第 1 肋间。（图 1-14）

解剖：在胸骨柄、体之间，有乳房内动、静脉的前穿支。布有第 1 肋间神经前支的内侧皮支。

功能：宽胸利膈，清肺止咳。

主治：气喘、咳嗽、胸胁满痛、气管炎、肺气肿等。

19. 俞府

归经：足少阴肾经。

位置：锁骨下缘前正中线，旁开 2 寸。（图 1-17）

解剖：在锁骨胸骨端与第 1 肋中间胸大肌中。有胸内动、静脉的前穿支。布有锁骨上神经的前支。

功能：补肾纳气，祛痰定喘。

主治：咳嗽、气喘、胸痛、呕吐、腹胀等。

（三）胸腹侧面腧穴

1. 章门

归经：足厥阴肝经

位置：第 11 肋端。（图 1-19）

解剖：在第 11 肋尖端，腹内、外斜肌及腹横肌之中。有第 10 肋间动脉末支，稍下方有第 10 肋间神经。

功能：疏肝健脾，降逆平喘。

主治：胸胁痛、胸闷、腹胀、小儿疳积、泄泻等。

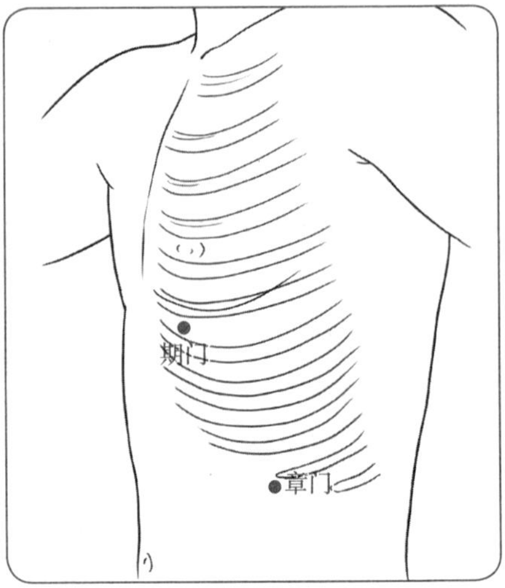

2. 期门

归经：足厥阴肝经。

位置：乳头直下第 6 肋间隙。（图 1-19）

解剖：在第 6 肋间内端，有肋间内、外肌。有第 6 肋间动、静脉。布有第 6 肋间神经。

功能：疏肝利胆，活血化瘀。

主治：胸胁胀痛、呕吐、腹胀、乳痈等。

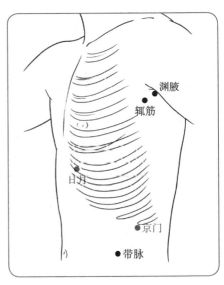

图 1-19　章门、期门

3. 日月

归经：足少阳胆经。

位置：男子乳头直下三肋间（期门穴下 5 分处）。（图 1-20）

解剖：有肋间内、外肌，肋下缘有腹内、外斜肌，腹壁横肌。有第 7 肋间动、静脉。布有第 7 肋间神经。

功能：疏肝利胆，降逆止呕。

主治：肝胆疾病、胃病、膈肌痉挛等。

4. 京门

归经：足少阳胆经。

位置：第 12 肋软骨尖端。（图 1-20）

解剖：在第 12 肋前端，有腹外斜肌、腹内斜肌及腹横肌。有第 11 肋间动、静脉。布有第 11 肋间神经。

图 1-20　日月、京门

功能：疏肝理气，清热利尿。

主治：腹胀，小腹痛，里急，洞泄，水道不通，溺黄，腰痛等。

（四）背部腧穴

1. 大椎

归经：督脉。

位置：第 7 颈椎与第 1 胸椎棘突间正中处，低头时明显。（图 1-21）

解剖：有腰背筋膜，棘上韧带及棘间韧带。有棘突间皮下静脉丛。布有第 8 颈神经后支及第 1 脑神经后支之内侧支。

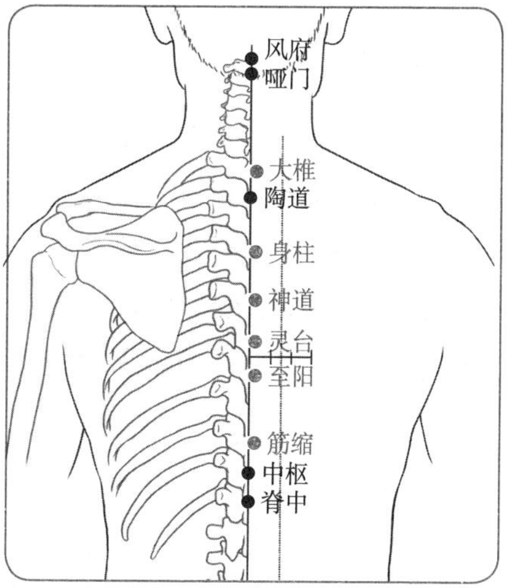

图 1-21　大椎、身柱、神道、灵台、至阳、筋缩

功能：益气养血，清热宁心。

主治：发热、感冒、咳嗽、气喘、落枕、小儿惊风等。

2. 身柱

归经：督脉。

位置：第 3、4 胸椎棘突之间。（图 1-21）

解剖：有腰背筋膜，棘上韧带及棘间韧带。为第 3 肋间动脉背侧支，棘间皮下静脉丛分布处。布有第 3 肋间神经后支之内侧支。

功能：宣肺平喘，镇静安神。

主治：支气管炎、肺炎、神经症及精神疾病、瘫痪、发热、胸膜炎等。

3. 神道

归经：督脉。

位置：第 5 和第 6 胸椎棘突之间。（图 1-21）

解剖：有腰背筋膜，棘上韧带及棘间韧带。为第 5 肋间动脉背侧支，棘间皮下静脉丛分布处。布有第 5 肋间神经后支的内侧支。

功能：清热散风，安神定志。

主治：心脏病、神经衰弱、癔病、心动过速、神经及精神疾病等。

4. 灵台

归经：督脉。

位置：第6和第7胸椎棘突之间。（图1-21）

解剖：有腰背筋膜，棘上韧带及棘间韧带。为第6肋间动脉背侧支，棘间皮下静脉丛分布处。有第6肋间神经后支之内侧支行走。

功能：清热通络，止咳平喘。

主治：心脏病、神经和精神疾病、咳嗽、哮喘、疔疮、胆道蛔虫病、胃痛等。

5. 至阳

归经：督脉。

位置：第7和第8胸椎棘突之间。（图1-21）

解剖：有腰背筋膜，棘上韧带及棘间韧带。为第7肋间动脉背侧支，棘间皮下静脉丛分布处。有第7肋间神经后支内侧支行走。

功能：宣肺止咳，清热利湿。

主治：肝炎、胆囊炎、疟疾、胃痛、胰腺炎、胆道蛔虫病、肋间神经痛等。

6. 筋缩

归经：督脉。

位置：第9与第10胸椎棘突之间。（图1-21）

解剖：有腰背筋膜，棘上韧带及棘间韧带。为第9肋间动脉背侧支，棘间皮下静脉丛分布处。有第9肋间神经后支内侧支行走。

功能：舒筋活络，清脑醒神。

主治：癫痫、腰背神经痛、强直性痉挛、胃肠痉挛、神经衰弱等。

7. 命门

归经：督脉。

位置：第2与第3腰椎棘突之间。（图1-22）

解剖：有腰背筋膜，棘上韧带及棘间韧带。有腰动脉后支的棘突间皮下静脉丛。布有腰神经后支的内侧支。

功能：舒经调气，固精壮阳。

主治：遗尿、遗精、阳痿、带下症、子宫内膜炎、盆腔炎、附件炎、头痛、脊柱炎等。

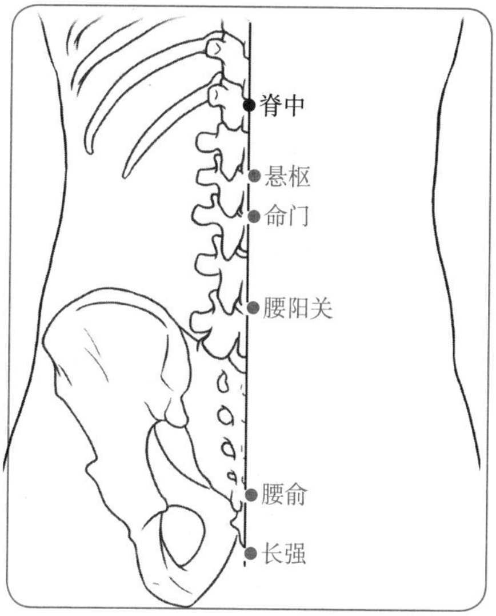

8. 腰阳关

归经：督脉。

位置：第4和第5腰椎棘突之间。（图1-22）

解剖：有腰背筋膜，棘上韧带及棘间韧带。分布有腰动脉后支，棘突间皮下静脉丛。有腰神经后支内侧支。

功能：调益肾气，强壮腰脊。

主治：腰骶神经痛、下肢瘫痪、风湿性关节炎、月经不调、遗精、慢性肠炎等。

图 1-22　悬枢、命门、腰阳关、腰俞、长强

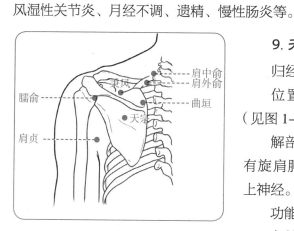

图 1-23　肩贞、臑俞、天宗、秉风、曲垣、肩外俞、肩中俞

9. 天宗

归经：手太阳小肠经。

位置：肩胛骨冈下窝的中央。（见图1-23）

解剖：在冈下窝中央冈下肌中。有旋肩胛动、静脉肌支。布有肩胛上神经。

功能：清热散结，宽胸解郁。

主治：肩背酸痛、颈项强直、上肢冷痛等。

10. 上髎

归经：足太阳膀胱经。

位置：在第1骶后孔中。（图1-24）

解剖：在骶棘肌及臀大肌起始部。当骶外侧动、静脉后支处。布有第1骶神经后支。

功能：补益下焦，强健腰膝。

主治：肾炎、膀胱炎、遗精、阳痿、月经不调、不孕症、腰肌劳损等。

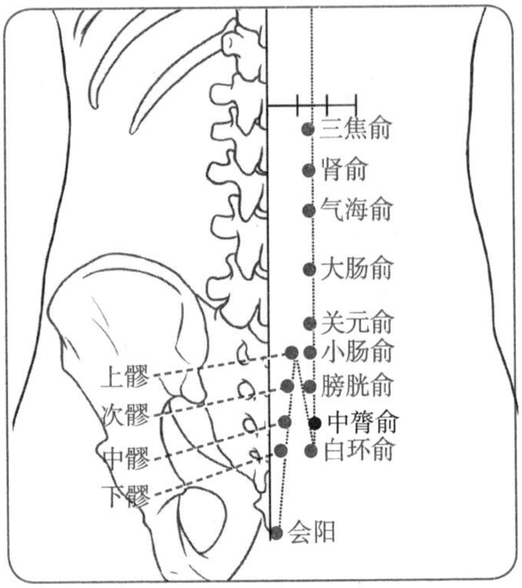

11. 次髎

归经：足太阳膀胱经。

位置：在第2骶后孔中。（图1-24）

解剖：在臀大肌起始部。当骶外侧动、静脉后支处。有第2骶神经后支通过。

功能：强健腰脊，调经止带。

主治：腰脊痛、坐骨神经痛、子宫内膜炎、月经不调、遗精、阳痿、睾丸炎等。

图1-24 上髎、次髎、中髎、下髎、三焦俞、肾俞、气海俞、大肠俞、关元俞、小肠俞、膀胱俞、白环俞、会阳

12. 中髎

归经：足太阳膀胱经。

位置：在第3骶后孔中。（图1-24）

解剖：在臀大肌起始部。当骶外侧动、静脉后支处。为第3骶神经后支通过处。

功能：补肾调经，清热利湿。

主治：腰骶部疼痛、泄泻、便秘、小便不利、月经不调、下肢瘫痪等。

13. 下髎

归经：足太阳膀胱经。

位置：在第4骶后孔中。（图1-24）

解剖：在臀大肌起始部。有臀下动、静脉分支。为第4骶神经后支通过处。

功能：补肾调经、疏利下焦。

主治：腰肌劳损、坐骨神经痛、肠炎、痢疾、前列腺炎、痛经、宫颈

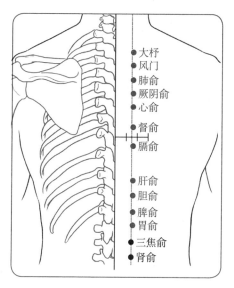

图 1-25　大杼、风门、肺俞、厥阴俞、心俞、督俞、膈俞、肝俞、胆俞、脾俞、胃俞

糜烂等。

14. 大杼

归经：足太阳膀胱经。

位置：第 1 胸椎棘突下旁开 1.5 寸。（图 1-25）

解剖：有斜方肌，菱形肌，上后锯肌，最深层为最长肌。有第 1 肋间动、静脉背侧支。布有第 1 胸神经后支内侧皮神经，深层为第 1 胸神经后支外侧皮支、上位二至三个颈神经后支外侧皮支。

功能：祛风解表，和血舒筋。

主治：发热、咳嗽、项强、肩胛酸痛等。

15. 风门

归经：足太阳膀胱经。

位置：第 2 胸椎棘突下旁开 1.5 寸。（图 1-25）

解剖：有斜方肌，菱形肌，下后锯肌，深层为最长肌。有第 2 肋间动、静脉背侧支的内侧支。布有第 2 胸神经后支内侧皮神经，深层为第 2 胸神经后支外侧皮支、上位二至三个胸神经后支外侧皮支。

功能：祛风宣肺，清热消肿。

主治：伤风、咳嗽、发热、头痛、目眩、项强、腰背痛等。

16. 肺俞

归经：足太阳膀胱经。

位置：第 3 胸椎棘突下旁开 1.5 寸。（图 1-25）

解剖：有斜方肌，菱形肌，深层为最长肌。有第 3 肋间动、静脉背侧支的内侧皮支。布有第 3 胸神经后支内侧皮神经，深层为第 3 胸神经后支外侧皮支、上位二至三个胸神经后支外侧皮支。

功能：宣通肺气，清热和营。

主治：咳嗽、气喘、胸闷、胸痛、背肌劳损等。

17. 厥阴俞

归经：足太阳膀胱经。

位置：第 4 胸椎棘突下旁开 1.5 寸。（图 1-25）

解剖：有斜方肌，菱形肌，深层为最长肌。有第 4 肋间动、静脉背侧支的内侧支。布有第 4 胸神经后支内侧皮神经，深层为第 4 胸神经后支外侧皮支、上位二至三个胸神经后支外侧皮支。

功能：疏肝理气，和胃止呕。

主治：牙痛、呕吐、咳嗽、胸闷、心痛、胃脘痛等。

18. 心俞

归经：足太阳膀胱经。

位置：第 5 胸椎棘突下旁开 1.5 寸。（图 1-25）

解剖：有斜方肌，菱形肌，深层为最长肌。有第 5 肋间动、静脉背侧支的内侧支。布有第 5 胸神经后支内侧皮神经，深层为第 5 胸神经后支外侧皮支、上位二至三个颈神经后支外侧皮支。

功能：疏通心络，宁心安神。

主治：失眠、心痛、心悸、梦遗、盗汗等。

19. 督俞

归经：足太阳膀胱经。

位置：第 6 胸椎棘突下旁开 1.5 寸。（图 1-25）

解剖：有斜方肌，背阔肌起腱，最长肌。有第 6 肋间动、静脉背侧支的内侧支，颈横动脉降支。布有肩胛背神经，第 6 胸神经后支内侧皮支，深层为第 6 胸神经后支外侧皮支、上位二至三个胸神经外侧皮支。

功能：理气活血，疏通心脉。

主治：心脏病、腹痛、肠鸣、膈肌痉挛、脱发、皮肤病、乳腺炎等。

20. 膈俞

归经：足太阳膀胱经。

位置：第 7 胸椎棘突下旁开 1.5 寸。（图 1-25）

解剖：在斜方肌下缘，有背阔肌，最长肌。有第 7 肋间动、静脉背侧支的内侧支。布有第7胸神经后支内侧皮支，深层为第7胸神经后支外侧皮支、上位二至三个胸神经外侧皮支。

功能：和血理气，祛痰开膈。

主治：呕吐、噎膈、气喘、咳嗽、盗汗等。

21. 肝俞

归经：足太阳膀胱经。

位置：第9胸椎棘突下旁开1.5寸。（图1-25）

解剖：在背阔肌，最长肌和髂肋间肌之间。有第9肋间动、静脉背侧支的内侧支。布有第9胸神经后支，内侧皮支，深层为第9胸神经外侧皮支、上位二至三个胸神经外侧皮支。

功能：疏肝解郁，和血安神。

主治：黄疸、胁肋痛、吐血、目赤、目眩、视物不清、脊背痛等。

22. 胆俞

归经：足太阳膀胱经。

位置：第10胸椎棘突下旁开1.5寸。（图1-25）

解剖：在背阔肌，最长肌和髂肋间肌之间。有第10肋间动、静脉背侧支的内侧支。布有第10胸神经后支，内侧皮支，深层为第10胸神经外侧皮支、上位二至三个胸神经外侧皮支。

功能：清泄湿热，健运中阳。

主治：胁肋痛、口苦、黄疸、胸满、肺痨等。

23. 脾俞

归经：足太阳膀胱经。

位置：第11胸椎棘突下旁开1.5寸。（图1-25）

解剖：在背阔肌，最长肌和髂肋间肌之间。有第11肋间动、静脉背侧支的内侧支。布有第11胸神经后支，内侧皮支，深层为第11胸神经外侧皮支、上位二至三个胸神经外侧皮支。

功能：健脾利湿，和胃调中。

主治：胃脘胀痛、黄疸、呕吐、消化不良、泄泻、小儿慢惊风等。

24. 胃俞

归经：足太阳膀胱经。

位置：第 12 胸椎棘突下旁开 1.5 寸。（图 1-25）

解剖：在腰背筋膜，最长肌和髂肋肌之间。有肋下动、静脉背侧支的内侧支。布有第 12 胸神经后支内侧皮支，深层为第 12 胸神经外侧皮支、上位二至三个胸神经外侧皮支。

功能：调中和胃，化湿消滞。

主治：胃痛、腹胀、噎膈、小儿吐乳、消化不良等。

25. 三焦俞

归经：足太阳膀胱经。

位置：第 1 腰椎椎棘突下旁开 1.5 寸。（图 1-24）

解剖：有腰背筋膜，深层有骶棘肌和髂肋肌之间。有第 2 腰动、静脉背侧支的内侧支。布有第 10 胸神经的后支外侧皮支，深层为第 1 腰神经后支外侧皮支、上位二至三个胸神经后支外侧皮支。

功能：调气利水，通利三焦。

主治：肠鸣、腹胀、呕吐、泄泻、腰背强痛等。

26. 肾俞

归经：足太阳膀胱经。

位置：第 2 腰椎椎棘突下旁开 1.5 寸。（图 1-24）

解剖：有腰背筋膜，深层有骶棘肌。有第 2 腰动、静脉背侧支的内侧支。布有第 1 腰神经的后支内侧皮支，深层为第 1 腰神经后支外侧皮支、上位二至三个胸神经后支外侧皮支。

功能：补肾益气，聪耳明目。

主治：肾虚、腰痛、遗精、阳痿、早泄、月经不调、带下症等。

27. 气海俞

归经：足太阳膀胱经。

位置：第 3 腰椎椎棘突下旁开 1.5 寸。（图 1-24）

解剖：浅层是腰背筋膜，深层有骶棘肌。有第 3 腰动、静脉背侧支的内侧支。布有第 2 腰神经的后支内侧皮支，深层为第 1 腰神经后支外侧皮支、上位二至三个胸神经后支外侧皮支。

功能：调补气血，通经活络。

主治：腰痛、痔漏、痛经、月经不调、腿膝不利等。

28. 大肠俞

归经：足太阳膀胱经。

位置：第4腰椎椎棘突下旁开1.5寸。（图1-24）

解剖：浅层是腰背筋膜，深层有骶棘肌。有第4腰动、静脉背侧支的内侧支。布有第3腰神经的后支。

功能：疏调二肠，理气化滞。

主治：腰腿痛、腰肌劳损、腹痛、腹胀、泄泻、痢疾、便秘、痔漏等。

29. 关元俞

归经：足太阳膀胱经。

位置：第5腰椎椎棘突下旁开1.5寸。（图1-24）

解剖：有腰骶肌。有腰最下动、静脉后支的内侧支。为第5腰神经后支分布处。

功能：补肾调经，调理下焦。

主治：腰痛、泄泻、遗尿、小便不利等。

30. 膀胱俞

归经：足太阳膀胱经。

位置：第2骶椎棘突下旁开1.5寸。（图1-24）

解剖：有骶棘肌。有腰最下动、静脉后支的内侧支。为第5腰神经后支分布处。

功能：补肾调经，调理下焦。

主治：小便不利、遗尿、泄泻、便秘、腰背强痛、遗精。

31. 白环俞

归经：足太阳膀胱经。

位置：平第4骶骨孔、背正中线。（图1-24）

解剖：在臀大肌，骶结节韧带下内缘。有臀下动、静脉，深层为阴部内动、静脉。布有臀下皮神经，第5腰神经末梢部及第3、4骶神经后支及臀下神经，其深层正当阴部神经。

功能：清热利湿，疏调下焦。

主治：坐骨神经痛、腰骶痛、子宫内膜炎、盆腔炎、肛门疾病等。

32. 肩中俞

归经：手太阳小肠经。

位置：第7颈椎棘突下旁开2寸。（图1-23）

解剖：在第1胸椎横突端，表层为斜方肌，深层为提肩胛肌。有颈横动、静脉。布有第1胸神经后支内侧支、肩胛背神经和副神经。

功能：清热明目，止咳平喘。

主治：咳嗽、哮喘、肩背痛、肩背风湿、颈椎病等。

33. 肩外俞

归经：手太阳小肠经。

位置：第1胸椎棘突下；距中线旁开3寸。（图1-23）

解剖：在肩胛骨内侧角边缘，表层为斜方肌，深层为提肩胛肌和小菱形肌。有颈横动、静脉。布有第1胸神经后支内侧支、肩胛背神经和副神经。

功能：通络利节，散寒止痛。

主治：咳嗽、肩背痛、颈椎病、肩周炎、上肢疾病等。

34. 阳纲

归经：足太阳膀胱经。

位置：第10胸椎棘突下旁开3寸。（图1-26）

解剖：有背阔肌，髂肋肌。有第10肋间动、静脉背侧支。为第8胸神经后支外侧皮支分布处，最深层为第10肋间神经干。

功能：清热利胆，和中化湿。

主治：肝胆疾病、蛔虫病、胃肠痉挛、消化不良等。

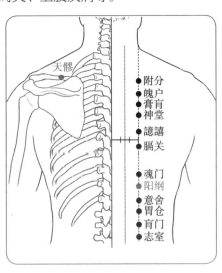

图 1-26　阳纲、天髎

35. 天髎

归经：手少阳三焦经。

位置：肩井穴下 1 寸。（图 1-26）

解剖：在肩胛骨上部冈上窝中，浅层为斜方肌，再下为冈上肌。有颈横动脉降支，深层为肩胛上动脉肌支。布有副神经、肩胛上神经分支。

功能：通经活络，舒筋利节。

主治：颈部、肩部疾病等。

36. 肩贞

归经：手太阳小肠经。

位置：腋后纹尽端上 1 寸处。（图 1-23）

解剖：在肩关节后下方，肩胛骨外侧缘，三角肌后缘，下层是大圆肌。有旋肩胛动、静脉。布有腋神经分支，最深部上方为桡神经。

功能：清热开窍，活血化瘀。

主治：耳鸣、耳聋、肩胛痛、上肢麻痹与疼痛等。

37. 肩髃

归经：手阳明大肠经。

位置：上肩平举时，肩部出现两个凹陷，于前方凹陷处取之。（图 1-27）

解剖：在肩峰与肱骨大结节之间，三角肌上部的中央。有旋肱后动、静脉。布有锁骨上神经，腋神经。

功能：通经活络，利节止痛。

主治：中风偏瘫、肩关节痛、肩周炎、上肢疾病等。

（五）上肢腧穴

1. 极泉

归经：手少阴心经。

位置：腋窝正中。（图 1-28）

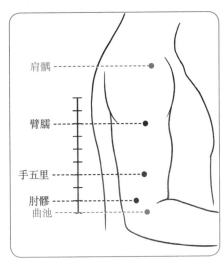

图 1-27　肩髃、曲池

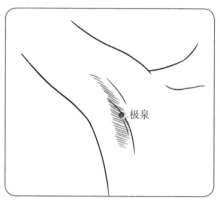

图 1-28 极泉

2. 尺泽

归经：手太阴肺经。

位置：肘横纹上，肱二头肌腱桡侧。（图 1-29）

解剖：在肘关节当肱二头肌腱外侧，肱桡肌起始部。有桡侧返动、静脉之分支，头静脉。布有前臂外

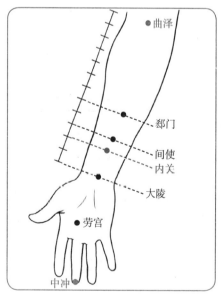

图 1-30 中冲、内关、曲泽

解剖：在胸大肌外下缘，深层为喙肱肌。外侧为腋动脉。有尺神经、正中神经通过，分布着臂内侧皮神经、胸前神经及肌皮神经。

功能：理气活血，消瘀散结。

主治：胸闷、胁肋痛、心痛、心悸、臂肘冷麻等。

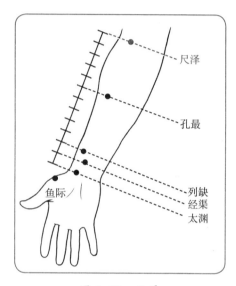

图 1-29 尺泽

侧皮神经，直下为桡神经本干。

功能：清泄肺热，利咽止痛。

主治：肘臂挛痛、咳嗽、胸胁胀满、咽喉痛等。

3. 曲泽

归经：手厥阴心包经。

位置：肘横纹中，肱二头肌腱尺侧。（图 1-30）

解剖：在肱二头肌腱内侧。当肱动、静脉处。布有正中神经本干。

功能：清肺和胃，理气止痛。

主治：心痛、心悸、呕吐、胃痛、泄泻、热病、烦渴、咳嗽、肘臂挛痛等。

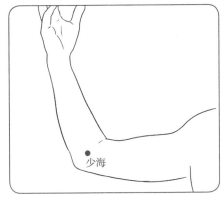

图 1-31　少海

4. 少海

归经：手少阴心经。

位置：屈肘，当肘横纹内端与肱骨内上髁连线之中点。（图 1-31）

解剖：有旋前圆肌、肱肌。有贵要静脉、尺侧下副动脉、尺返动脉。布有臂内侧皮神经和前掌侧正中神经。

功能：活血行气，宁心安神。

主治：心痛、肘臂挛痛、目眩、头颈痛、腋胁痛、暴喑、痫证等。

5. 曲池

归经：手阳明大肠经。

位置：屈肘侧掌成直角，当肘横纹外侧端凹陷中。（图 1-27）

解剖：在肱桡关节的桡侧，桡侧伸腕长肌起始部，肱桡肌的桡侧。有桡返动脉的分支。布有前臂背侧皮神经，内侧深层为桡神经本干。

功能：疏风解表，调气和血。

主治：发热、牙痛、咽喉肿痛、手臂肿痛、肘痛、高血压等。

6. 合谷

归经：手阳明大肠经。

位置：手背第 1、2 掌骨之间约平第 2 掌骨中点处。（图 1-32）

解剖：在第 1 掌骨和第 2 掌骨之间，第 1 骨间背侧肌中，深层为内收肌横头。有手背静脉网，为头静脉的起始部，穴位近侧正当桡动脉从手背穿向手掌之处。布有桡神经

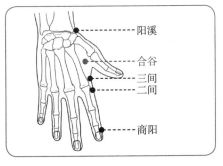

图 1-32　合谷

阳溪
合谷
三间
二间
商阳

第一章　拔罐疗法概述

浅支的手背侧神经，深部有正中神经的指掌侧固有神经。

功能：清热散风，安神定惊。

主治：头痛、牙痛、咽喉肿痛、手臂肿痛、指挛、口眼歪斜、便秘、闭经等。

7. 阴郄

归经：手少阴心经。

位置：腕横纹上 0.5 寸，尺侧腕屈肌腱的桡侧。（图 1-33）

解剖：在尺侧屈腕肌腱与屈指浅肌之间，深层为屈指伸肌。有尺动脉通过。布有前臂内侧皮神经和尺神经。

功能：通经活络，清心宁神。

主治：心痛、惊悸、骨蒸盗汗、吐血、衄血、暴喑、喉痹等。

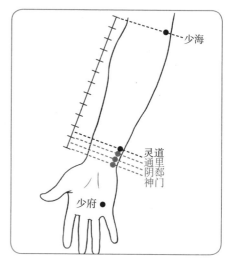

图 1-33　神门、阴郄、通里

8. 神门

归经：手少阴心经。

位置：腕横纹尺侧端，尺侧腕屈肌腱的桡侧缘凹陷中。（图 1-33）

解剖：在尺侧屈腕肌腱与屈指浅肌之间，深层为屈指深肌。有尺动脉通过。布有前臂内侧皮神经和尺神经。

功能：泄热清心，镇静宁神。

主治：心痛、惊悸、怔忡、失眠、健忘、癫痫、遗溺、喘逆等。

9. 通里

归经：手少阴心经。

位置：腕后 1 寸。（图 1-33）

解剖：在尺侧腕屈肌腱与屈指浅肌之间，深层为屈指深肌。有尺动脉通过。布有前臂内侧皮神经和尺神经。

功能：宁心安神、息风和营。

主治：心悸、怔忡、头晕、咽痛、暴喑、舌强不语、腕臂痛等。

10. 内关

归经：手厥阴心包经。

位置：肘横纹上2寸，掌长肌腱与桡侧腕屈肌腱之间。（图1-30）

解剖：在桡侧腕屈肌与掌长肌腱之间，有屈指浅肌，深层有屈指伸肌。有前臂正中动、静脉，深层有前臂掌侧骨间动、静脉。布有前臂内侧皮神经，前臂外侧皮神经，下为正中神经掌皮支，最深层为前臂掌侧骨间神经。

功能：理气宽胸，宁心安神。

主治：心痛、心悸、胸闷、胃痛、呕吐、精神失常、失眠、偏头痛等。

11. 外关

归经：手少阳三焦经。

位置：腕背横纹上2寸，桡尺骨之间。（图1-34）

解剖：在桡尺骨之间，指总伸肌和拇长伸肌之间，屈肘伏掌时即为指总伸肌桡侧。深层有前臂骨间背侧动脉及前臂掌间掌侧动脉本干。布有前臂背侧皮神经，深层有桡神经之前臂骨间背侧神经、正中神经之骨间掌侧神经。

功能：理气活血，清热散风。

主治：热病、头痛、肘臂手指痛、屈伸不利等。

12. 支沟

归经：手少阳三焦经。

位置：腕背横纹上3寸，桡尺骨之间。（图1-34）

解剖：在桡尺骨之间，指总伸肌和拇长伸肌之间，屈肘伏掌时即为指总伸肌桡侧。深层有前臂骨间背侧动脉，及前臂掌间掌侧动脉本干。布有前臂背侧皮神经，深层有桡神经之前臂骨间背侧神经、正中神经之骨间掌侧神经。

功能：清热开窍，通调肠胃。

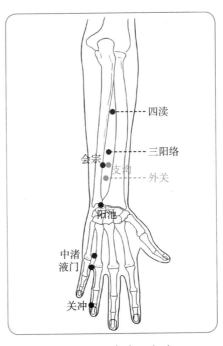

图1-34　外关、支沟

主治：耳鸣、耳聋、暴喑、胁肋痛、便秘等。

13. 阳谷

归经：手太阳小肠经。

位置：腕背横纹尺侧端，尺骨茎突前凹陷中。（见图1-35）

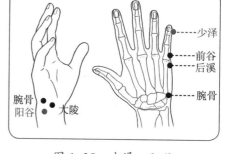

图1-35　少泽、阳谷

解剖：手背尺侧，尺骨茎突与三角骨之间，当尺侧腕伸肌腱的尺侧缘。有腕背侧动脉。布有尺神经手背支。

功能：清热散风，通经止痛。

主治：头痛、目眩、牙痛、耳鸣、耳聋、热病、腕痛等。

14. 少泽

归经：手太阳小肠经。

位置：小指尺侧，指甲角旁约0.1寸。（图1-35）

解剖：在小指尺侧爪甲根切迹，有指掌侧固有动脉和指背动脉形成的动脉网。分布有尺神经的指掌侧固有神经及指背侧固有神经。

功能：通经开窍、活络利乳。

主治：发热、中风昏迷、心痛、乳少、咽喉肿痛等。

15. 中冲

归经：手厥阴心包经。

位置：中指尖端中央。（图1-30）

解剖：有指掌侧固有动、静脉所形成的动、静脉网。为正中神经之指掌侧固有神经分布处。

功能：开窍苏厥、清心退热。

主治：心痛、中风昏迷、舌强不语，热病、舌下肿痛、小儿夜啼、中暑、昏厥等。

（六）下肢腧穴

1. 足三里

归经：足阳明胃经。

位置：犊鼻穴下 3 寸，胫骨前嵴外一横指处。（图 1-36）

解剖：在胫骨前肌、趾长伸肌之间。有胫前动、静脉。为腓骨外侧皮神经及隐神经的皮支分布处，深层正当腓深神经。

功能：健脾和胃，扶正培元。

主治：胃痛、呕吐、腹泻、便秘、下肢萎痹、膝胫酸痛、疳积、乳痈、虚痨等。

2. 上巨虚

归经：足阳明胃经。

位置：足三里穴下 3 寸。（图 1-36）

解剖：在胫骨前肌中。有经前动、静脉。为腓肠外侧皮神经及隐神经的皮支分布处，深层正当腓深神经。

功能：理脾和胃，疏调理气。

主治：腹泻、便秘、胫前挛痛、下肢瘫痪、脚弱无力。

3. 下巨虚

归经：足阳明胃经。

位置：上巨虚穴下 3 寸。（图 1-36）

解剖：在胫骨前肌与趾长伸肌之间，深层为蹈长伸肌。有胫前动、静脉。布有腓浅神经深分支，深层当腓深神经处。

功能：调理肠胃，清热利湿。

主治：小腹疼痛、泄泻、痢下脓血、腰脊痛、乳痈、下肢萎痹、足跟痛等。

4. 丰隆

归经：足阳明胃经。

位置：小腿前外侧，外膝眼与外侧踝尖连线的中点。（图 1-36）

解剖：在趾长伸肌外侧和腓骨短肌之间。布有胫前动脉。浅部正

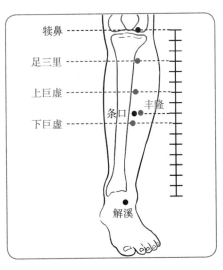

图 1-36　足三里、上巨虚、下巨虚、丰隆

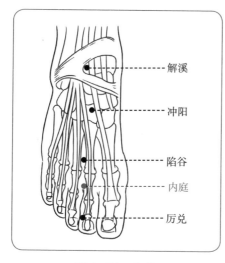

图 1-37　内庭

当腓浅神经，深层正当腓深神经。

功能：健脾利湿，和胃化痰。

主治：头痛、咽痛、咳嗽、痰多、肢肿、便秘、狂痫等。

5. 内庭

归经：足阳明胃经。

位置：足背第 2、3 趾间缝纹端。（图 1-37）

解剖：在第 2 趾短伸肌腱的外侧。有跖骨背动脉和足背静脉网。分布着来自腓浅神经的足背内侧皮神经和胫神经。

功能：清降胃气，和肠化痰。

主治：牙痛、咽喉肿痛、胃痛、吐酸、腹胀、泄泻、便秘等。

6. 三阴交

归经：足太阴脾经。

位置：外踝高点上 3 寸，胫骨内侧面的后缘。（图 1-38）

解剖：在胫骨后缘和比目鱼肌之间，深层有趾长屈肌。有大隐静脉，胫后动、静脉。布有小腿内侧皮神经，深层后方有胫神经。

功能：调和脾胃，分利湿热。

主治：失眠、腹胀纳呆、遗尿、小便不利、阳痿、遗精、崩漏、带下等。

7. 地机

归经：足太阴脾经。

位置：阴陵泉直下 3 寸。（图1-38）

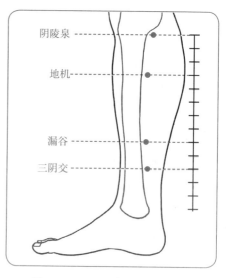

图 1-38　三阴交、漏谷、地机、阴陵泉

解剖：在胫骨后缘和比目鱼肌之间。前方有大隐静脉及膝最上动脉的末支，深层有胫后动、静脉。布有小腿内侧皮神经，深层后方有胫神经。

功能：和脾理血，调燮胞宫。

主治：腹痛、泄泻、水肿、小便不利、遗精等。

8. 阴陵泉

归经：足太阴脾经。

位置：胫骨内侧踝下缘凹陷中。（图1-38）

解剖：在胫骨内髁下缘，胫骨后缘和腓肠肌之间，比目鱼肌起点上方。前方有大隐静脉，膝最上动脉，最深层有胫后动、静脉。布有小腿内侧皮神经本干，最深层有胫神经。

功能：清热化湿，疏调三焦。

主治：腹胀、泄泻、膝关节酸痛、小便不利、月经不调、赤白带下等。

9. 血海

归经：足太阴脾经。

位置：屈膝、髌骨内上缘上2寸。（图1-39）

解剖：在股骨内上髁上缘，骨内侧肌下部。有股动、静脉肌支。布有股前皮神经及股神经肌支。

功能：调气和血，宣通下焦。

主治：月经不调、痛经、经闭、膝痛等。

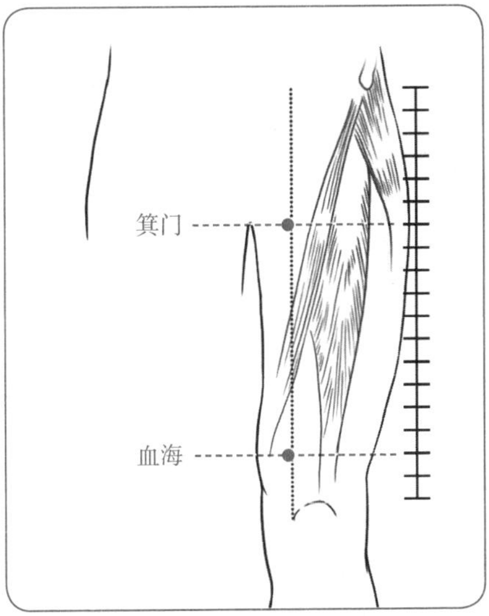

图1-39 血海、箕门

10. 委中

归经：足太阳膀胱经。

位置：腘窝横纹中点。（图1-40）

解剖：在腘窝正中，有腘筋膜。皮下有股腘静脉，深层内侧为腘静脉，最深层为腘动脉。有骨后皮神经，正当胫神经处。

功能：疏导腰膝，清泄血热。

主治：腰痛、膝关节屈伸不利、半身不遂、腹痛、吐泻、小便不利等。

11. 承山

归经：足太阳膀胱经。

位置：腓肠肌两肌腹之间凹陷的顶端。（图1-40）

解剖：在腓肠肌两肌腹交界下端。有小隐静脉，深层为胫后动、静脉。布有腓肠内侧皮神经，深层为胫神经通过。

功能：舒筋和血，和肠疗痔。

主治：腰腿痛、腓肠肌痉挛、痔疮、便秘、疝气、脚气等。

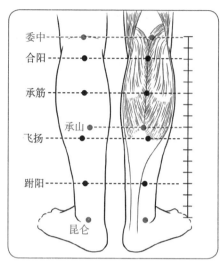

图1-40　委中、承山、昆仑

12. 昆仑

归经：足太阳膀胱经。

位置：外踝高点与跟腱间凹陷中。（图1-40）

解剖：有腓骨短肌。有小隐静脉及外踝后动、静脉。当腓肠神经行经处。

功能：疏导经气，健腰强肾。

主治：腰痛、头痛、项强、目眩、鼻衄、踝关节扭伤等。

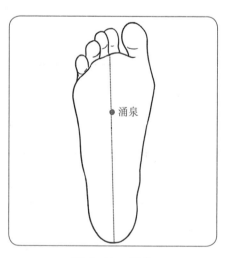

图1-41　涌泉

13. 涌泉

归经：足少阴肾经。

位置：足底中线的前、中1/3交点处，足趾屈曲时呈凹陷处。（图1-41）

解剖：在足第2、3跖骨之间，跖腱膜中，内有趾短屈肌腱、趾长屈肌腱、第2蚓状肌，深层为骨间肌。深层有来自胫前动脉的足底弓。布有第2足底趾侧总神经。

功能：滋阴降火，宁神苏厥。

主治：头顶痛、眩晕、昏厥、失眠、小儿发热惊风、便秘等。

14. 太溪

归经：足少阴肾经。

位置：内踝与跟腱之间的凹陷中。（图1-42）

解剖：在内踝与跟腱之间，前方有胫后动、静脉。布有小腿内侧皮神经，当胫神经经过处。

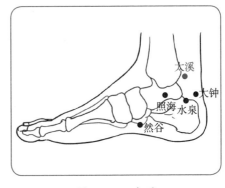

图1-42　太溪

功能：滋阴清热，益肾补虚。

主治：喉痛、牙痛、不寐、遗精、阳痿、月经不调、小便频数、腰痛等。

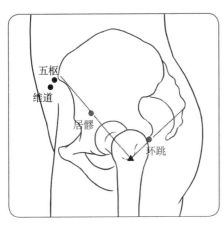

图1-43　居髎、环跳

15. 居髎

归经：足少阳胆经。

位置：髂前上棘与股骨大转子高点连线的中点。（图1-43）

解剖：在阔筋膜肌前缘，深部为腹外斜肌。有旋髂浅动、静脉分支及旋股外侧动、静脉升支。当股外侧皮神经处。

功能：疏肝健脾，清热利湿。

主治：腰腿痛、髋关节酸痛、疝气等。

16. 环跳

归经：足少阳胆经。

位置：股骨大转子高点与骶管裂孔连线的外1/3与内2/3交界处。（图1-43）

解剖：在臀大肌、梨状肌下缘。内侧为臀下动、静脉。布有臀下皮神经、臀下神经，深部正当坐骨神经。

功能：祛风除湿，舒筋利节。

主治：腰腿痛、偏瘫、痔疮、带下等。

17. 风市

归经：足少阳胆经。

位置：大腿外侧中间，横纹水平线上7寸，患者以手贴于腿外，中指尖下。（图1-44）

解剖：在阔筋膜下，股外侧肌中。有旋股外侧动、静脉支。布有股外侧皮神经、股神经肌支。

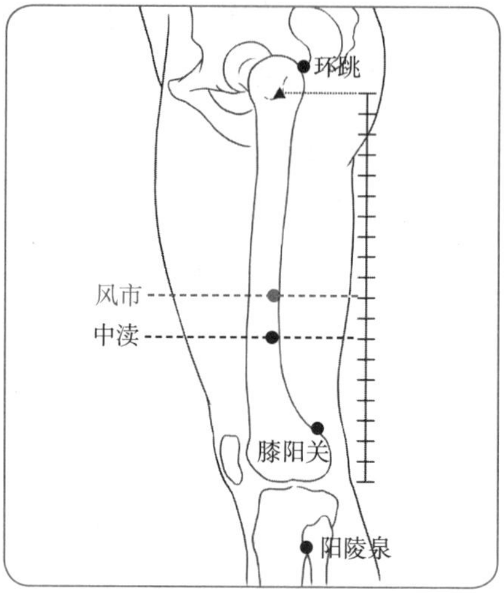

功能：活血通络，祛风散寒。

主治：偏瘫、膝关节酸痛、遍身瘙痒、脚气等。

18. 阳陵泉

归经：足少阳胆经。

位置：腓骨小头前下方凹陷中。（图1-45）

解剖：在腓骨小头前下方，腓骨长、短肌中。有膝下外侧动、静脉。当腓总神经分为腓浅及腓深神经处。

功能：祛风除湿，健骨强筋。

主治：膝关节酸痛、胁肋痛、下肢痿痹、麻木等。

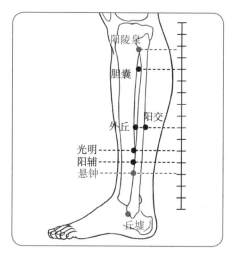

图 1-44　风市

图 1-45　阳陵泉、悬钟、丘墟

19. 悬钟（绝骨）

归经：足少阳胆经。

位置：外踝高点上3寸，腓骨后缘。（图1-45）

解剖：在腓骨短肌和趾长伸肌分歧处。有胫前动、静脉分支。当腓浅神经处。

功能：通经活络，强筋健骨。

主治：头痛、项强、下肢酸痛等。

20. 丘墟

归经：足少阳胆经。

位置：外踝前下方，趾长伸肌腱外侧凹陷中。（图1-45）

解剖：在趾短伸肌起点中。有外踝前动脉分支。布有足背外侧皮神经之支及腓浅神经之支。

功能：通络利节，疏肝利胆。

主治：踝关节痛、胸胁痛等。

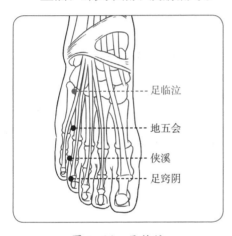

图 1-46 足临泣

22. 大敦

归经：足厥阴肝经。

位置：蹬趾外侧趾甲角旁约0.1寸。（图1-47）

解剖：有趾背动、静脉。有来自腓神经的趾背神经。

功能：疏肝理气，回阳救逆。

主治：疝气、遗尿、经闭、崩漏、癫痫等。

21. 足临泣

归经：足少阳胆经。

位置：足背第4、5趾间缝纹端1.5寸。（图1-46）

解剖：在第5趾长伸肌腱的外侧。有足背动、静脉网，第4跖背侧动、静脉。布有第4跖背侧神经。

功能：泻火息风，明目聪耳。

主治：头痛、目眩、瘰疬、胁肋痛、足跗肿痛、足趾挛痛等。

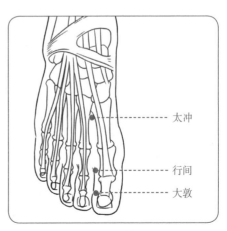

图 1-47 大敦、行间、太冲

23. 行间

归经：足厥阴肝经。

位置：足背、第1、2趾间缝纹端。（图1-47）

解剖：踇长伸肌腱外侧。有足背静脉网、第1跖背背侧动脉。为腓深神经的跖背神经的分歧处。

功能：调经固冲，清肝明目。

主治：头痛、目眩、目赤肿痛、口噤、痛经、带下、中风、足跗疼痛等。

24. 太冲

归经：足厥阴肝经。

位置：足背、第1、2跖骨结合部之前凹陷中。（图1-47）

解剖：在第1、2趾骨间缝中，在踇长伸肌腱外侧。有足背静脉网、第1趾骨侧动脉。布有腓深神经的跖背侧神经。

功能：疏肝解郁，平肝息风。

主治：头痛、眩晕、胁痛、遗尿、小便不利、月经不调等。

25. 阴包

归经：足厥阴肝经。

位置：股骨内上髁4寸，缝匠肌后缘。（图1-48）

解剖：在缝匠肌和骨内侧肌之间，内手长肌中点，深层为内手短肌。深部外侧有股动、静脉，有旋股内侧动脉浅支。布有股前皮神经，当闭孔神经浅深支处。

功能：疏肝益肾，清热通络。

主治：小腹痛、阳痿、遗精、遗尿、小便不利、月经不调等。

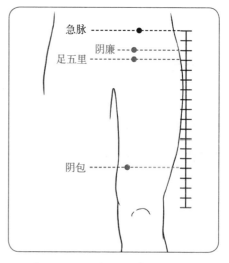

图1-48 阴包、阴廉、足五里

26. 足五里

归经：足厥阴肝经。

位置：耻骨联合上缘中点处旁开 2 寸，直下 3 寸。（图 1-48）

解剖：在耻骨结节下方，有内收长肌其下内收短肌。有股内侧动脉浅支。布有闭孔神经的浅支和深支。

功能：清热利湿，固脬止遗。

主治：小腹痛、小便不利、睾丸肿痛等。

27. 阴廉

归经：足厥阴肝经。

位置：足五里穴上 1 寸。（图 1-48）

解剖：有内收长肌起点的上端，其下为内收短肌。有旋股内侧动、静脉的分支。布有骨内侧皮神经的分支，当闭孔神经的深支和浅支。

功能：疏肝理气，清热除湿。

主治：月经不调、带下、小腹痛等。

（七）经外奇穴

1. 印堂

归经：经外奇穴。

位置：两眉头连线的中点。（图 1-49）

解剖：有额肌，皱眉肌。有额内侧动、静脉分支。布有三叉神经第 1 支、滑车上神经的睑上支分支。

功能：清热散风。

主治：头痛、鼻衄、鼻渊、失眠、小儿惊风等。

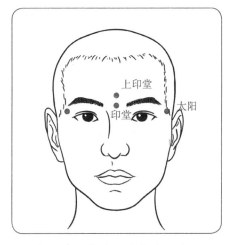

图 1-49　印堂、上印堂、太阳

2. 上印堂

归经：经外奇穴。

位置：印堂上 1 寸。（图 1-49）

解剖：有额肌，皱眉肌。有额内侧动、静脉分支。布有三叉神经第 1 支，滑车上神经的睑上支分支。

功能：清热散风、止痛。

主治：头痛、鼻炎、鼻渊、鼻衄、小儿惊风等。

3. 太阳

归经：经外奇穴。

位置：眉梢与目外眦之间的后约 1 寸处凹陷中。（图 1-49）

解剖：有颞筋膜及颞肌。有颞筋膜静脉丛，颧眶动、静脉，颞深动、静脉。布有浅层耳颞神经、面神经及深层的颧颞神经。

功能：清头明目。

主治：头痛、感冒、目眩、目赤肿痛、口眼歪斜、牙痛等。

4. 夹脊

归经：经外奇穴。

位置：第 1 胸椎至第 5 腰椎，各椎棘突下旁开 0.5 寸。（图 1-50）

解剖：上位有斜方肌、菱形肌，下位有腰背筋膜、骶棘肌。有肋间动、静脉后支及腰动、静脉后支。布有胸腰神经后支。

功能：通利关节，调整脏腑。

主治：脊椎疼痛强直、脏腑疾患等。

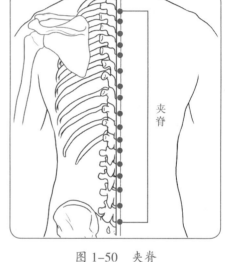

图 1-50　夹脊

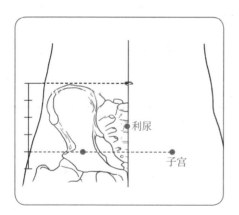

图 1-51　子宫、利尿

5. 子宫

归经：经外奇穴。

位置：脐下 4 寸，旁开 3 寸。（图 1-51）

解剖：在腹外、内斜肌，腹横肌中。有腹壁浅动、静脉。

功能：升提下陷，调经和血。

主治：子宫脱垂、月经不调、痛经、崩漏、疝气、腰痛。

6. 血压点

归经：经外奇穴。

位置：第6、7颈椎棘突之间旁开2寸。（图1-52）

解剖：为斜方肌起始部。有棘突间皮下静脉丛。布有第7颈神经后支。

功能：调节血压。

主治：高血压、低血压。

7. 腰眼

归经：经外奇穴。

位置：第4腰椎棘突下旁开3~4寸凹陷处。（图1-53）

解剖：在髂嵴上方，骶棘肌外缘处，正当臀上皮神经，其下有背阔肌腱膜，骶棘肌外缘部，深部为腰方肌外缘及腰神经丛及腰动、静脉分支。

功能：壮腰补肾。

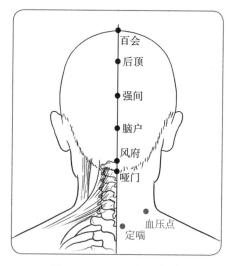

图1-52 血压点、定喘

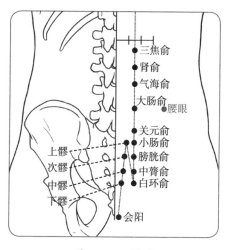

图1-53 腰眼

主治：带下、腰痛、尿频、消渴、虚劳、月经不调。

8. 胆囊

归经：经外奇穴。

位置：阳陵泉穴直下1~2寸间压痛最明显处。（图1-54）

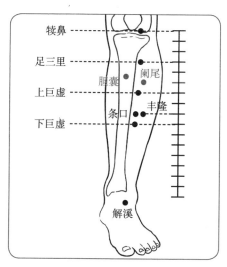

图1-54 胆囊、阑尾

解剖：在腓骨长肌与趾长伸肌中。布有腓肠外侧皮神经分支，深部正当腓浅神经。

功能：疏肝利胆，清热利湿。

主治：急慢性胆囊炎、胆石症、胆道蛔虫病、胆绞痛、胁痛、下肢痿痹。

9. 利尿

归经：经外奇穴。

位置：脐下 2.5 寸。（图 1–51）

解剖：在腹白线中，有腹壁浅动、静脉分支及腹壁下动、静脉分支。布有第 12 肋间神经前支的内侧皮支。

功能：清利下焦。

主治：癃闭、淋证、血尿、遗尿、腹痛泄泻、痢疾。

10. 阑尾

归经：经外奇穴。

位置：小腿部外侧在足三里穴直下 1~2 寸间压痛最明显处。（图 1–54）

解剖：在胫骨前肌中，布有腓肠外侧皮神经，深部有腓深神经及胫前动、静脉。

功能：调肠腑，通积滞。

主治：急慢性阑尾炎、急慢性肠炎、胃脘疼痛、消化不良、下肢痿痹、胃下垂。

11. 定喘

归经：经外奇穴。

位置：第 7 颈椎棘突处旁开 0.5~1 寸处。（图 1–52）

解剖：为斜方肌起始部。有棘突间皮下静脉丛。布有第 8 颈神经后支及第 1 胸神经后支之内侧支。

功能：理气宣肺，止咳定喘。

主治：哮喘、咳嗽、落枕、瘾疹。

12. 安眠

归经：经外奇穴。

位置：风池穴和翳风穴连线的中点。（图1-55）

解剖：在胸锁乳突肌上腱中部，深部有头夹肌及枕动、静脉等。布有枕小神经及耳大神经分支。

功能：镇静安神。

主治：失眠、眩晕、头痛、心悸、癫狂烦躁。

13. 失眠

归经：经外奇穴。

位置：足底中线与内外踝连线交点处。（图1-56）

解剖：在足第2、3趾骨间，跖腱膜中，内有趾短屈肌腱、趾长屈肌腱，深层为骨间肌。浅层布有足底内、外侧动脉，深层为足底动脉弓。布有足底内侧神经支。

功能：镇静安神、止痛。

主治：失眠、脚跟疼痛。

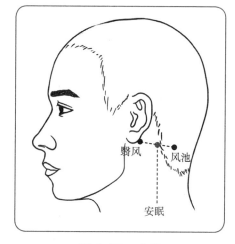

图 1-55 安眠

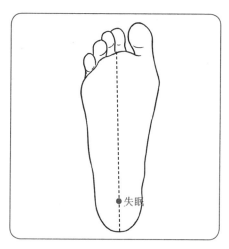

图 1-56 失眠

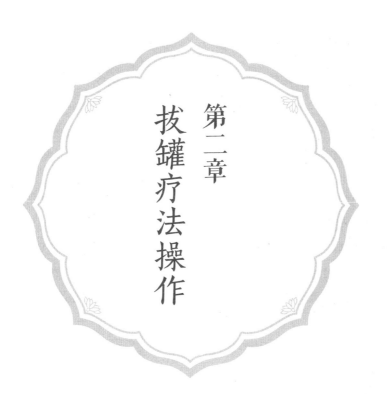

第二章
拔罐疗法操作

第一节　传统罐具

一、竹罐

常见的竹罐有竹制火罐和竹制煮罐两种。（图2-1）

竹制火罐：用火力排气法时，选取坚实成熟的老竹子，按竹节截断，一端留节作底，一端去节作口，削去外面老皮，作成中间略粗、两端稍细，形如腰鼓的圆柱形竹筒。竹筒口底要平、四周要光，长8~10厘米，罐口直径有3、4、5厘米3种。为美观耐用，可涂彩色油漆于罐外。竹罐可因日久不用而过于干燥，甚至破裂，以致漏气，因此在使用前先用温水浸泡几分钟，可使竹罐质地紧密不漏气。

竹制煮罐：采用水或药液煮罐或薰罐法时，选取色淡黄、微绿而质地坚实的竹管（绿竹过于幼嫩、含水多、纤维疏松，煮罐后管壁过热容易发生烫伤，且管壁柔软不耐用；年久的枯竹，管壁较脆、易裂，也不耐用），制成长8~10厘米、厚2毫米，直径1.5~5厘米大小的竹罐，每根竹竿的尖端至下端均可应用。

竹罐的优点是轻便、耐用、价廉、不易打碎，比重轻、吸得稳、能吸收药液，且容易取材、制作方便。

竹罐的主要缺点是易燥裂漏气，不透明，不易观察皮肤颜色的变化及出血情况。

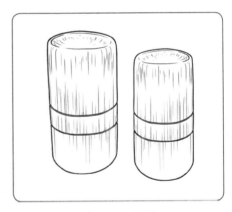

图2-1　竹罐

二、陶瓷罐

陶瓷罐是陶罐和瓷罐的统称，汉唐以后较为流行，一般不严格区分。在北方农村较普遍使用。多是用陶土涂黑釉或黄釉后烧制而成。口、底平，里外光滑，中间略大，两端略小，如瓷鼓状，一般长4~9厘米，直径3~8厘米，厚薄适宜，罐口光滑。陶瓷罐适用于火力排气法。（图2-2）

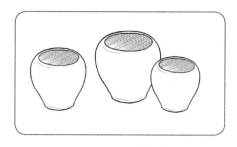

图 2-2　陶瓷罐

陶瓷罐的优点有：价格低廉，吸拔力大，易保管，易于消毒，适用于多个部位，可用于多种手法。

陶瓷罐的主要缺点：罐具较重，容易打破，不便携带，无法观察罐内皮肤变化，故不用于血罐。

三、玻璃罐

玻璃罐是用耐热玻璃烧制而成，腔大口小，罐口边缘略突向外。按罐口直径及腔的大小，可分为大、中、小三种型号。在医疗单位较多用。凡是口小且光滑、腔大、有吸拔力的玻璃器皿（如罐头瓶、玻璃茶杯、药瓶等）均可代替火罐应用。玻璃罐适用于火力排气法。（图2-3）

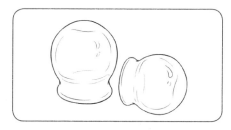

图 2-3　玻璃罐

玻璃罐的优点：造型美观，清晰透明，便于拔罐时在罐外观察皮肤的变化。由于可掌握出血量的多少，特别适用于刺络拔罐法、走罐法。

玻璃罐的缺点：容易破碎，导热快，易烫伤。

四、兽角罐

兽角罐是先秦以来传统的治疗工具，以动物角（牛角、羊角等兽角）制成。兽角罐的制作，首先截断兽角，挖去中间的角质，形成空桶，罐口打磨平齐圆滑即成。有底部磨平和顶端磨成孔两种。（图2-4）

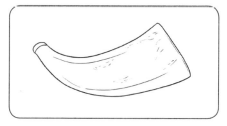

图 2-4　兽角罐

此种罐具在牧区便于取材，制作方法简便，经济实惠，耐用，负压性较好，易于操作和掌握。牛羊角本身也属于药材，具清热凉血、息风止惊等作用，有益于相应病证的治疗。

其缺点是不耐高温消毒，也不适用于其他手法。角质不透明，不利于观察罐内体表皮肤的变化。

五、金属罐

金属罐是指用铜或铁、铝等金属材料制成的罐具，状如竹罐或陶瓷罐，品种较多，规格不一。适用于火力排气法。虽有坚固耐用、不易破碎、消毒便利、吸力较强等优点。但由于价格高、传热特别快、容易烫伤皮肤、不透明、无法观察拔罐部位皮肤变化等缺点，现已很少应用。

六、木罐

木罐是用坚硬致密的圆木切削制成的。可以作成各种形状和大小的罐具，用植物油浸泡10天左右，阴干擦净便可使用。适用于火力排气法。木罐规格多样，轻巧便于携带，便于消毒，亦能作多种手法。其缺点是压力稍差，易干裂漏气，不透明，无法观察罐口皮肤的变化，不宜作刺络拔罐。

第二节　现代罐具

在传统罐具的基础上，结合现代医疗技术产生了很多新型罐具，主要有以下几类。

一、按罐具材料分类

（一）塑料罐

塑料罐是用耐热塑料压制而成。其规格和型号与玻璃罐相似。

适用方法：抽气排气法。

优点：轻便携带，不宜破裂。

缺点：不能观察罐内变化，且易于老化。

（二）橡胶罐

橡胶罐是用具有良好伸缩性能的橡胶制成的。主要依据玻璃罐的形状和规格而制成。近年来，橡胶罐的发展很快，根据治疗部位的不同需求，产生了各种不同形状和规格的橡胶罐。口径小至可用于耳穴，大到可容纳整个人体；根据治疗的不同需要，有的还将罐内作一个凹斗，放入不同的药物，以增强拔罐治病的效果。

适用方法：抽气排气法。

优点：消毒便利，携带方便，不必点火，不破损，适用于耳、鼻、眼、头皮、腕踝部和稍凹凸不平等特殊部位拔罐。

缺点：价格高，负压吸引力不够强，无温热感，只能用于吸拔固定部位，不能用于走罐等其他手法，不能用高温消毒，不透明，无法观察罐口皮肤的变化。

（三）有机玻璃罐

有机玻璃罐是用有机玻璃而制成。其规格型号与玻璃罐相似。

适用方法：抽气排气法。

优点：轻便易于携带，不宜破裂，透明，易于观察罐口皮肤的变化。

缺点：价格昂贵，未普遍应用。

二、按配用治疗仪器分类

（一）电热罐

罐内安有电热元件称电热罐，有艾灸效应。

（二）红外线罐、紫外线罐、激光罐

配红外线、紫外线灯管、激光发生器的罐具分别命名为红外线罐、紫外线罐、激光罐，各具有相应治疗作用。

（三）刺血罐

将刺血器安置于罐顶中央，称为刺血罐，可在拔罐过程中起刺血作用。

（四）灸罐

罐内可架设艾条，待灸后再排气的罐具称为灸罐。

（五）离子透入罐、磁疗罐

安有离子透入器设备或磁铁的罐具分别称为离子透入罐、磁疗罐。

三、按罐具型号大小及用途分类

（一）微罐

用于眼、耳、头皮、腕踝部的口径很小的罐具称为微罐，多为橡胶制成，最小者口径仅1毫米。

（二）肢罐

可容纳指、趾、上肢、下肢、半个身躯的罐具称为肢罐，考虑应用部位的特殊性，罐体用有机玻璃制成，与人体接触的需封闭部位以具有良好伸缩性能的橡胶制成，上肢、下肢、躯体部位的罐具形状各异。

（三）整体罐

在浴缸上安装可开启的有机玻璃全封闭罩，罩上有管贯通浴缸外，内侧连接鼻罐扣在鼻部，外侧连接氧气的罐具。据报道用此罐治疗可使人体处于负压状态。至于每天如此负压治疗是否可使人体如同生活在高原地带一样，而有助于保健和长寿，尚有待进一步研究。

（四）鼻罐、耳罐、肛罐

鼻罐、耳罐、肛罐因用于特殊部位而得名，多为橡胶制成，也有以玻璃或有机玻璃制成连接抽气设备的，其形状因部位和临床需要而各异。

随着科技的发展，在不久的将来，有可能实现罐具的自动化控制，也有希望向人工智能化发展。

四、按排气方法分类

（一）抽气排气罐

抽气排气罐主要有以下 4 种。

1. 注射器或空气唧筒排气罐

（1）药瓶罐：用保留瓶口带锌皮保护橡皮塞、去掉瓶底并磨光切口制成（如青霉素或生理盐水瓶）。用注射器将针头插入橡皮塞通过抽气产生负压。

（2）罐顶有接口的罐具：如日本生产的罐顶有气嘴的减压治疗仪，傅文心研制的多接口罐具（罐顶有四个接口，内塞橡皮塞，可供注药或连接真空压力表），可在治疗同时观察负压的大小。

2. 橡皮球排气罐

用橡皮球排除罐内的空气形成罐内负压的罐具，又称穴位吸引器、真空治疗仪。根据罐具结构，大致可分为 3 类。

（1）组装式：在罐具（如玻璃、橡胶、有机玻璃、硬质塑料等材料制成的）顶端有一根与罐具相通的管道，然后用一根胶管（特制的）连接罐具的管道和尾部有气门的橡皮排气球。优点是罐具的负压可随时调整，操作简便，患者可自己拔罐（包括后背部位），也可穿衣服拔罐；缺点是负压维持时间较短，还有一种有开关的罐具，是在橡皮球尾部装有开关旋钮，优点是负压维持时间较长，其余同前。

（2）简装式：罐具、连接管、排气球为相连的整体，为橡胶制成，可分为用气门控制和用开关旋钮控制橡皮排气球两种形式，除不透明（不能观察拔罐部位皮肤变化外），优缺点同组装式罐具。

（3）组合式：在罐具（玻璃、有机玻璃、橡胶、硬质塑料等罐具）顶端，留一根与罐内相通的管，管内设有开关旋钮，橡胶排气球可直接套在管上，通过旋转橡皮球控制开关。当罐具达到应有的吸拔力时，可随时取下橡皮球用于其他罐具的排气，一个橡皮排气球可连续为很多罐具进行排气，排气过后可随时取下橡皮球，罐具仍可吸附于皮肤。

组装式及组合式罐具种类很多，不一一列举，在需要测定罐内负压大小时，都可以连接测压仪器进行测定，也可以连接电动吸引器排气进行拔罐。

3. 电动吸引器排气罐

电动吸引器排气罐是指用电动吸引器排气的罐具，应用时将电动吸引器与罐具顶端留出的管相接，开动吸引器达到要求的负压时，关闭吸引器即可。

4. 旋转手轮活塞式负压拔罐

旋转手轮活塞式负压拔罐就是这样一种负压拔罐。该罐由圆柱形罐体、活塞、密封圈、旋转手轮等部分构成。罐体以 ABS 树脂制成，活塞上面带有 1 个螺杆，活塞底面装有恒磁片，边缘配以密封圈与罐体内壁密封，手轮固定在罐体上，与螺杆齿合在一起。使用时将罐口扣于皮肤上，转动手轮，带动活塞在罐内移动，根据物理学玻 – 马定律，随着密封于罐内气体体积的增大，罐内压强减小，形成负压，罐体即吸拔于人体皮肤，并可通过旋转手轮而调节负压（即吸拔力）的大小。在负压吸拔治疗作用的同时，活塞上磁片磁场可发挥磁疗的镇痛、消炎、改善血液循环等作用。

抽气罐的优点是负压大小可以调节，能达到相当大的负压，缺点是价格一般较高。

（二）挤压排气罐

挤压排气罐是指用挤压罐体排气法排气的罐具，主要是橡胶罐，外形与玻璃罐具相似，优点是不怕摔、能避免烫伤、容易掌握、携带方便，患者可自己拔罐及穿着衣服拔罐。缺点是不能观察拔罐部位的皮肤变化，负压大小的调节也不够方便、准确。

五、按起罐方法分类

按起罐方法分类，常见的有两类，大部分属于手工起罐类，另一类是带有自动起罐器。后者是在罐具底部正中钻一个直径约 0.35 厘米的圆孔，在圆孔处安装自行车气门芯一只，其内外侧垫橡皮圈（可用自行车内胎制成），拧紧罐内外的螺丝，使之密闭，起罐时放松螺丝即可，优点是可避免负压大时起罐的紧痛感，也适用于初学拔罐者。

第三节　拔罐配用材料

一、燃料

1. 酒精或白酒

火罐是以火热作为排气的手段，因此，在治疗时常选用热能高而又挥发快的酒精作为首选燃料，其浓度为 75%~95%。在家庭拔罐如无酒精时，可选用高度数的白酒代用。酒精作为燃料的特点是热能高、火力旺，燃烧后无油烟，可使罐内保持清洁，能迅速排出罐内空气，负压大，吸拔力强，当盖罐后火便速灭，不易烫伤皮肤。

2. 油料

在民间有些群众拔罐，常以食油作为燃料，但它挥发得慢，又易污染皮肤，现在很少使用；若用应采取闪火法，以减少皮肤污染。

3. 纸片

纸片也是常用的燃料，在应用中应选择质薄者，以免造成燃烧不全影响排气，或因纸厚造成火炭坠落而灼伤皮肤，因此不宜选用厚硬及带色的纸张。因纸片燃点低，热力不够，影响排气，还会出现结炭坠落而烫伤皮肤，故一般不宜选用。

二、消毒剂与润滑剂

1. 消毒清洁用品

酒精脱脂棉球，是常用的消毒清洁用品，术前用以清洁皮肤、消毒罐具，拔罐时用以燃火排气。在拔罐过程中，有时可因失误而烫伤皮肤，故在术前还需准备一些纱布敷料、医用胶布、甲紫（龙胆紫）、烫伤药膏之类，以作应急之用。

2. 润滑剂

润滑剂是在治疗前涂在施术部位和罐口的一种油剂，以加强皮肤与罐口的密接度，保持罐具吸力。一般常选用凡士林、液状石蜡油、红花油、按摩乳及家庭用的植物油、水等做润滑剂。有时走罐为提高治疗效果常需润滑液。

三、针具

在拔罐治疗时，因常要选用不同的拔罐法，故需准备一些必要的针具类器材，如使用针罐、刺血罐、抽气罐时，需要注射器针头、针灸毫针、三棱针、皮肤针等针具。（图2-5 至图 2-9）

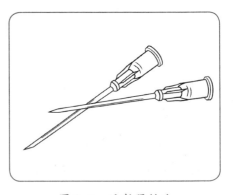

图 2-5　注射器针头

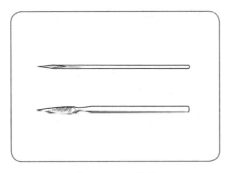

图 2-7　三棱针

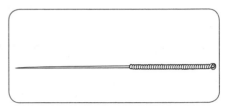

图 2-6　针灸毫针

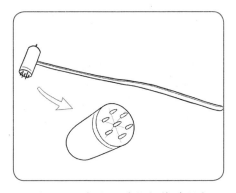

图 2-8　皮肤针（软柄梅花针）

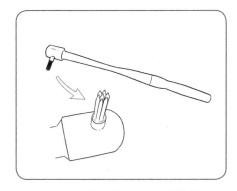

图 2-9　皮肤针（硬柄梅花针）

第四节　常用的拔罐疗法

一、火罐法

火罐法属单纯拔罐法，为临床最常用的拔罐疗法，一般有广义和狭义之分，从广义讲是泛指各种拔罐方法，狭义则专指用火力排气的拔罐方法。这里系指后者而言。凡竹罐、陶瓷罐、玻璃罐……均可用于火力排气法。根据病情和应拔部位不同，可选用不同"罐法"的操作方法。罐具型号大小，可按病情和部位选用。（图 2-10）

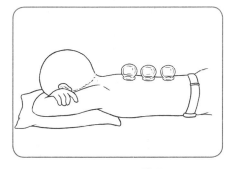

图 2-10　火罐法

（一）术前准备

罐具可选用竹罐、陶瓷罐、玻璃罐等，然后根据不同的拔罐部位选择大小不同的罐具。还应根据应拔部位的情况，以决定选择直接扣法或间接扣法（垫罐法）而准备相应的器具。当拟用闪火罐法时，应准备备用罐，以便在罐口烧热时及时更换。

（二）排气方法

排气方法的选择应根据拔罐部位的情况而灵活决定。（具体操作方式见前章）一般闪火法、滴酒法、悬火法，适用于各种体位；投火法、贴棉法适用于侧面横拔位；架火法适用于俯卧位及仰卧位等。用闪罐时多采用闪火法或水煮（药煮）排气法。

（三）拔罐方式

1. 留罐法

留罐法又称坐罐法，是指罐拔在应拔部位后留置一段时间的拔罐方法。它是历史最悠久，适用最广泛的一种拔罐法，在医院治疗及家庭保健中都经常被使用。

（1）适用范围：适用于以寒邪为主的疾患。脏腑病、久病，病位局限、固定、较深者，多选用此方法。如经络受邪（外邪）、气滞血瘀、外感表证、皮痹、麻木、消化不良、神经衰弱、高血压等病证，用之均有疗效。

（2）操作要领：凡病变部位较小或压痛点为一点，可用单罐；病变范围广泛，病情复杂者，用多罐。因根据罐具多少不同，又分为单罐留罐法和多罐留罐法两种。后者因罐具距离与罐数不同，又分为密排法（罐距小于 3.5 厘米）、疏罐法（罐距大于 7 厘米）。留罐时间一般为 10~25 分钟（不宜超过 30 分钟），小儿和年老体弱者以 5~15 分钟为宜。用多罐拔罐时，宜采用先上后下和从外向内的顺序；罐具的型号应当是上面小下面大，不可倒置。

病情实证多用泻法，单罐用口径大、吸拔力大的：多罐用密排罐法（吸拔力大），吸气时拔罐，呼气时起罐。虚证多用补法，单罐用口径小、吸拔力小的：多罐用疏罐法（吸拔力小），呼气时拔罐，吸气时起罐。留罐法可与走罐法结合使用，即先用走罐法，后用留罐法。

2. 闪罐法

闪罐法是指将罐吸拔在应拔部位后随即取下，如此反复一拔一取的一种拔罐法。若连续吸拔 20 次左右，又称连续闪罐法。

（1）适用范围：凡以风邪为主的疾患，如肌肤麻木、疼痛、病位游走不定者，如肌肉萎缩、局部皮肤麻木或机能减退的虚弱病证及中风后遗症等，多采用此法。此外，由于此法属于充血拔罐法，拔后在皮肤上不留瘀紫斑，故较适合面部拔罐。皮肤不太平整，容易掉罐的部位也多用此法。

（2）操作要领：用镊子或止血钳夹住蘸有适量酒精的棉球，点燃后迅速送入罐底，立即抽出，将罐拔于施术部位，然后将罐立即取下，按上述方法再次吸拔于施术部位，如此反复多次至皮肤潮红为止。操作者应随时掌握罐体温度，如感觉罐体过热，可更换另一罐继续操作。通过反复拔、起，使皮肤反复松、紧，反复充血、不充血、再充血，形成物理刺激，对神经和血管有一定的兴奋作用，可增加细胞的通透性，改善局部血液循环及营养供应。

（四）注意事项

拔罐时要注意火屑勿落在患者身上，防止烫伤。在应用闪火法时，棉球酒精不要太多，以防酒精滴下烧伤皮肤；用贴棉法时，应防止燃着的棉花脱落；用架火法时扣穴要准，不要把燃着的火架撞翻。

二、走罐法

走罐法又称推罐法、拉罐法、行罐法、移罐法、滑罐法等，是指在罐具吸拔住后，再反复推拉、移动罐具，扩大施术面积的一种拔罐方法。此法且兼有按摩作用，在临床中较为常用。（图2-11）

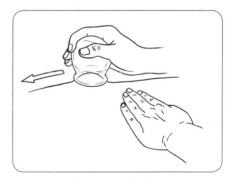

图 2-11 走罐法

（一）术前准备

本法所采用的罐具口径，应在3厘米以上，罐口宜边宽而非常光滑，以玻璃罐为宜。润滑剂可依病情需要而选用温水、酒类、油类、乳剂、油膏等。

（二）排气方法

走罐法可选用闪火法、投火法等火力排气法进行排气，其中以闪火法较为常用，但火力要小，吸拔力的大小以推拉顺手、患者疼痛轻微为宜。

（三）拔罐方式

（1）适用范围：凡某些经络、脏腑功能失调，沉寒痼冷，积聚，经脉、气血阻滞，筋脉失养，外感等疾病，如外感、皮痹、高血压、胃肠功能紊乱，心悸、失眠、寒湿久痢、坐骨神经痛、痛风、肌肉萎缩等都可选用。

（2）操作要领：拔罐前，先在罐口及应推拔部位涂一些润滑剂，如水、香皂水、酒类、油类、乳剂等。罐具吸住后，用手扶住罐底，用力在应拔部位上下或左右缓慢地来回推拉。推拉时，将罐具前进方向的半边略提起，以另半边着力。一般腰背部宜沿身体长轴方向上下推拉；胸胁部宜沿肋骨走向推拉；肩部、腹部宜用罐具在应拔部位旋转移动（故又称旋罐法），四肢部宜沿长轴方向来回推拉。需加大刺激时，可以在推拉旋转的过程中对罐具进行提、按，也可稍推拉或旋转即用力将罐取下重拔，反复多次（取罐时常有响声，又称响罐法）。用水、香皂水、酒类等润滑剂时（用香皂水作润滑剂拔走罐时，又称滑罐法），应随时在罐具移动的前方涂擦润滑剂，以免因润滑不够引起皮肤损伤。

走罐法操作的关键在于，当罐具吸住之后，要立即进行推拉或旋转移动，不能先试探是否吸住，否则推拉时就难以移动，用大力推拉会造成患者疼痛，甚至皮肤损伤。在推拉、旋转几次之后，才能停歇。此外，推拉、旋转的速度宜缓慢，每次推拉移动的距离不宜过长，推拉至皮肤呈潮红、深红或起丹痧点为止。

根据患者病情的不同，宜采用不同的走罐手法。常用的走罐操作手法有以下3种。

①轻吸快推术：选用小号玻璃火罐，以吸入罐内皮肤面高于罐外3~4毫米，皮肤微微潮红为度。在施术皮肤涂以温水，以每秒钟约30厘米的速度走罐，常用于外感表证、肺卫失宣、皮痹麻木等证，疗效甚佳。

此术吸附力轻，刺激量小，主要影响皮部的功能，故以走罐后施术部位或周身汗出疗效为佳。其对皮部产生的适宜刺激能够宣行卫气、祛除表邪，因此，应用于外感、皮痹麻木等症疗效明显。外感宜 3 小时施术 1 次，一般 1~3 次即愈，而皮痹麻木之症，如末梢神经炎等，则需每日施术 1~2 次，多在 6~10 次后收效。由于足太阳主一身之表阳，结合本术的作用特点，在施术部位上多以足太阳皮部为主，皮痹麻木之症可配合局部施术。

②重吸快椎术：火罐吸拔后，以吸入罐内皮肤面高于罐外 8 毫米以上，皮肤紫红为度。施术皮肤涂以蓖麻油。走罐速度为每秒钟 30 厘米左右。一般腹、背部用大、中号火罐，四肢用小号火罐。适宜于治疗某些经脉、脏腑功能失调的疾患，如高血压、胃肠功能紊乱、心悸失眠等多种疾病。

此术吸附力强、刺激量大，其作用主要是通过皮部、腧穴影响经脉气血，进而调整脏腑功能。常选用背部腧穴或腹部经脉皮部为主，背俞穴是脏腑经气输注于背部的部位，所以，脏腑经脉病变时，背俞穴是走罐的必选部位。然后依病变脏腑、经脉选用相应的经脉皮部走罐。如高血压属阴虚阳亢之证者，于腹部两侧足太阴经之间走罐 5 遍，患者自觉腹部灼热，并有热流沿大腿内侧向足部传导；脘腹胀满之疾则于腹部足太阴、足阳明经脉所在之部走罐，患者顿觉腹中搅动，脘腹胀满之症得除。施术时间以每日 1 次为好，每次走罐 3~5 遍，一般在一个疗程之内可收到明显的疗效。

③重吸缓推术：重吸后，蓖麻油涂于施术皮肤，以每秒钟 2~3 厘米的速度走罐，使皮肤呈紫红色。背、腹部选用大、中号火罐，四肢用小号火罐。此术适宜于治疗沉寒痼冷、积聚、经脉气血阻滞、筋肉失于荣养等疾患，如寒湿久痹、坐骨神经痛、痛风及肌肉萎缩等症。

此术刺激量最大，能够吸拔沉滞于脏腑、经脉之阴寒痼冷从皮部、腧穴而出，并对局部筋肉有按摩作用，促进气血对筋肉的荣养。走罐部位以督脉、背俞穴和足太阳皮部为主，以激发阳气的温煦作用，驱除痼冷。本术刺激量大，施之太过，易伤皮肉，以每日施术 1 次为好。

（四）注意事项

（1）罐具口必须十分光滑，防止擦伤皮肤。

（2）不能在骨突处推拉，以免损伤皮肤，或火罐漏气脱落。

（3）用水及酒类等易挥发的润滑剂时，应随时在前进方向不断涂擦，以免因润滑不够引起皮肤损伤。

（4）在施术过程中，推拉旋转的速度宜缓慢，快则易致疼痛，且每次推拉的距离不宜过长。

（5）皮肤出现紫色并有痛感时，必须停止治疗。

（6）起罐后擦净润滑剂，如与贮水罐、贮药罐配合应用，应防止药（水）液漏出。

三、药罐法

药罐法是指拔罐与药疗配合，拔罐时或拔罐前后配合药物应用的一种拔罐方法。随用药途径不同而分为药煮罐、药蒸气罐、药酒火罐、贮药罐、涂敷药罐、药面垫罐及药走罐等。本法可根据需要，选用不同的排气方法及罐具，也可与针罐法、走罐法、按摩罐法等综合应用。此法适用范围广、疗效高，具有拔罐与药治的双重治疗效果。

（一）术前准备

煮药罐一般选用竹罐或木罐，同时根据不同病情的需要，而准备相应的药液。应用药罐法要根据病情需要选用相应的药物和用药途径选用药方（以辨证处方用药为佳，或常规用药）。用药最好要随证而定，辨证处方。具体用药多可参合应用。锅具以大砂锅、陶瓷锅、搪瓷锅为首选，不宜用铜锅、铁锅。

（二）排气方法

类似操作要领中的方法。

（三）拔罐方式

1.适用范围

罐具经药液煎煮后，利用高温排除罐内空气，造成负压，使竹罐吸附于施术部位，这样即可起到拔罐时的温热刺激和机械刺激作用，又可发挥中药的药理作用，提高拔罐的治疗效果。所治病证如下所示。

2. 操作要领

①药煮罐法：将选好的对症方药装入布袋内，放入锅中，加水煮沸一段时间（煮沸时间依病情需要而定，如治疗外感的药物可煮沸几分钟，甚至用开水冲一下即可，舒筋活血药煮沸约 30 分钟等），再将竹罐放入药液中煮 2~3 分钟（不宜超过 5 分钟），然后用筷子或镊子将竹罐夹出、罐口朝下，甩去药液，迅速用折叠的消毒湿毛巾揾一下罐口，以便吸去药液和降低罐口温度，然后趁罐内充满蒸汽时，迅速将罐扣在应拔部位。扣罐后，手持竹罐按压约半分钟，使之吸牢。如系外感病证可选用下列药方。

煮药罐方之一（《针灸学》江苏省中医学校编）：羌活、独活、紫苏、艾叶、菖蒲、白芷、防风、当归、甘草各 1.5 克，连须大葱头 60 克。用清水 5000 毫升，煮数沸后备用。

煮药罐方之二：薄荷、荆芥、桑叶、菊花、连翘、银花、牛蒡子、陈皮、杏仁、丹参、甘草各 9 克，用清水 5000 毫升，煮数沸后备用。

②药蒸气罐法：将选好的药物水煮至沸，然后按水蒸气排气法拔罐。随证选用药方，亦可用上述煮药罐方。

③药酒火罐法：以药酒滴入罐内，以火力排气法拔罐。可随证选用下列药酒方。

樟脑桂附配方（《外治汇要》）：桂枝、附子、吴茱萸、生姜各 5 克，樟脑、薄荷脑各 2 克。将上药装入瓶中，加入 75% 酒精适量（约 500 毫升）浸泡两周备用。

芎白血胡配方（《外治汇要》）：川芎、白芷、血竭、小茴香、木鳖子、元胡、当归、乳香、没药、川乌、草乌、独活、羌活、防风、泽兰、红花各等份，冰片少许。用 75% 酒精适量，浸泡两周备用。

④贮药罐法：适用各种罐具。用火力排气法、抽气排气法、挤压排气法。除以药液代替水贮于罐内之外，操作同"贮水罐法"。用药可用煮药罐方或药酒方，或随证选方用药。

⑤涂敷药罐法：是指拔罐前后，或拔罐时在应拔部位涂敷药乳、药酒、药糊、药膏等的拔罐方法，用"留罐法"。排气方法可用火力排气法或药煮、药蒸气排气法，亦可用抽气排气法。常用涂敷药方如下。

参龙白芥膏（《中国针灸》年）：白芥子、细辛、甘遂、吴茱萸、苍术、青木香、川芎、雄黄、丁香、肉桂、皂角各等份，红参 1/10 量，共研细末，每 10 克用海龙 1 条、麝香、冰片少许。用时以鲜生姜汁适量调成膏糊状，备用。每用少许涂敷应拔部位。

三黄解毒液：黄芩、黄连、生大黄、栀子、蒲公英、重楼、生甘草各 9 克，水煎成 30% 药溶液，再加入樟脑 3 克和冰片 1.5 克，溶化后备用。每取此药液涂擦应拔部位或患处，凡热毒诸症均可用之。

正红花油。

⑥药面垫罐：是将药面垫置于应拔部位再拔罐的一种治疗方法。即将选好的药物共研细末，每取适量药末用水调匀涂敷；或在面粉中加药末按比例约为 1∶20 制成含药的药面垫，置于应拔部位，用留罐法拔罐。

⑦药走罐法：药走罐与走罐法的不同之处是以药液、药乳、药酒、药油等作为走罐润滑剂的拔罐方法。本法可根据需要选用不同的排气方法。也可与针罐法、按摩拔罐法等综合运用。

（四）注意事项

（1）根据病情，选择拔罐部位，摆好患者体位。

（2）拔罐位每次都要更换，以免损伤皮肤。

（3）注意留罐时间，不能超过 20 分钟。视病情决定应用吸拔力的大小。

（4）根据病情，选取吸拔药罐的数目。

（5）应用的药物也根据病情决定。

（6）不要在血管浅显处、心搏处、鼻、眼、乳头、皮肤细嫩、毛发多或凹凸不平处拔药罐。

（7）治疗时要严密观察患者局部和全身反应。注意对所应用药物有否过敏。

（8）患者发狂、烦躁不安，或者全身出现剧烈抽搐者；久病体弱致全身极度消瘦、皮肤失去弹性者；患出血性疾病，有广泛皮肤病者、皮肤易过敏者；患者有心力衰竭或者全身浮肿者，均不宜使用拔药罐疗法。

四、针罐法

针罐法是指拔罐与针刺配合应用的一种综合疗法。此法有广义和狭义两种。广义的针罐法包括拔罐配合毫针、电针、指针、梅花针、三棱针、挑治、割治、激光针等针法；狭义的针罐法则仅指毫针与拔罐配合应用的一种方法。（图2-12）

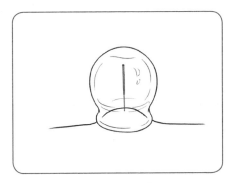

图 2-12　针罐法

（一）术前准备

拔罐前应根据治疗需要选择适当的针具。如粗毫针、七星针、梅花针、磁刺筒、缝衣针、三棱针、注射针头、小眉刀等。亦可因地制宜用竹签、瓷片、碎玻璃片等。罐具以透明者为佳，借以观察罐中情况。针罐则依需要，选取不同型号的毫针及罐具（以透明罐具为佳）。

（二）排气方法

除挤压排气法不宜于留针拔罐法之外，其余拔罐排气法均适用于针罐法。

（三）拔罐方式

1. 毫针罐法

毫针罐法是用毫针针刺与拔罐相结合的一种方法。临床实践证明，针刺具有增强拔罐的疏通经脉气血、祛除邪气、调理阴阳的效应，两者具有协同治疗的作用，普遍适应于各种类型的病证。其中，对重症及病情复杂的患者尤为适用。此外，配合指针，多用于小儿疾病；配合火针，多用于痈疽疔肿、甲状腺肿大、淋巴结核等病证；配合电针，可用于一些顽固性疾病。毫针罐可分以下2种：

（1）出针罐：此法适用于病程短、病情重、病证表现亢奋、属于中医实证类型者（如跌打瘀肿、感冒、感染性热病、风湿痹痛等）。首先在有关穴位上针刺"得气"后，再持续快速行针（强刺激）10~20秒钟，然后出针，不需按压针刺点，立即拔罐于其上，可吸拔出少许血液或组织液。

（2）留针罐：在相应的穴位上针刺"得气"后，不需持续捻针即可拔罐，用罐把针罩住，起罐后才出针。本法选用的针规格要适度，进针到合适的深度后，留在皮面上的针杆长度要小于罐腔的高度，否则易将针柄压弯及发生疼痛。一般对胸部、背部、肾区，以及有较大血管、神经分布的四肢穴位，尤其瘦弱者，直刺不宜针得太深，要比正常人刺入的深度浅，否则拔罐后由于吸力的作用，针尖可能会逆势深入，而超出正常深度，容易造成损伤事故。

2. 刺络罐法

刺络罐法是用三棱针或注射针头刺穴位、病灶局部表皮显露的小血管，使之出血或出脓，然后立刻拔罐，也有先拔罐而后刺血者，本法常用于病程短、症状较重，表现亢奋，具有红、热、痛、痒、游走不定等实证者，如感染性热病、内脏急性疾患（支气管炎、急性胃炎、胆囊炎、肠炎等）、肝阳上亢高血压、神经性皮炎、皮肤瘙痒、丹毒、疮痈、急性软组织损伤等。常用的刺络罐方式有以下 6 种。

首先用三棱针在一定的穴位、部位进行针刺，然后用罐吸拔出血。一般吸拔 10~15 分钟。

常用于胸腹部，即先用火罐在一定穴位、部位进行吸拔（一般吸拔 10~20 分钟），至皮肤发红为度，然后用三棱针轻微点刺，并用两手指拿提针刺部位 10 余次至微血即止。此方式多以泻气为主。

首先在一定部位用三棱针点刺出血，接着用火罐吸拔针刺部位，使之再次出血，然后再用三棱针在针刺部位作循经轻轻点刺。此法多用于重病患者或急救使用。

行罐针罐

此法常用于四肢肌肉丰满处或腰部，在选定穴位、部位进行循经上下行罐（走罐），一般行罐三次，以肤红为度，并在选定穴位、部位进行点刺，然后再用火罐吸拔 2~3 分钟，使之出血。此法多用于实热为主证者。

浅刺留罐

先用两手拿提针刺部位、穴位，然后以三棱针轻微点刺，以患者感到疼痛为度。再用火罐吸拔，留罐 15~20 分钟。此法多用于对针刺恐惧的患者。

深针走罐

首先用三棱针采取重手法针刺，出血片刻后，用酒精棉球压住针刺部，然后以放血部位为中心向四周走罐。以行气活血为主。此法常用于治疗外伤瘀血、红肿不退等（新伤要隔日治疗）。

一般常用三棱针在应拔部位刺破放血，也可用小眉刀、注射针头、缝衣针、竹签、瓷片、碎玻璃等刺划之，常用的刺法有以下几种。

（1）缓刺：适用于肘窝、腘窝等部位放血。

（2）速刺：适用于四肢末端十二井穴和十宣穴等穴位放血。

（3）挑刺：用三棱针刺破细小静脉，挤出少量血液（1~3 滴），适用于背部和耳后等处。

（4）围刺：围绕病痛区、肿处四周点刺放血。

（5）丛刺：用三棱针在某一较小部位，多次点刺，使之微出血。

（6）散刺（又称豹文针）：用于面积较宽的部位，进行循环点刺，刺至以皮肤发红充血为度。

刺络罐法即运用上述某一种刺法后，立即拔罐。一般采用火罐或药罐，酌情留罐或闪罐法（以玻璃罐为宜）。

3. 挑刺罐法

此法是用三棱针、注射针头挑断穴位上或病理反应点（如结节、变色点、怒张小血管等）上的皮内、皮下纤维，然后立刻拔罐。本法适应范围较广，对体质虚实的各种类型急、慢性病证，如慢性支气管炎、哮喘、冠心病、高血压、胃肠慢性炎症、风寒湿所致腰腿痛、皮肤病、痔疮等均可采用。

4. 皮肤针罐法

此法是用皮肤针（梅花针）在需治疗的部位、穴位进行叩击，局部皮肤出现潮红或渗血即止，立刻用火罐吸拔。此法取穴面积较大（如肩背腰腹部）或取穴较集中，适用范围较广，具有拔罐和梅花针叩刺的双重治疗作用，适用于各种急慢性疾病。

5. 火针罐法

此法是用烧红的火针（钨钢制的粗针）先速刺穴位或病灶，然后立刻拔罐的方法。施术时要避开大血管、神经。为了使刺入准确，术前可在局部涂以碘酒或红药水作标记，然后将在酒精灯上烧红的针尖快速刺入至预定的深度后立即拔出，再用火罐吸拔 5~10 分钟。本法有温经散寒、软坚散结的作用，适用于寒湿性关节痛、良性结节肿块、冷性脓肿等病证。

（四）注意事项

（1）术前对针具及施术部位要严格消毒，以免发生感染。

（2）留针拔罐时，进针后留在皮面上的针柄长度，要小于罐腔的高度，以免扣罐后压弯针柄而出现疼痛等不适。还应防止因肌肉收缩发生弯针、折针现象。避免将针撞到深处造成损伤。对胸部、背部、胁腹部、肾区等，以及有大血管、神经分布的穴位，尤其是对于瘦弱者，直刺不宜过深。

（3）在使用三棱针等进行刺血时，要防止截断皮下的重要组织。如主要的血管、神经等。故凡皮下浅在部有重要组织的部位处（如颈侧、腹股沟或上臂内侧等处），应特别谨慎。

（4）拔罐后皮肤被吸入罐内，因此散刺或叩刺面积须较选定的火罐口径略大，这样拔罐后，该面积可以恰巧在火罐口径以内。

（5）当在相接连的两个以上部位进行刺络拔罐时，散刺或叩刺部间距要适当增宽，因为拔罐后，皮肤被吸入罐内，间距缩短，以致再往下拔时，火罐不能准确地拔到散刺或叩刺的中心，或因皮肤被向两端过度牵拉产生撕裂样疼痛。

（6）拔罐放血时，达到治疗所需的出血量即应起罐（一般不管针刺面积大小或拔罐数量多少，每次出血总量以不超过 10 毫升为宜，治疗丹毒时可适当增加出血量），为便于观察，宜选用透明罐具，出血量过多时，应立即起罐，并按压止血。

（7）拔瘀血或脓肿时，若出血缓慢，皮肤有皱缩凹陷，说明瘀血或脓液基本拔出，当及时起罐。

（8）治疗前须向患者说明治疗情况，以免产生恐惧心理。

第五节　常用的拔罐体位

拔罐疗法应根据不同部位的疾病选择不同的体位。体位的选择原则是舒适持久，便于施术。

一、卧位

卧位应用范围广泛。常用卧位有仰卧位、俯卧位、侧卧位 3 种。对初诊、年老体弱，小儿，有过敏史、晕针史的患者，均宜采用卧位。

适用于取头面、胸腹、上肢掌侧、下肢前侧及手、足部的穴位时均可取用此体位。患者平卧于床上，颈部及膝部膝弯处用枕或棉被垫起。

适用于取头颈、肩背、腰骶及下肢后侧诸穴时可采用此体位。患者双手屈曲抱枕，面向下，下肢平放，俯卧于治疗床上。

适用于周身（除接触床的部位外）的各个部位诸穴时均可用此体位。患者侧卧于治疗床上，下肢可呈屈曲状。

二、坐位

一般地说，有条件采用卧位则不选用坐位，以防罐具脱落、损坏或晕罐等不良反应。常用坐位有以下 6 种。

正伏坐位 适用于头部、颈项及肩背部。腰骶部取穴时可用此体位。患者端坐于一方凳上，两腿自然下垂，双手屈曲，头向前倾靠于桌面上。

仰靠坐位 适用于前头部、颜面部、胸腹、腿部前侧等穴位。患者正坐，仰靠坐在椅子上，下肢落地。

侧伏坐位 适用于侧头部、肩背部诸穴时可用此体位。患者坐在凳或椅子上，双手侧屈和头侧向一边伏于桌面上。

屈肘仰掌坐位 适用于头部、肩背部、胸部及上肢手前侧部诸穴时可用此体位。患者正坐在凳子上，双手微屈平伸伏于桌面上。

屈肘俯掌坐位 适用于头部、肩背部、胸部及上肢手背部诸穴时可用此体位。患者正坐，双手掌面伏于桌面上。

屈肘拱手坐位 适用于头部、肩背部、胸部及上肢外侧面诸穴时可用此体位。患者正坐，双掌弯曲置于桌面。

如果在治疗过程中患者需要变动体位，术者应扶稳罐具，并协助缓慢变动体位。但在施术留针罐术时，切不可变动体位，以免发生不适。

第六节 留罐、起罐与疗程

一、留罐

吸拔时间的长短，也是拔罐疗法临床应用应该注意的重要原则。原则上由以下因素决定。

1. 根据病情需要和患者的耐受程度

一般来说，疼痛的疾病，吸拔的时间要长一些为宜；麻痹的病证，吸拔的时间要短一些为宜。如果遇到患者感觉疼痛特别难受时，就可以提早起罐；如果患者感觉舒适，罐的吸力也不很大，而局部的肌肉又比较丰满，时间就可以长一些。体格消瘦虚弱者，罐子吸拔的力量要小，时间要短，拔罐的数量要少；体质健壮肌肉丰满者，罐子吸拔的力要大，拔罐的数要多，吸拔的时间要长。患者比较敏感，耐受能力比较差，吸拔的时间要短；患者反应正常，耐受能力比较强，吸拔的时间可以长一些。首次接受拔罐疗法的患者，吸拔的时间要短一些，经常接受拔罐疗法的老患者，吸拔的时间可长一些。

2. 根据拔罐的形式和罐具

闪罐、走罐、刮罐的治疗时间以局部或罐下皮肤出现潮红或花红豆点的丹痧、痧块、痧斑、瘀斑等为度。而其他罐法则因方法不同要求局部潮红、紫斑、肿胀，甚至局部灼热疼痛、抽拉感、针罐的针感、出血等都是决定留罐时间的因素。吸拔的时间一般为 10~20 分钟。如果采用兴奋手法，所用小罐的数要少，使用大罐数目较多，吸拔的时间要短，一般为 10~15 分钟；如果要采取抑制手法，用小罐的数要多些，大罐的数目较少，吸拔的时间要长，一般为 15~30 分钟。

二、起罐

起罐是指拔罐疗法过程中最后一种操作方法。根据使用罐具、排气方法不同，一般分为手工起罐法和自动起罐法两种。

（一）起罐方法

1. 手工起罐法

此法为临床所常用。常规手法是用一手轻按罐具向左倾斜，另一手以食、中指按住倾斜对方罐口处的皮肤（肌肉），使罐口与皮肤之间形成空隙，让空气进入罐内，吸力就会消失，则罐具自落。切不可硬拉或旋转罐具，以免损伤皮肤。

2. 自动起罐法

凡有自动起罐装置的罐具，起罐时，先卸掉气嘴上的螺丝帽，再抽气门芯使空气从气嘴进入罐内，则罐自落。

（二）起罐时间

起罐时间要按病情的需要而定。如果遇到患者感觉疼痛特别难受时，就可以提早起罐；如果患者感觉舒适，时间可以长些，按要求时间起罐。

但必须注意罐法，如用贮水罐或贮药罐时，特别是应拔部位为水平面（如患者为俯卧位，在其背部拔罐时），应先将患者拔罐部位调整为侧位后，再起罐，也可在罐的一侧涂少量温水。如腰部拔罐时，在腰的左侧或右侧涂水，然后将罐移向涂水的一侧，使其罐口从朝下的方向转为朝上再起罐。又用注射器抽气罐，空气吸筒抽气罐起罐时，也可向罐内注入空气，则罐具自落；或用挤压罐起罐时，用力挤压罐具，则负压消失，罐具自落。

（三）起罐顺序

在起多个罐具时，要按拔罐先后顺序而定。原则是先拔先起，后拔后起。还要注意上下顺序，如在背部拔多个罐时，应按先上后下起罐，这样起罐，可防止发生头昏脑胀、恶心呕吐等不良反应。

（四）起罐后的局部处理

起罐后，用消毒纱布（或干棉球）轻轻拭去罐斑处的小水珠、润滑剂、血迹等。若配合割治、挑治时，起罐后宜用消毒敷料覆盖伤口，以防感染。

如拔治疮痛时，常会拔出脓血，应预先在罐口周围填以脱脂棉或纱布，以免起罐时脓血污染衣服、被褥等，起罐后，擦净脓血，并对伤口进行适当处理。若有水疱，可用无菌针刺破，抹干后涂龙胆紫即可。若局部绷紧不适，可轻轻揉按，使其放松。若皮肤干裂，涂植物油或刮痧油即可。针刺或刺络拔罐后，针口应用医用酒精消毒。皮肤下出现紫红斑点属正常反应，无需特别处理。

起罐后，若拔罐部位有痒感，嘱患者切不可搔抓，以免感染。罐斑处的紫绀色，可于几天内消失，不必顾虑。

起罐后，应嘱患者适当休息一下，恢复疲乏感觉，忌当风口，以防外邪侵袭。

三、疗程

急性病（感冒、发热等）每天 1 次；若病重、疼痛每天 2~3 次（拔罐部位要改变）。慢性病每天 1 次；特殊手法致瘀斑、痧块等应待瘀血、瘀痕退后再拔，一般 2~5 天 1 次；亦可交替选穴每日 1 次；一般治疗 7~10 天为1 个疗程，间隔 3~5 天，再行下 1 个疗程。急性病治疗 2~3 次，慢性病治疗2~3 个疗程无明显效果，应改用其他疗法。如果手法得当，选穴准确均会收到满意效果。

第七节　拔罐疗法的操作注意事项

一、操作方法的注意事项

（一）掌握拔罐吸力

吸拔力的大小与扣罐时机及速度、罐具的大小、罐内温度等因素有关，用火力或水煮、水蒸气排气拔罐时，若罐内温度高、扣罐速度快、罐具深而大，则吸拔力大，反之则小。一般可根据病情灵活掌握，如患者觉得吸拔不紧，是由于罐内温度低或扣罐动作慢造成吸拔力不足所致，此时应重新拔，或改用较大口径的罐具再拔一次。若吸拔力过大，亦可重新再拔，或按照起罐法稍微放进一些空气，以减轻吸拔力。如果是拔罐部位凹凸不平而造成漏气，则须改换部位再拔，或改用面垫罐法。

（二）防止罐具脱落

拔罐时，患者不要随便移动体位，以免罐具脱落。罐具数目多时，距离不宜排得太近，否则因罐间互相挤压而致脱落。

（三）拔罐时间长短要适宜

如病情重、病灶深及疼痛性疾病，拔罐时间宜长；病情轻、病灶浅及麻痹性疾病，拔罐时间宜短。拔罐部位肌肉丰厚（如臀部、大腿部），拔罐时间可略长；拔罐部位肌肉薄（如头部、胸部、背部），拔罐时间宜短。气候寒冷时，拔罐时间可适当延长；天热时则相应缩短。体质强壮，年轻人，拔罐时间可适当延长；体质虚弱，老年人或 7 岁以下儿童则相应缩短。

（四）适当掌握治疗间隔时间

治疗的间隔时间主要根据病情决定。慢性疾病或病情和缓的，不必天天拔，以每隔 1~2 日或 3~5 日拔 1 次为宜；病情急者，一般每日 1 次，如急性胃肠炎、感冒等病，也可每日 2 次，甚至 3 次，不必分疗程；对连续几天拔罐的患者，应轮换拔罐部位；若慢性病，以 5~10 次为 1 个疗程，若不愈，可休息 2~3 日再继续治疗；若患者感觉疲劳，应休息几日再拔罐。

（五）注意起罐手法

起罐时手法宜轻缓，以一手指抵住罐口边的肌肉，按压一下，使空气诱入，罐子即自行脱落，不可硬拉强搬或旋转。

二、严密观察患者的反应

（一）注意患者的反应

在拔罐时，随时询问患者的感觉，如患者有发热、发紧、发酸、凉气外出、温暖、舒适、思眠入睡等，都属于正常得气现象。如出现痛较明显，或灼热感难受时，应立即起罐，而变换部位再行拔罐，或减小吸拔力，或改用口径较小的罐具多拔几次。拔罐后无感觉为吸拔力不足，应重拔。

（二）晕罐及其处理

患者有晕罐征兆时，如头晕、恶心、面色苍白、四肢厥冷、呼吸急促、脉细数等症状时，应及时取下罐具，并令患者取头低脚高体位平卧。轻者喝些开水，静卧片刻，即可恢复。重者（如血压下降过低，呼吸困难等）可用卧龙散或通关散少许（两方均详见《中药鼻脐疗法》）吹入鼻中，取喷数次后，一般可恢复；也可针刺人中、少商、合谷等穴；或重灸关元、气海、百会等穴；必要时注射可拉明或安息香酸钠、咖啡因等中枢兴奋剂。

（三）注意特殊患者

初次治疗、过度紧张、年老体弱的患者，尤应注意发生意外反应，以便及时处理。对这类患者宜选用小号罐具，拔的罐数要少，并尽量采用卧位。过度疲劳、酒后、饥饿等情况下，应适当休息或采用轻手法拔罐。

三、拔罐术后处理

（一）水疱的处理

烫伤、吸拔过久、皮肤过敏，比较容易出现水疱。一旦发生水疱，要防止擦破，可涂少许龙胆紫，也可不做处理，任其自然吸收。如果水疱较大，可用消毒毫针刺破放出疱液，或用消毒注射器抽出水疱内液体，然后敷利凡诺纱布，再用消毒干敷料覆盖、固定。但此处不宜再拔罐，待至愈合后，方可拔罐。但需要的水疱则应注意保护，出其自然吸收，因其渗出液的自然吸收过程对于增强免疫功能有很大的临床意义。

（二）罐具的保管

罐具用后要认真清洗，采用适当的方法消毒。罐具要妥为保管，竹罐不宜放在火烤和日晒的地方，也不宜浸泡水中；如果是陶瓷罐、玻璃罐等，切忌相互碰撞，以免造成毛口。

四、各种拔罐方式的特殊注意事项

（一）火罐法

1. 注意火的大小

火罐点燃的火，主要是要求能排尽罐内空气，以达到最大吸力，为此，待燃烧火苗（火焰）行将熄灭时扣罐为佳。一般切忌火旺扣罐（特殊用法除外），否则容易灼伤皮肤。

2. 防止烫伤

如在点火过程中发现罐口过热，应当换罐，或用消毒湿毛巾抹一抹以降低罐口温度，以防烫伤。

（二）煮罐法

1. 掌握煮罐时间

煮竹罐时间长短要适宜。煮罐时间过长，则易脱落；过短则吸拔力不足，不易吸住。一般以 3~5 分钟为宜。

2. 防止烫伤

煮罐后必须甩净罐内的热药液或热水，以免烫伤皮肤。并立即用干毛巾揩住罐口，保持罐内的温度，使其有一定的吸拔力。有知觉障碍者不宜用竹制煮罐。

（三）其他注意事项

（1）针刺或刺络拔罐时，若用火力排气法，消毒后必须等碘酒、酒精完全挥发后才能拔罐，以防灼伤皮肤；留针拔罐和刺络拔罐，宜选用玻璃罐具，以便随时观察局部变化情况；针刺时要防止因肌肉收缩发生弯针、折针现象，并需防撞压，以免针刺过深，出现意外。

（2）应用走罐时，不能在骨突起处推拉，以免损伤皮肤，或使火罐漏气。

（3）抽气罐可能会造成过大的负压，出现水疱。若无真空压力表观测数值，要注意控制负压，避免过高。应用时一般掌握在50~60千帕。

（4）挤压罐有时维持时间过短，应随时检查，一旦脱落，则及时重拔。

（5）特殊部位或穴位，拔罐不便时可行点压揉按手法。如风池、身柱、太阳、合谷、列缺等。

（6）在使用多罐时，吸拔的罐子不宜过密，以免相互牵拉，引起疼痛，同时相互排挤，不易拔牢。但也不能过稀。一般来说，密排法罐距应不超过1寸（同身尺寸），适用于体壮而有疼痛者；疏排法罐距应在2寸以上，适用于体弱者。

第八节　拔罐的反应与处理

一、正常反应

拔罐通过不同的手法产生负压吸引，使局部的皮肤、血管、神经、肌肉等组织隆起于罐口平面以上，患者感觉局部有牵拉、紧缩、发胀、温暖、透凉气、酸楚、舒适等反应；部分患者拔罐时疼痛逐渐减轻，当留罐一定时间或闪罐、走罐、摇罐等手法后，皮肤对刺激产生各种各样的反应，主要是颜色与形态的变化，我们把这种现象称之为"罐斑"。局部皮肤出现潮红、红点、紫斑等类似的不同瘀点，皮肤的这些变化属于拔罐疗法的治疗效应，若患者无明显不适，则2~5天自然消退，可自行恢复，无需做任何处理。

如用针刺后拔罐、刺络（刺血）拔罐时，治疗部位如有缓慢出血，或用拔罐法治疗疖痈时，罐内拔出大量脓血或坏组织等，此亦均为正常现象。部分患者皮肤反应明显或较重，出现深红、紫黑、青斑、触之微痛者多为瘀血热毒；若出现水肿、小水疱、罐内较多水汽者多为湿气水饮；有时拔罐后其水汽呈血红或黑红色，多为久病湿夹血瘀的病理反应；皮色无明显变化、发凉者多为虚寒病证；如在拔罐后，皮肤表面出现微痒或出现皮纹，多表示患有风证。这些对诊断和判断预后有指导意义。

二、异常反应

拔罐后患者感到局部紧拉、疼痛、不舒难忍，或产生不同的远端和全身反应，如发冷发热、麻木、窜痛、肿胀等均属于异常反应。其原因要考虑以下因素。

1. 患者精神紧张，疼痛敏感。

2. 吸力过大。

3. 选择部位不合适（神经、血管、骨骼、肌肉丰隆、创面等不理想部位）。

4. 罐具质量差，边缘不平滑。

5. 吸拔时间过长。

6. 罐法的选择和使用方法不适于患者的病情或体质。

7. 患者的病情或体质不宜于拔罐。

对患者的异常反应应根据具体情况予以适当处理。如此处不宜再行拔罐，可另选其他部位。针后拔罐或刺络（刺血）拔罐，如罐内有大量出血时（超过治疗所要求的出血量）应立即起罐，用消毒棉球按住出血点，不久即能止血。个别患者因过度虚弱、疲劳、饥饿、恐惧心理或以上原因，在拔罐中出现头晕、恶心、呕吐、冒冷汗、胸闷心慌，甚至晕厥等。这些反应，只要我们操作中细心认真，密切观察，灵活选用，都可以避免。

三、异常反应的预防和处理

为了避免异常反应的发生，施术者应该注意以下几个方面。

1. 做好术前准备，消除患者紧张情绪和恐惧心理。

2. 个体有别，病证不同，吸力适当，时间相宜。

3. 选择合适穴位、部位，避开骨端凸隆处、神经血管敏感处、创面和不宜拔罐的部位。

4. 选择合适口径大小和质地较好的罐具，避免罐口不平或裂纹、底阀漏气等。

5. 询问患者感觉和注意观察罐内的皮肤变化，如有水疱、瘀斑、过度隆起或感觉疼痛等，应及时处理。

6.罐法配合应用得当，特别是留罐、走罐、闪罐、刮罐等，既要对症，又要患者接受。

7.对于过度饥饿、疲劳、紧张、饮酒的患者，尽量不要施术或轻手法罐法。

8.如在拔罐过程中，患者感觉头晕、恶心、目眩、心悸，继则面色苍白、冷汗出、四肢厥逆、血压下降、脉搏微弱，甚至突然意识丧失，出现晕厥时（晕罐）。晕罐的发生，究其原理多为脑部暂时性缺血所致。应及时取下罐具，使患者平卧，取头低脚高体位。轻者喝些开水或糖水适量；若不能缓解，可揉按合谷、内关、太阳、足三里等穴；静卧片刻即可恢复。重者可用卧龙散或通关散吹入鼻内，连吹 2~3 管，待打喷嚏数次后，神志即可清醒。或针刺百会、人中、中冲、少商、合谷等穴；必要时注射可拉明、安钠咖等中枢兴奋剂。

第九节 拔罐疗法治疗原则

一、根据病痛部位及拔罐施术体位选择拔罐方法与罐具

一般来说，病痛只局限在一处，可以只用单罐来吸拔，例如偏头痛，就用单罐只吸拔痛侧太阳穴处；肱骨外上髁炎，只用单罐吸拔疼痛的肱骨外上髁处；眶上神经痛、只用单罐吸拔疼痛侧的头维穴处；如果病变为大片，则多选用多罐丛拔，例如腰背部风湿，就在背邻和腰部用数十个罐子，罐子间距 3~4 厘米，进行吸拔；如果病变在关节处，亦可沿关节周围同时吸拔数个罐子，例如肩关节周围炎，则在肩关节前、后面同时吸拔之；如果病变沿神经走行，则按神经走行部位进行吸拔，例如肋间神经痛、坐骨神经痛，就应选数十个罐子，沿疼痛的肋间神经和坐骨神经分布区域一个接连一个的吸拔；如果病变属于神经官能症，即就是自主神经功能失调，则可选用多个罐子，在颈部和腰部交感神经丛处进行吸拔；例如自主神经紊乱型肠炎、腹泻，则在腰部交感神经丛处丛状吸拔；若是官能性心律失调，可在颈部排成两排进行吸拔；若是病变属于神经节段性分布，那就按神经节段来吸拔，例如压迫神经根型颈椎病，就可在受压的颈神经支配区

域进行吸拔；若病变部位较小或肌肉浅薄，就用抽气小罐吸拔；如果是属于机能衰减性疾病，就可以选闪罐法来吸拔，例如面瘫，可用闪罐法吸拔颊车、下关、头维；如是病变在肌肉丰满处，可用推罐法，例如梨状肌综合征，可选用推罐法，在梨状肌投影区上、下、左、右推罐；若是久治不愈的风湿性疼痛，可使用针罐法，先进行针刺，"得气"后，再将罐子套在针上进行吸拔；根据病变部位大小，决定选用吸拔罐子的大小、种类、施术手法。

二、根据施术者的经验与患者的承受能力选择疗法

施用拔罐疗法，每个施术者都有自己一套经验和不同程度熟练操作技巧。有的施术者愿用火罐，有的施术者愿用竹罐，有的施术者愿意采用抽气拔罐法，有的施术者愿意根据不同病因、病情选用不同的药物作药物拔罐，各有其所长。一般来说，各种拔罐方法的机理大致相同，施术者用哪种方法熟练、有把握，就可施用哪种方法。

另外，有些患者愿意接受火罐治疗，有的患者愿意接受竹罐治疗，有的患者愿意接受抽气拔罐治疗，有的患者愿意接受药罐治疗，有的患者除拔罐疗法外，还想配伍使用针灸、刺络、贴敷药物等。但是，一定要根据病情需要，同时还能满足患者的要求，选择拔罐方式，二者应不偏不倚，否则都会影响疗效。

三、罐法多样，取用灵活

虽然罐具简单，但通过不同的操作方法及配合疗法等，可有多种罐法，而不同的拔罐方法则具有不同的作用，临床可根据具体情况灵活运用，以达到最佳的治疗效果。如火罐法的密排法以泻实作用为主；疏排法则以补虚作用为主；留罐法以祛寒作用为主；闪罐法以祛风作用为主。走罐法以活血通络作用为主。水罐法以温经散寒作用为主。刺络（刺血）拔罐法则以逐瘀化滞、解闭通结为主。药罐法则依选取药物不同，而发挥其祛风、散寒、通经、活血、舒筋、止痛或镇静安神等各种作用。针罐法则可结合针刺的不同手法，使其具有多种功效。此外如配合推拿、电针、割治、红

外线、TDP 及其他各种现代化理疗方法，则更扩大了其适应范围。

四、根据中医治则选择罐法

根据疾病的证候表现，分析其病因、病机、辨证，确定中医治则，按照不同治则，选择适当的罐法。以下是不同治则适合使用的罐法。

1. 祛风除湿、温经散寒

可用闪罐法、水罐法、单罐法、发疱罐法、针罐法、留罐法、灸罐法、神灯罐法、频谱罐法、刮痧罐法等。

2. 活血通络、消肿止痛

可用留罐法、多罐法、走罐法、摇罐法、提罐法、转罐法、刮痧罐法、按摩罐法、灸罐法、药罐法、神灯罐法等。

3. 清热降火、解毒泄浊

可用留罐法、单罐法、药罐法、针罐法、提罐法、水罐法、发疱罐法、刮痧罐法等。

4. 益气温阳、扶正固本

可用留罐法、药罐法、摇罐法、走罐法、按摩罐法、灸罐法、神灯罐法、频谱罐法、刮痧罐法、磁罐法等。

5. 吸毒拔脓、祛腐生新

可用单罐法、针罐法、水罐法、药罐法、摇罐法、提罐法等。

6. 强壮身体、平衡阴阳

可用留罐法、按摩罐法、针罐法、灸罐法、刮痧罐法、摇罐法、走罐法、神灯罐法、频谱罐法、磁罐法等。

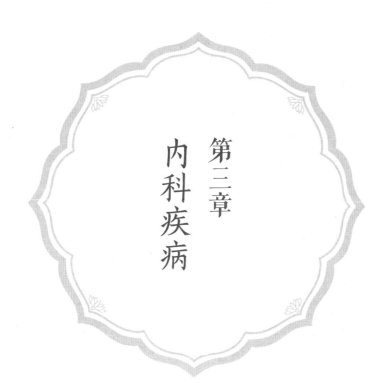

第三章 内科疾病

第一节 呼吸系统病症

一、急性上呼吸道感染（感冒）

（一）概述

感冒又称伤风，是由病毒或细菌引起的急性上呼吸道炎症。一年四季均可发病，但以春冬季及气候骤变时多发。主要临床表现为恶寒（恶风）、发热（体温一般不超过 39℃）、鼻塞、流涕、喷嚏、声重、头痛、咽痛、咳嗽、全身酸痛、乏力、食欲减退等。如在一个时期内广泛流行，症状多类似，称为时行感冒。本病在中医学中属于"伤风""感冒"范畴。

（二）治疗

【火罐疗法】

方法一： 取穴为大椎、风门、肺俞。患者取坐位或卧位，选择大小适宜的火罐，用闪火法、贴棉法或架火法等方法，将罐拔于穴位上，根据所拔罐的负压大小及患者的皮肤情况留罐 10~15 分钟。每日或隔日 1 次。（图3-1）

方法二： ①风寒证：选取风池、风门、外关穴，风池毫针刺，余穴拔罐 10~20 分钟。②风热证：选取风池、尺泽、大椎穴，用三棱针点刺大椎穴，再拔罐 5~10 分钟。风池毫针刺，余穴拔罐。③暑湿证：选取大椎、曲池、委中、阴陵泉、足三里，先用三棱针点刺大椎和委中，再在两穴上拔罐 5~10 分钟，余穴拔罐 5~10 分钟。以上均为每日 1 次。（图 3-2）

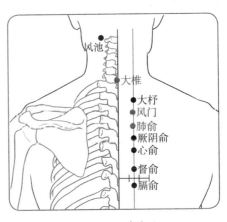

图 3-1 火罐疗法 1

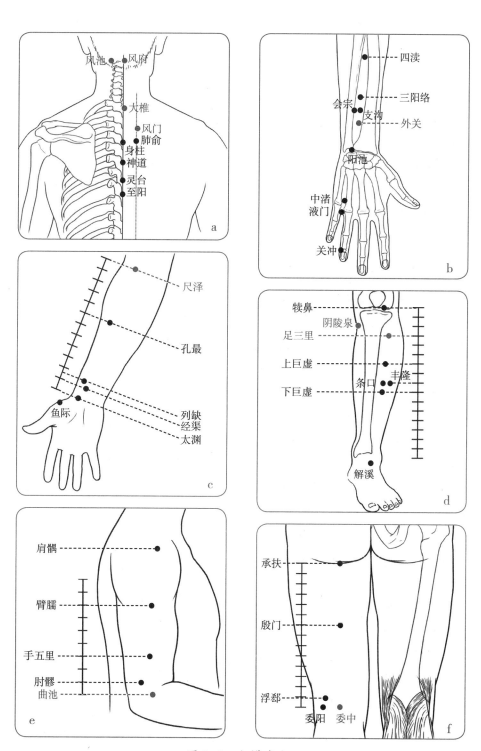

图 3-2 火罐疗法 2

【刺络拔罐法】

取穴：大椎、风门、肺俞、风池。患者取俯伏坐位或俯卧位，将所选穴位进行常规消毒，用三棱针点刺每穴3~5下，风池挤血3~5滴，余穴拔罐，在负压的作用下，拔出少许血液，一般每穴出血8~10滴为宜。起罐后擦净皮肤上的血迹，每日1次。(图3-3)

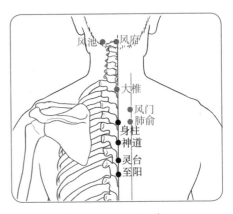

图 3-3　刺络拔罐法

【走罐法】

方法一：在患者背上涂少许香油，用闪火罐拔于大椎穴，后将罐由大椎穴沿督脉向下拉至腰部后起罐；再分别在督脉两侧各旁开1.5、3寸的膀胱经上，由肩部向下拉至腰部后起罐，用3~5次。在大椎、肺俞穴各点刺2~3下，用大号罐拔20分钟。隔日1次。(图3-4)

方法二：取穴为背部足太阳膀胱经穴。令患者取俯卧或俯伏坐位，暴露背部，沿着膀胱经的循行线抹上麻油。然后取中号火罐1只，用闪火法将罐吸在患者背部，沿足太阳膀胱经循行线上下来回走罐多次，直到循行线上的皮肤出现潮红为度。四条循行线均应走罐。接着把罐停在大椎穴上，留罐5分钟，最后用草纸把麻油擦净，每日1次。(图3-5)

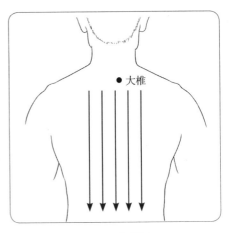

图 3-4　走罐法 1

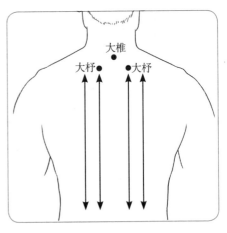

图 3-5　走罐法 2

方法三：患者取俯卧位，充分暴露背部，用适量凡士林均匀涂于背部皮肤。根据患者的体形选择大小适宜、罐口光滑的玻璃火罐，以闪火法使之吸附于背部皮肤，注意罐内负压要适中，负压过大则火罐移动困难，过小则易于脱落。一罐从左大杼穴处拔罐，沿左侧膀胱经循行部位自上而下至大肠俞，再自下而上地反复推移 3~5 遍，动作要慢，用力要均匀，使皮肤充血呈紫红色，后在肺俞穴处留罐。二罐从右大杼穴处，同上法操作，留罐 10~20 分钟后起罐。再在大椎穴拔罐，后再留罐，或向下走罐，后再留罐。每日 1 次。体温在 38~39℃者加三棱针点刺大椎出血，针外关、曲池，用泻法；咽喉肿痛重者，加刺少商穴出血。

（三）注意事项

拔罐法治疗感冒，临床效果较好，如感冒初起进行拔罐，一般 1 次可获痊愈。如感冒症状较重者，拔罐 1~3 次也会明显好转或痊愈。个别效果不明显者应及时配合其他疗法治疗，以免延误病情。拔罐时要注意室内温度，风寒感冒的患者在拔罐留罐期间，要注意保暖，或覆被以助发汗之功效。也可同时服用解表药和姜糖水。不论风寒、风热患者均可配合药物治疗，并要加强体育锻炼，以增强抗病能力。

二、支气管炎

（一）概述

支气管炎有急、慢性之分。急性气管－支气管炎是指病毒和细菌感染，物理和化学因子刺激或过敏反应等对气管、支气管黏膜所造成的急性炎症。慢性支气管炎是由于感染或非感染因素引起的气管、支气管黏膜及其周围组织的慢性非特异性炎性变化，黏液分泌增多。本病属于中医学的"咳嗽""痰饮""咳喘"范畴。

（二）治疗

【刺络拔罐法】

取穴：大杼、曲池、风门、肺俞、尺泽、鱼际。先用三棱针点刺，以微出血为度，后进行拔罐，留罐15~20分钟，每日或隔日1次。（图3-6）

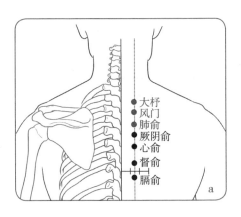

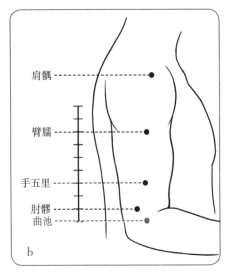

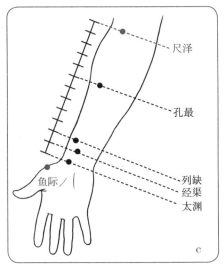

图 3-6　刺络拔罐法

【梅花针配火罐疗法】

取穴：肺俞、心俞、肾俞、膈俞、定喘、脾俞、中府、云门、膻中。叩刺至潮红，每日1次；刺毕用闪火法拔火罐5分钟，隔日1次。7日为1个疗程。（图3-7）

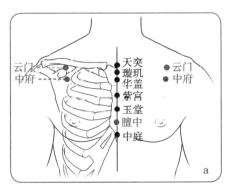

图 3-7　梅花针配火罐疗法

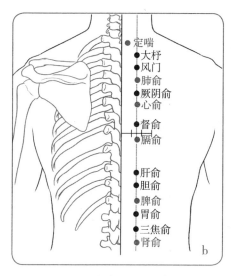

图 3-7 梅花针配火罐疗法

【走罐法】

取穴：胸骨两侧中心上下 2.5~3 寸各旁开两横线（共 4 条线成弧形）；背部脊椎（与胸骨相对应部位）两侧各旁开 1.5 寸和 2.5 寸（共 4 条线）。先在胸骨部由外向内横向（每条线）走罐各 4 遍；再在背部脊椎旁每条线由上至下各走罐 4 遍。均至皮肤发红为度。每日 1 次，5 次为 1 个疗程。（图 3-8）

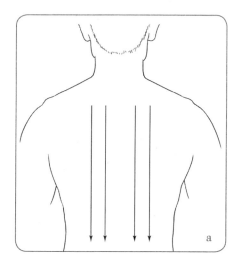

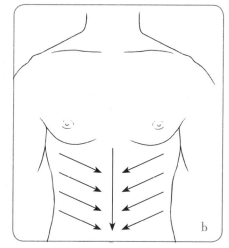

图 3-8　走罐法

（三）注意事项

急性支气管炎应及时治疗，以防转为慢性。慢性支气管炎较为顽固，常迁延难愈，宜采用多种方法坚持长时间综合治疗。也可采用冬治"三九"、夏治"三伏"的方法，每年治疗两次。患者应经常参加体育锻炼，增强体质，避免过劳，注意保暖，预防感冒，戒除烟酒，可防止本病的复发。

三、哮喘

（一）概述

支气管哮喘简称哮喘，为常见的发作性、肺部过敏性疾病。其发作一般有季节性。大多在支气管反应性增高的基础上，由过敏原或其他因素引起不同程度的弥漫性支气管痉挛、黏膜水肿、黏液分泌增多及黏膜纤毛功能障碍等变化。临床特点为发作性胸闷、咳嗽或典型的以呼气为主的伴有哮鸣音呼吸困难，可经平喘药物或自行缓解。本病属于中医学"哮""喘""痰饮"范畴。

（二）治疗

【刺络拔罐法】

取穴：膻中、大椎、定喘、肺俞（双）、膈俞（双）、心俞（双）、脾俞（双）、肾俞（双）。上穴随机分为两组，交替使用。儿童与体质虚弱及虚证患者用皮肤针叩刺，较轻的刺激量，用闪火法迅速在刺激部位拔火罐，微出血即可；青壮年或体质较好及实证患者，用三棱针在穴位上用力点刺 3~5下，然后迅速用闪火法拔火罐，以出血 3~5 毫升，或 5~10 分钟血凝为度。5 次为 1 个疗程，疗程间隔 7 日。（图 3-9）

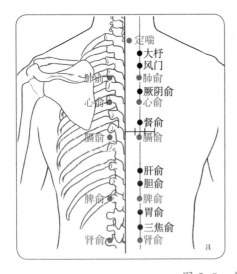
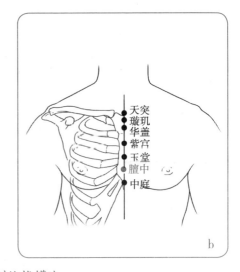

图 3-9　刺络拔罐法

【梅花针叩刺加拔罐疗法】

方法一： 患者仰卧，用梅花针叩刺胸部，沿胸正中线从天突叩至鸠尾穴，然后在胸正中线至两侧腋前线之间的肋间隙进行均匀叩刺，从中间到两边，从上到下。在叩刺部位拔火罐，天突至鸠尾穴上拔 3 个，两旁锁骨中线各拔 4 个，两旁腋前线各拔 4 个，留罐 10~20 分钟。隔日 1 次，10 次为 1 个疗程，疗程间隔 3 日。（图 3-10）

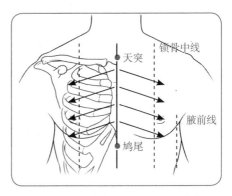

图 3-10　梅花针叩刺加拔罐疗法 1

方法二： 取穴为肺俞、心俞、肾俞、膈俞、定喘、脾俞、中府、云门、膻中。上述穴位叩刺至潮红，每日 1 次；刺毕用闪火法拔火罐 5 分钟，隔日 1 次。7 日为 1 个疗程。（图 3-11）

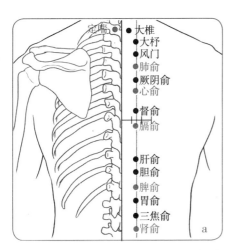
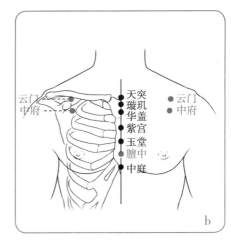

图 3-11　梅花针叩刺加拔罐疗法 2

方法三： 用梅花针重叩双侧定喘、大椎、风门、肺俞、肩井等穴，使针眼略有血液渗出；轻叩风池、大杼、心俞、脾俞、肾俞、大肠俞等穴。然后，用多罐法在上述穴位上加拔火罐，在重叩处吸出血液，用消毒棉球擦净血液。每日治疗 1 次；症状缓解后，2 日 1 次，用中等度或轻度叩刺拔火罐，14 次为 1 个疗程。亦可配用体针天突、膻中、曲池、丰隆、足三里等穴；耳针（或耳压）肺、肾、内分泌、肾上腺、神门等穴。治疗 1~2 个疗程。（图 3-12）

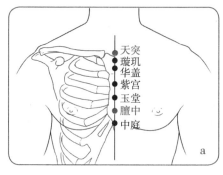

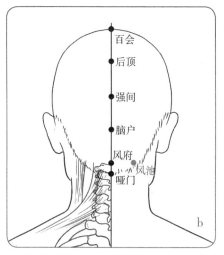

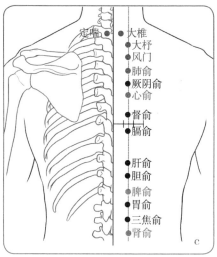

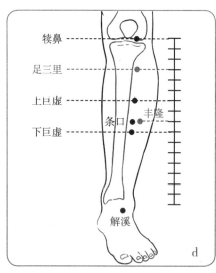

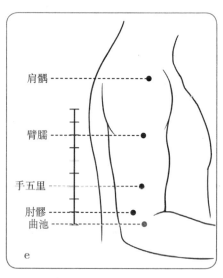

图 3-12　梅花针叩刺加拔罐疗法 3

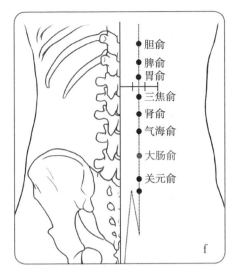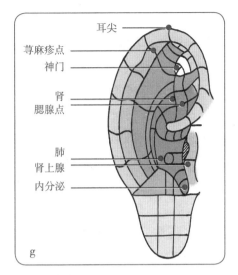

图 3-12　梅花针叩刺加拔罐疗法 3

（三）注意事项

哮喘发作期，可配合药物治疗，缓解期注意温度，防止诱发。治疗过程中，避免接触过敏原。平时注意锻炼身体，增强抗病力，饮食宜清淡，忌肥甘厚味，戒烟酒。

四、肺炎

（一）概述

肺炎是由多种病原体（如细菌、真菌、病毒、寄生虫等）引起的肺实质的炎症，其他如放射线、化学、过敏因素等亦能引起肺炎。临床主要症状为寒战、高热、咳嗽、咳痰、胸痛等。本病属中医学"风温""咳嗽""肺热病"等范畴。

（二）治疗

【火罐法】

　　方法一：取大椎、身柱及肺部听诊时啰音较明显的相应区，患侧肩胛区及侧胸区稍下端。采用单纯拔罐法。留罐 3~10 分钟，隔日治疗 1 次。（图

3-13）

方法二：取穴以背部、胸部的穴位为主，重点为大椎、身柱、肺俞。采用单纯拔罐法。拔罐时，最好能在背部及胸部听到啰音较明显的相应区域上拔罐，每次拔4~5个穴位，留罐15~25分钟。隔日1次。（图3-13）

方法三：取大椎、身柱、肺俞、风门、膈俞穴。采用单纯拔罐法。留罐5~7分钟，每日治疗1次，连拔3日。（图3-13）

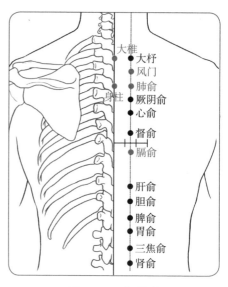

图 3-13　火罐法

【刺络拔罐法】

方法一：分3组取穴，一为风池、大杼、合谷；二为身柱、膈俞、内庭；三为肺俞、曲池、足三里。采用刺络拔罐法。每次选1组穴，交替使用。风池、内庭挤出少量血，余穴留罐15~20分钟。每日1次，10次为1个疗程（图3-14）。

方法二：取穴为大杼、身柱、肺俞、孔最、肺啰音相应区。先在应拔部位用三棱针点刺，以微出血为度，然后拔火罐，留罐5~10分钟。每日或隔日1次。起罐后，随证选用下列外敷方药。①桅黄散：栀子30克，雄黄9克，细辛6克，桃仁、杏仁各15克。共研细末，用米醋调和成稠糊状，敷于肺俞和胸部啰音相应区。要经常保持药物湿润，如干燥，再用醋调湿后再敷。适用于痰鸣长久，迁延不愈的各种类型的肺炎。②麻杏石膏散：麻黄、杏仁、生甘草各9克，生石膏、鱼腥草各30克，大青叶、葶苈子、桑白皮各15克。共研细末，每取适量，用米醋调成稠糊状，分别外敷于肺俞、胸部啰音相应区和肚脐上。要经常保持药层湿润，如干燥，再用醋调湿再敷，适用于急性肺炎（肺热咳喘型）。以上外敷方药均为每日换药1次。（图3-14）

（三）注意事项

本病在治疗期间患者要注意休息，避免受凉，同时配合中西药物治疗。

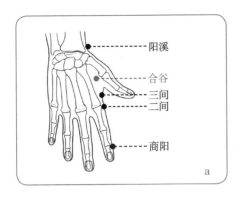

阳溪
合谷
三间
二间
商阳

a

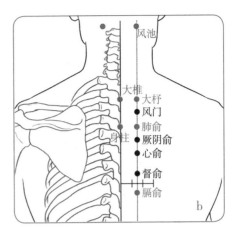

风池
大椎
大杼
风门
肺俞
厥阴俞
心俞
督俞
膈俞
身柱

b

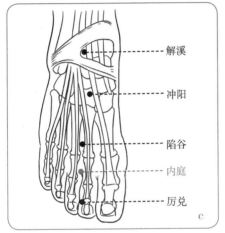

解溪
冲阳
陷谷
内庭
厉兑

c

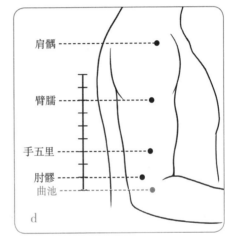

肩髃
臂臑
手五里
肘髎
曲池

d

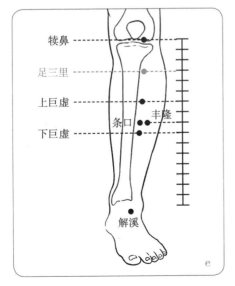

犊鼻
足三里
上巨虚
条口
丰隆
下巨虚
解溪

e

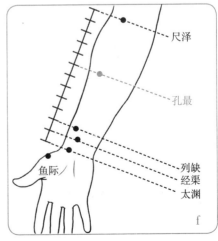

尺泽
孔最
列缺
经渠
太渊
鱼际

f

图 3-14 刺络拔罐法

第二节 消化系统病症

一、急性胃肠炎

（一）概述

急性胃肠炎是夏秋季的常见病、多发病。多由细菌及病毒等杂菌感染所致，其表现主要为腹痛、腹泻、恶心、呕吐、发热等，严重者可致脱水、电解质紊乱、休克等。以腹痛、腹泻为表现者常称为急性肠炎；临床上往往恶心、呕吐、腹痛、腹泻同时并见，故亦称急性胃肠炎。属中医呕吐、腹痛、泄泻、霍乱、绞肠痧、脱证等病证范畴。

（二）治疗

【火罐法】

选穴：神阙、足三里。选择适当的罐，拔于神阙和足三里上，留罐10~15分钟，至皮肤出现红色瘀血为度，每日1次，6次为1个疗程。（图3-15）

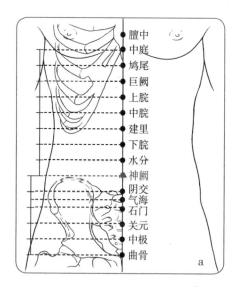
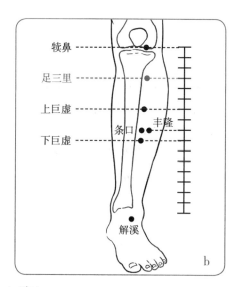

图 3-15 火罐法

【走罐法】

取穴：①足阳明胃经，中脘，天枢（双），足三里（双），下巨虚（双）。②足太阳膀胱经，大肠俞，小肠俞。于经穴部位与火罐口的边缘涂上一层润滑油，将醮有酒精的棉球点燃后用镊子送入罐内 1~2 秒钟即取出，迅速将火罐扣在中脘穴上，然后移向左侧天枢穴，再以同法返回中脘，移向右侧天枢，如此往返移动 5~6 遍，直至患者有一种暖和舒适感后固定于中脘穴上，再于双侧天枢穴各拔上 1 罐，留罐 15~20 分钟。再于足三里各拔 1 罐，从上至下向下巨虚移动，反复 7~8 遍，然后固定在足三里穴。大肠俞与小肠俞之间走罐。轻度患者 24 小时 1 次，只用 1 组穴；中、重度患者 12 小时 1 次，两组穴位交替进行。（图 3-16）

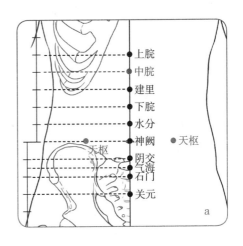

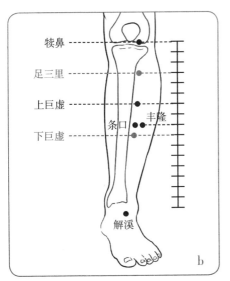

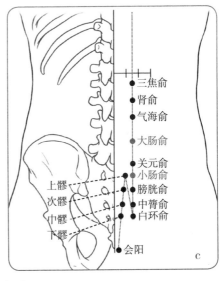

图 3-16　走罐法

【刺络拔罐法】

取穴：①天枢、大肠俞、足三里；②中脘、脾俞、上巨虚；③关元、肾俞、三阴交。每次任选1组穴，先用三棱针点刺3~5下，然后拔罐，拔出血1~3毫升。病情较重的急性胃肠炎，可选择2~3组，5天为1个疗程。（图3-17）

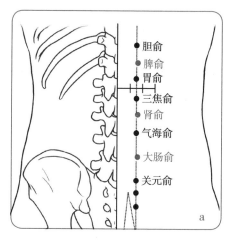

（三）注意事项

急性胃肠炎的拔罐治疗应根据个体的病因辨证选穴，吐泻严重伴有明显脱水者，应配合补液治疗。

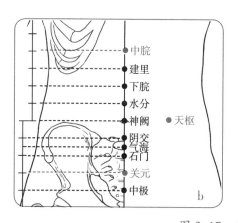

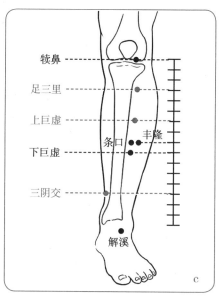

图 3-17　刺络拔罐法

二、慢性胃炎

（一）概述

慢性胃炎主要是胃黏膜上皮遇到各种致病因子，如药物、微生物、毒素和胆汁反流等的经常反复侵袭，发生慢性持续性炎症性病变。本病属于中医学"胃痞""胃脘痛"范畴。

（二）治疗

【刺络拔罐法】

取穴：大椎、脾俞、胃俞或身柱、中脘、胃俞。先用三棱针点刺以上诸穴后，拔罐 10 分钟。隔日 1 次。（图 3-18）

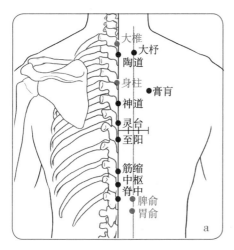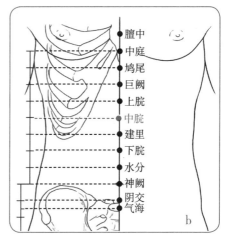

图 3-18　刺络拔罐法

【针罐法】

取中脘穴，随证加减，肝胃不和者配期门、肝俞、足三里；脾胃虚寒者配三阴交、脾俞、肝俞、胃俞；肝肾阴虚者配太冲、涌泉；气滞血瘀者配期门、肝俞、膈俞、脾俞；痰湿中阻者配天枢、丰隆、脾俞。取 75 毫米毫针，快速刺入皮下，轻捻缓进，待患者感到局部酸、沉、胀，并向下行至少腹，医者感到针下沉紧，如鱼吞钓饵时，留针拔罐；10 分钟起罐取针，再行套罐 10 分钟。除气滞血瘀配期门用三棱针刺血拔罐外，其余穴位均用毫针刺法，平补平泻，隔日 1 次，7 次为 1 个疗程。（图 3-19）

（三）注意事项

本病病程较长，应坚持治疗，达到最终治愈。治疗期间患者应保持心情舒畅，饮食要有规律，宜清淡易消化饮食。有萎缩性胃炎者，可长期服用酸牛奶及酸性食物，有助于萎缩性胃炎的治疗。

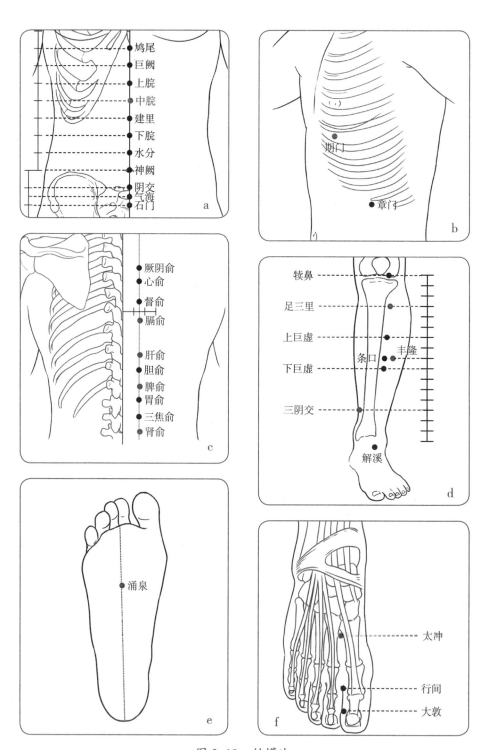

图 3-19 针罐法

三、胃、十二指肠溃疡

（一）概述

胃与十二指肠溃疡又称消化性溃疡病。由于溃疡的形成和发展与酸性胃液、胃蛋白酶的消化作用有密切关系，所以称为消化性溃疡。因为溃疡主要（88%~99%）发生在胃与十二指肠，故又称胃与十二指肠溃疡。本病为常见病、多发病，总发病率约占人口的 10%~12%。可发生于任何年龄，但青壮年为多，男性多于女性，两者之比约为 3∶1，若防治不当可引起大出血、胃穿孔或幽门梗阻等严重并发症。本病属于中医学的"胃痛""胃脘痛""心下痛"等症的范畴。

（二）治疗

【火罐法】

方法一： 选上腹部和背部穴位。如上脘、中脘、梁门、幽门、脾俞、胃俞、肝俞。用单纯拔罐法，留罐 10~15 分钟。每日 1 次。（图 3-20）

方法二： 选大椎、上脘、脾俞、身柱、胃俞、中脘。每次选用 1 组穴位，用单纯火罐法。留罐 10~15 分钟。隔日 1 次。（图 3-20）

方法三： 选中脘、天枢、关元。每次施行闪罐 20~30 下，然后留罐 10 分钟，每日 1 次，待症状缓解后隔日 1 次。（图 3-20）

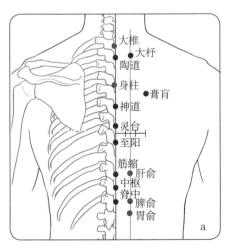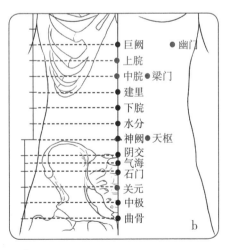

图 3-20　火罐法

【刺络拔罐法】

选穴：①大椎、身柱、脾俞；②身柱、胃俞、中脘。先用三棱针点刺所选穴位，然后拔罐，使之出血。留罐 10~15 分钟，每日或隔日 1 次。两组交替使用，每次 1 组。（图 3-21）

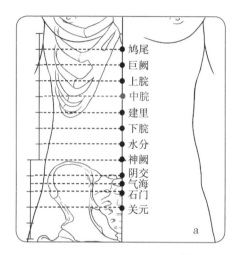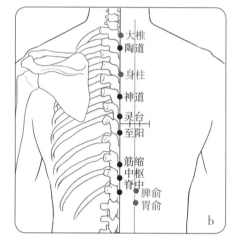

图 3-21　刺络拔罐法

（三）注意事项

本病患者应坚持治疗，保持情绪稳定。饮食要有规律，少食多餐，以清淡易消化食物为主，避免过饱、过饥、过冷过热和刺激性食物，戒除烟酒。

四、消化不良

（一）概述

功能性消化不良又称非溃疡性消化不良，是一种常见的消化系统症状群，包括上腹不适或疼痛、饱胀感、早饱、嗳气、恶心、烧心等上消化道症状。功能性消化不良的发病率占以消化不良症状为主的患者的 34% 以上。本病发病率高，病因不明，治疗杂乱，医疗费用较大已成为世界性一大问题。本病属中医学"胃脘痛""痞满"范畴。

（二）治疗

【刺络拔罐法】

饮食停滞选中脘、下脘、内关、足三里；痰湿内阻选中脘、膻中、内关、足三里；肝郁气滞选上脘、内关、足三里；脾胃虚弱选脾俞、中脘、内关、章门、足三里。按照证型选穴，先以三棱针点刺以上诸穴，后拔罐15分钟，每日1次。（图3-22）

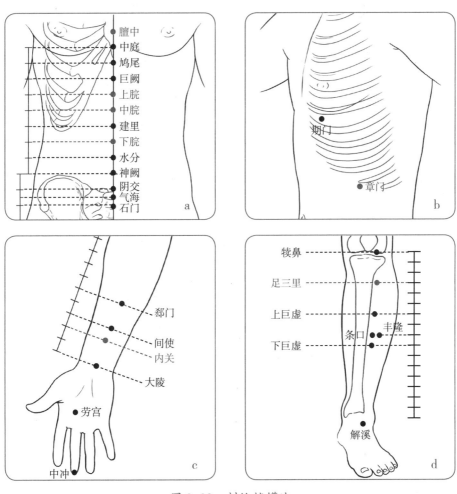

图 3-22　刺络拔罐法

【针灸拔罐疗法】

方法一： 选穴为合谷、足三里、中脘、脾俞、胃俞。进针得气后，留针 40 分钟，并加艾条温和灸，每隔 10 分钟行针 1 次，出针后嘱患者侧卧，于脾俞、胃俞处拔罐 15~20 分钟，起罐后按揉脾俞、胃俞片刻。（图 3-23）

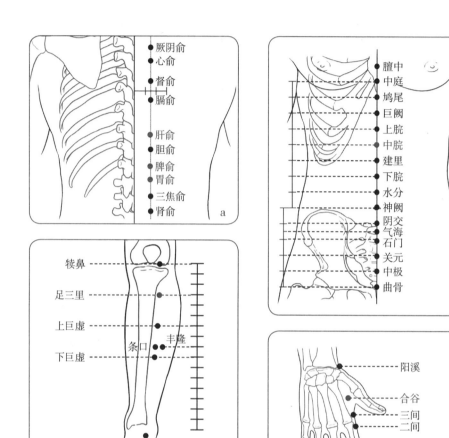

图 3-23　针灸拔罐疗法 1

方法二：主穴为中脘、内关、足三里、三阴交；配穴为太冲、阳陵泉。急性胃痛加梁丘；腹胀不甚加复溜。进针得气后，主穴平补平泻，配穴用泻法，留针 30 分钟，10 分钟行针 1 次。每次针后可配用大号火罐沿膀胱经背俞穴由上而下行走罐疗法，待背部皮肤潮红隐见出血点后，再将火罐拔于脾俞、胃俞、肝俞穴，留罐 10 分钟。2 日 1 次，30 次为 1 个疗程，疗程间隔 5~7 日。（图 3-24）

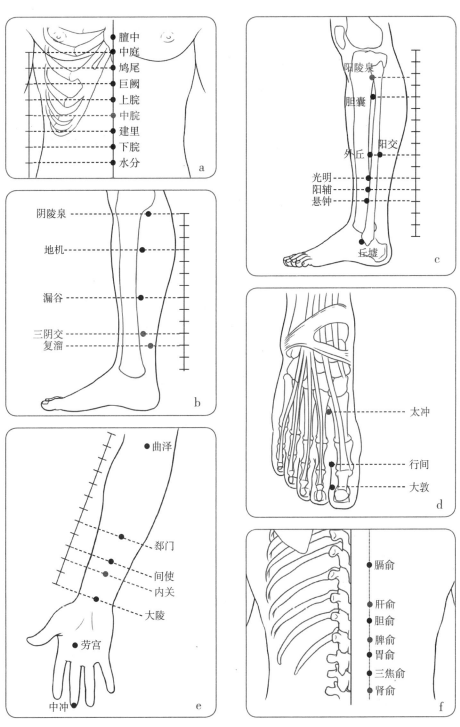

图 3-24　针灸拔罐疗法 2

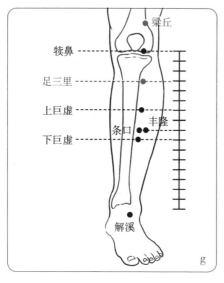

图 3-24　针灸拔罐疗法 2

方法三: 主穴为神阙。配穴为足三里。用 2 寸毫针,采用快速手法直刺神阙穴,进针 0.5~1 寸;另取 3 寸毫针直刺足三里穴,中强刺激,平补平泻手法,留针 30 分钟。起针后神阙拔罐 3~5 分钟。嘱患者温和灸上述二穴,每穴 15 分钟。以上均每日 1 次,5~7 次为 1 个疗程,疗程间隔 2~3 日。(图 3-25)

(三)注意事项

患者应注意饮食清淡,勿过量,勿食生冷及不消化食物,同时要保持精神愉快,并避免情绪紧张和激动,影响疾病康复。

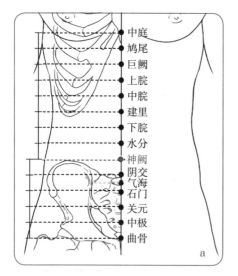

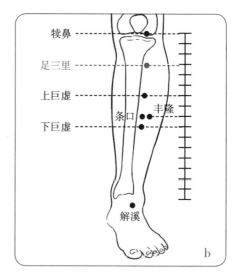

图 3-25　针灸拔罐疗法 3

五、胃下垂

(一)概述

胃下垂是在直立位时胃下缘位于髂嵴连线以下 5 厘米,或胃小弯弧线最低点降到髂嵴连线以下的位置，同时伴有胃的排空功能障碍的疾病。本病多见于瘦长无力体型者，可同时有肾、肝等内脏下垂。严重者可因肠系膜牵拉压迫十二指肠横部而引起十二指肠窒积症，并加重消化不良症状。所有症状如不适、饱胀、沉坠感，甚至隐痛等在直立时加重，平卧时减轻，X线钡餐检查无溃疡的征象，而显示胃小弯最低点在髂嵴连线以下，胃呈无张力型是诊断本病的依据。主要临床表现以食欲减退、顽固性腹胀，食后症状更为突出，平卧时减轻、立位有下坠感为特点。本病在中医学中属于"胃缓""中气下陷"范畴。

（二）治疗

【刺络拔罐法】

选穴：百会、大椎、脾俞、胃俞、中脘、气海。先用三棱针点刺以上诸穴，百会挤出少量血，余穴拔罐，留罐 5~10 分钟，隔日 1 次。（图 3-26）

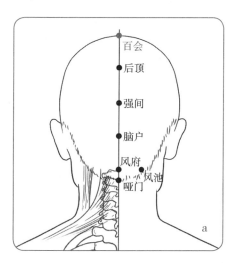

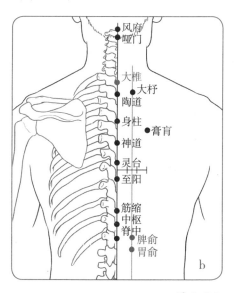

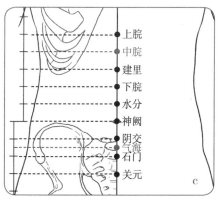

图 3-26　刺络拔罐法

【梅花针叩刺法】

选穴：①大椎、肝俞、脾俞、气海；②筋缩、胃俞、中脘。每次取 1 组穴位，用梅花针叩刺后拔罐，留罐 20 分钟，每日 1 次。（图 3-27）

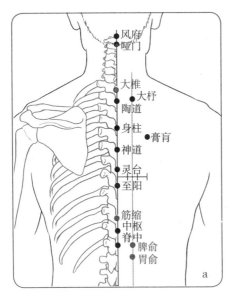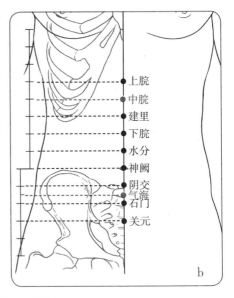

图 3-27　梅花针叩刺法

【针灸拔罐法】

方法一： 取穴分两组。一组为中脘（直刺1.5~2寸，也可透下脘）、胃上（下脘旁开4寸，沿皮向脐中或天枢方向横刺2.3寸）、足三里（直刺或向上斜刺，进针1.5~2寸）。另一组为胃俞（微斜向椎体，进针1~1.5寸）、脾俞、百会（横刺，向前或向后，进针0.5~1.5寸）。每日取1组穴位，交替针刺，除百会外，余穴均加用艾灸或拔罐，留针15~30分钟。10次为1个疗程。（图3-28）

方法二： 分两组取穴。一为天柱、膈俞、脾俞、梁门；二为大杼、肝俞、三焦俞、承满。每次选1组穴位。先用温针或毫针作轻刺激，然后拔罐，留罐15~20分钟，罐后再用艾条灸。每日或隔日1次，10次为1个疗程。（图3-28）

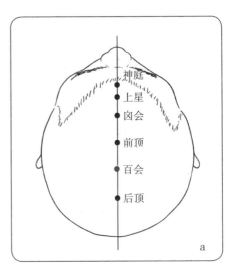

图 3-28　针灸拔罐法 1、2

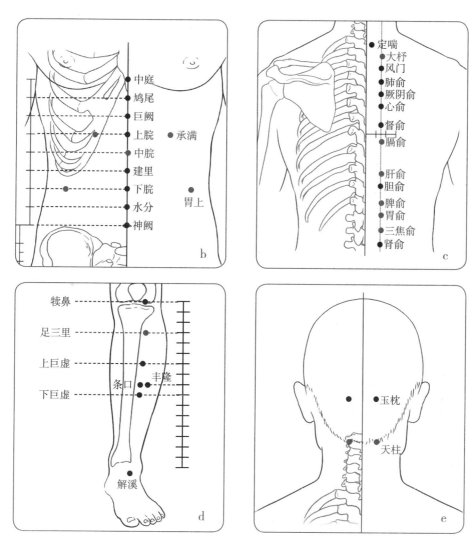

中庭
鸠尾
巨阙
上脘　　承满
中脘
建里
下脘
水分　　胃上
神阙
　　　　　　b

定喘
大杼
风门
肺俞
厥阴俞
心俞
督俞
膈俞
肝俞
胆俞
脾俞
胃俞
三焦俞
肾俞
　　　　　　c

犊鼻
足三里
上巨虚
条口　　丰隆
下巨虚

解溪
　　　　　　d

玉枕
天柱
　　　　　　e

图 3-28　针灸拔罐法 1、2

　　方法三： 主穴取中脘、神阙、胃俞；配穴取内关、足三里、气海。先用毫针在中脘、胃俞穴上向四周透刺，神阙穴用梅花针叩刺周围。配穴针灸后温灸。后在主穴上拔罐。留罐 15~20 分钟。隔日 1 次，10 次为 1 个疗程。（图 3-29）

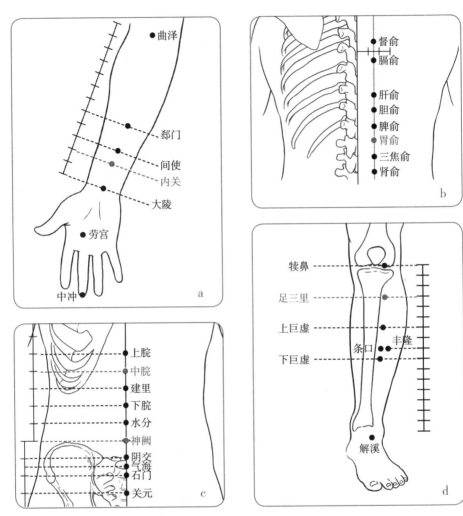

图 3-29 针灸拔罐法 3

（三）注意事项

本病为慢性疾病，要坚持治疗。治疗期间，忌做跳跃动作。饮食要规律，加强锻炼腹部肌肉，使腹肌保持一定的紧张度。可配合服用益气健脾、升提中气的中药。

六、胃痉挛

（一）概述

胃痉挛是继发于其他疾病的急慢性胃炎、胃及十二指肠溃疡及胃神经官能症等诸症中的一个症状，或因烟草茶酒之过用，女子生殖器病、月经异常等之反射而来。本病属于中医学"胃脘痛"范畴。

（二）治疗

【火罐法】

取穴：关元、急脉穴（在腹股沟中部股动脉搏动应手处）、中脘。中脘、关元穴采用单纯拔罐法，留罐15~20分钟，每日1次。急脉穴用指压法，不拔罐，先让患者仰卧，伸直下肢，用拇指按压在穴位上，一紧一松，约5分钟即可。（图3-30）

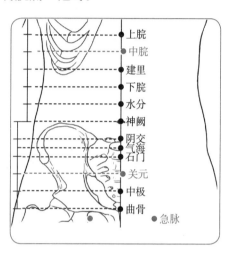

图 3-30　火罐法

【刺络拔罐法】

取穴：中脘、关元、肝俞、胃俞、三焦俞。用刺络拔罐法，针刺后拔罐，均留罐10~15分钟。每日1次。（图3-31）

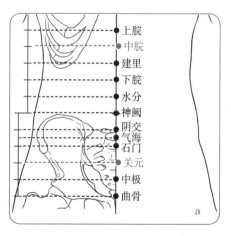
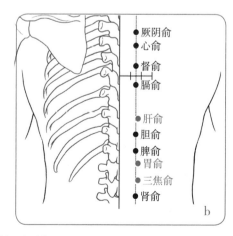

图 3-31　刺络拔罐法

【针罐法】

方法一： 取穴为鸠尾、中脘、足三里、内关、关元。先在鸠尾穴上以毫针斜 15° 向下方进针 1.5 寸，得气后留针 15~30 分钟，再在其余穴位上行留针拔罐法 20 分钟后，再起罐、起针。每日 1 次。（图 3-32）

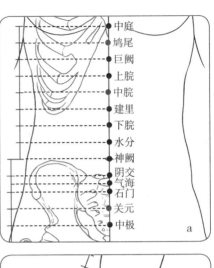

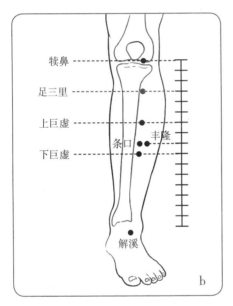

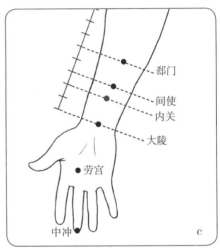

图 3-32　针罐法 1

方法二： 主穴分两组取穴，一为中脘、肝俞、脾俞、气海；二为胃俞、肾俞、胆俞、足三里。配穴取公孙、厉兑、内庭。主穴采用针刺后拔罐法，留罐 15~20 分钟。配穴毫针刺。每次选 1 组穴。（图 3-33）

方法三： 先取鸠尾穴，用 30 号 2 寸针呈 15° 角向下方进针约 1.5 寸，行捻转补泻 1 分钟；继而取中脘穴，垂直刺入约 1.5 寸，行捻转补泻 3~5 次，然后将酒精棉球裹于针柄之上，用火柴点燃，加拔火罐；再取内关，足三里（均双侧）穴，分别刺入 1 寸或 2 寸深，行捻转，提插补泻各 5 次。以上 4 穴均留针 30 分钟。留针期间，每 10 分钟行针 1 次，中脘穴除外。每天治疗 1 次。（图 3-33）

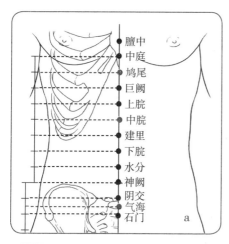

a

（三）注意事项

胃痉挛只是一个症状，应积极治疗原发病。

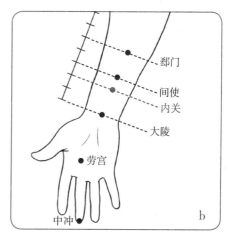

b

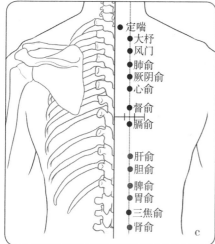

c

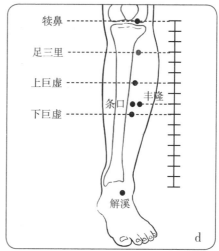

d

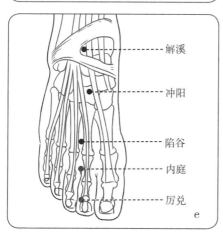

e

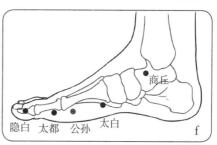

f

图 3-33　针罐法 2、3

七、腹痛

（一）概述

　　腹痛是指胃脘以下、耻骨毛际以上部位疼痛而言，可伴发多种脏腑疾病。腹痛大致见于西医学的急慢性胰腺炎、急慢性肠炎、肠痉挛、胃肠神经官能症等。

（二）治疗

【刺络拔罐法】

　　方法一： 选脊柱两侧压痛点。在脊柱两侧触到压痛点，常规消毒皮肤，以三棱针分别在每侧痛点上划两条并排纵行 2 厘米长的切口，以不见血为度，将罐拔于切口上。15 分钟后取罐，清除瘀血，仍在原部位重复拔罐 15 分钟。

　　方法二： 选腹四穴（取患者中指第二指节骨长径为同身寸，以患者肚脐为中心、折量上下、左右各 1 寸为穴）。用三棱针点刺手四穴，深度不到半分，见血为度。次用三棱针点刺腹四穴，深度不到 2 分（根据腹壁厚薄而定），随之用火罐 1 个拔在腹四穴上，5~7 分钟后起罐，若发现某穴不出血，应重新点刺，再拔火罐 1 次。要使腹四穴皆见出血。适于急性肠梗阻引起的腹痛。（图 3-34）

【针罐法】

　　选穴分两组，一为中脘、天枢、气海、足三里、阴陵泉；二为膈俞、脾俞、胃俞、大肠俞、肝俞。每次选用 1 组，隔日治疗 1 次。先用毫针针刺所选择的穴位，采用捻转补法，取得针感后，选择适当大小的火罐，用闪火罐法将罐拔于针上，留罐 15 分钟，至皮肤出现瘀血现象后起罐拔针。每周治疗 3 次，8 次为 1 个疗程。（图 3-35）

（三）注意事项

　　腹痛的病因较复杂，治疗时应

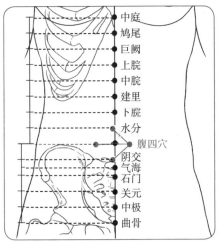

中庭
鸠尾
巨阙
上脘
中脘
建里
卜脘
水分
腹四穴
阴交
气海
石门
关元
中极
曲骨

图 3-34　刺络拔罐法 2

注意辨证选穴。治疗期间忌烟酒、辛辣刺激性食物及生冷、不易消化的食物，切忌暴饮暴食。一些慢性胃脘疼痛的患者，病程较长，体质多虚弱，应采用综合疗法，坚持治疗，以巩固疗效。注意疼痛的性质、部位，做出早期诊断，积极治疗以免延误病情。

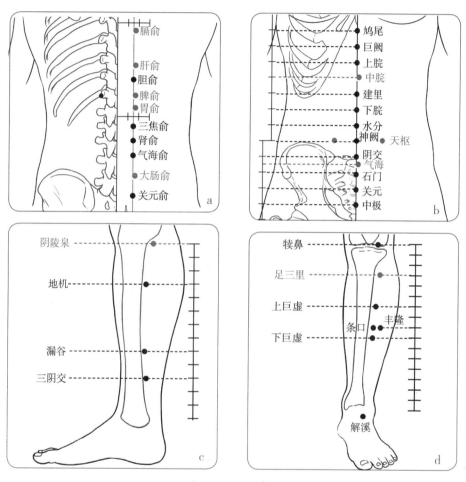

图 3-35　针罐法

八、厌食

（一）概述

厌食又称神经性厌食，是较常见的功能性胃肠病。精神因素在本病的发生发展中起重要作用。各种因素的刺激作用，造成中枢神经的调节和抑制作用发生紊乱，使高级中枢神经的活动失常所致的胃肠功能失调。饮食不当，也可促进本病的发生和发展。主要临床表现为厌食，患者多为青春期女性。患者多数自我感觉良好，少数患者主要表现为呕吐，体重减轻，甚至出现恶病质，同时伴有闭经等神经内分泌失调的表现。本病属于中医学的"呕吐"范畴。

（二）治疗

【刺络拔罐法】

方法一： 选穴为大椎、肝俞、神道、胆俞、脾俞、胃俞。用三棱针点刺以上诸穴，然后拔罐15分钟，每日或隔日1次。（图3-36）

方法二： 选穴为肝俞、脾俞、胃俞、足三里。先以三棱针点刺各穴，然后用闪火罐法将罐吸拔于点刺的穴位上，留罐5分钟，每日1次。（图3-36）

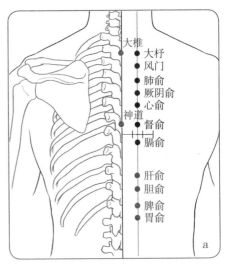

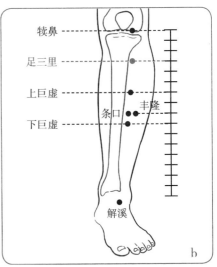

图 3-36　刺络拔罐法

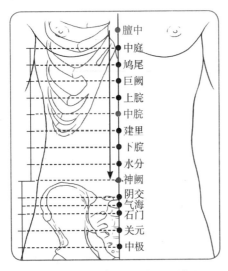

图 3-37　梅花针叩刺后拔罐法

【梅花针叩刺后拔罐法】

选穴：膻中至肚脐（神阙）。先用梅花针从上至下轻叩刺3~5遍，然后走罐至皮肤潮红为度，再在中脘、神阙穴留罐10分钟，每日或隔日1次。（图3-37）

【针罐法】

选穴分 3 组，一为膈俞、胃俞、肝俞；二为中脘、气海、天突；三为足三里、三阴交、内关。以上 3 组穴位，每次可选 1 组。先对所选穴位进行常规消毒，用毫针针刺，采用平补平泻手法，取得针感后，用闪火罐法拔罐，留罐 10~20 分钟，以皮肤出现红色瘀血现象为度。每日 1 次，5 次为 1 个疗程。（图 3-38）

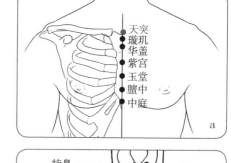

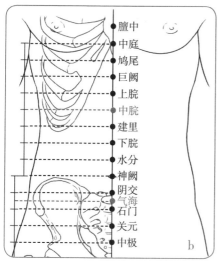

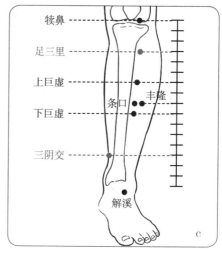

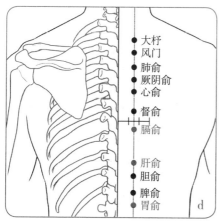

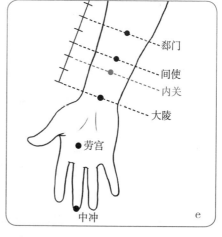

图 3-38　针罐法

（三）注意事项

本病在拔罐治疗的同时，应调节情志，消除顾虑，注意休息，饮食宜清淡，消除顾虑，注意休息，避免不良刺激。

九、肠易激综合征

（一）概述

肠易激综合征是指慢性、反复发作、以肠道运动障碍为主，难以用解剖异常解释的肠道症状群，即器质性病变已被排除的肠道功能紊乱，常表现为腹痛、腹泻、大便急迫不尽感，便秘或便秘与腹泻交替，腹胀、肠鸣及失气等，有的粪中带较多黏液。症状至少持续 3 月，过去常用结肠功能紊乱，结肠痉挛，结肠过敏，痉挛性结肠炎及黏液性结肠炎等命名，由于肠道并无炎症，症状虽以结肠为主，有时也涉及小肠，甚至上消化道，因此近年来统称肠易激综合征。本病属于中医学"腹痛""腹泻""便秘"等病证的范畴。

（二）治疗

【走罐法】

方法一：暴露背部，在第一胸椎至骶椎正中线旁开 1.5~3 寸范围内涂适量凡士林或按摩乳等润滑剂，根据患者体型选两个大小适中罐口光滑的玻璃火罐，用闪火法将其中一个罐扣在大椎穴处，紧握罐体由一侧人杼至关元俞沿膀胱经上下移动 5~10 次，以该处皮肤发红为度，最后将罐固定在大肠俞。然后再用另一个罐按上述方法在另一侧进行治疗。留罐 10 分钟，隔日治疗 1 次，10 次为 1 个疗程。（图 3-39）

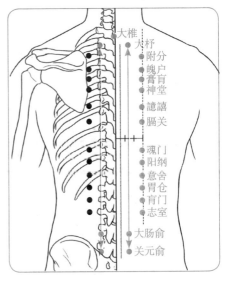

图 3-39　走罐法 1

方法二：选穴为胃经的足三里至丰隆穴，脾经的阴陵泉至地机，膀胱经的膈俞至大肠俞。在穴位处涂适量润滑油，将罐拔于足三里，然后沿着胃经足三里至丰隆穴上下推动火罐，至皮肤出现瘀血现象为止；用同样的方法，在阴陵泉和地机穴之间走罐，至皮肤出现瘀血现象为止。在背部两侧的膈俞至大肠俞穴之间走罐，至皮肤出现瘀血现象为止。（图 3-40）

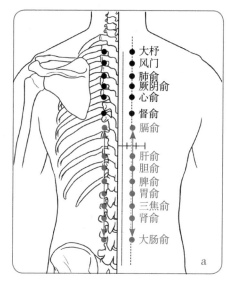

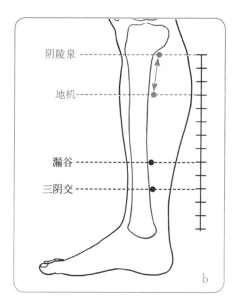

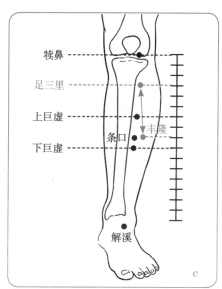

图 3-40　走罐法 2

【针罐法】

方法一：取肾俞、脾俞、胃俞、八髎、足三里、天枢、关元、太溪，每次取两对以上穴位，左右对称。患者先取俯卧位，足膀胱经穴，局部消毒后，用 1.5 寸毫针针刺，提插捻转或补泻手法，针感循经上下走动，随针加罐，留针 15 分钟。再平卧，针天枢、中脘、关元、太溪、足三里，针法同上，针后加拔罐，留针 30 分钟。
每日 1 次，10 日为 1 个疗程，疗程
间隔 1 周。（图 3-41）

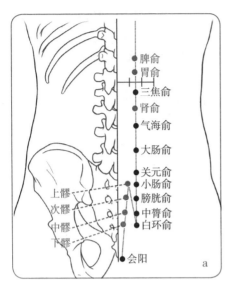

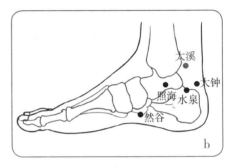

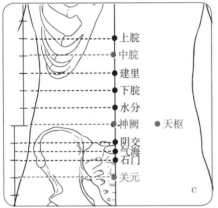

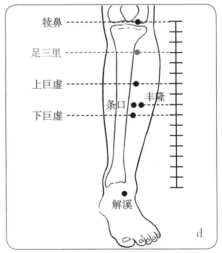

图 3-41　针罐法 1

方法二：取合谷穴（左）、足三里（右）、神阙。患者仰卧位，先用毫
针直刺合谷穴 3~4 分得气，足三里直刺 1.2~1.5 寸得气，然后左右于分别捻
二穴上的针，同时行导气针法，力求针感呈向心性，使患者自觉腹部有快
感，留针 30 分钟。再在神阙穴闪罐数下，使脐及其周边皮肤潮红，留罐 20
分钟，每 5 分钟行针 1 次。小儿单刺得气不留针，闪罐后留罐。每日 1 次。
（图 3-42）

方法三： 取天枢（双）、水分、阴交，以 30 号 1 寸毫针直刺 0.3~0.5 寸，捻转平补平泻手法，不留针。以能盖住骶骨 3/4 为准，根据年龄选择 3~4 号玻璃火罐，用闪火法，在骶骨正中行中等力度拔罐，留罐 5~10 分钟，每日 1 次。（图 3-43）

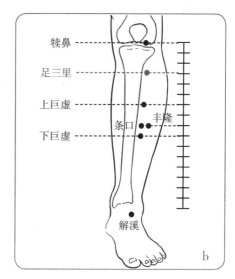

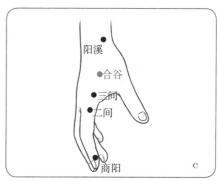

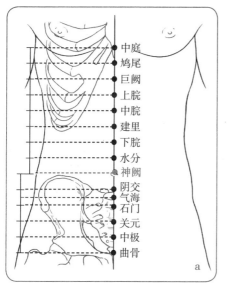

图 3-42 针罐法 2

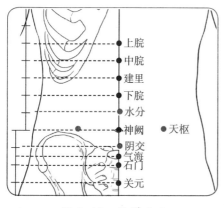

图 3-43 针罐法 3

（三）注意事项

治疗期间患者应保持心情舒畅，避免情志刺激。饮食忌肥甘厚腻。

十、便秘

（一）概述

便秘是临床常见的一种症状，虽然不是一种病，但严重影响生活质量。正常人每日大便一次。但每周大便 3~4 次，排出成形大便，排便时无需过分用力量，便后有舒适感，也属正常排便。便秘是指大便排出困难，或排便时间间隔延长。中医古典医籍中有"实秘""虚秘""气秘""风秘""痰秘""冷秘""热秘""三焦秘""幽门秘""直肠结""脾约"之称，又称大便难、大便不通、大便秘涩。

（二）治疗

【刺络拔罐法】

取穴：支沟、天枢、中脘、大肠俞、足三里、上巨虚。将以上穴位进行常规消毒，用三棱针点刺穴位至出血。每穴点刺 3~5 次，然后用闪火法立即将罐拔于所点刺的穴位，留罐 10 分钟后起罐，每罐出血量应在 10 滴左右，隔日 1 次，6 次为 1 个疗程。本法适用于实性便秘。（图 3-44）

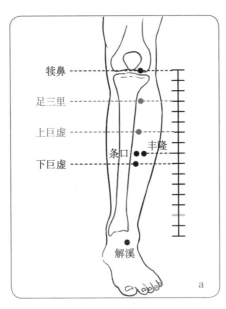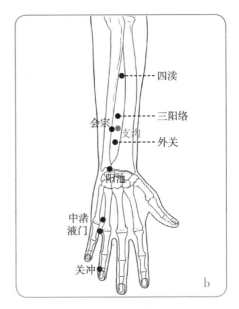

图 3-44　刺络拔罐法

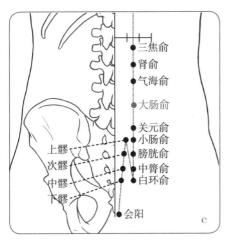

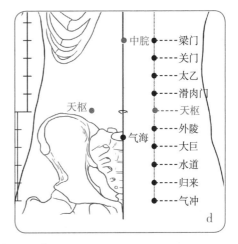

图 3-44　刺络拔罐法

【梅花针叩刺后拔罐法】

取穴：脊椎两侧、下腹部、脐周围、腰骶椎两侧。先在应拔部位和罐口涂以液体石蜡或凡士林油膏，再用梅花针依次（先背部，后腹部，由上而下）反复叩刺2~3遍后(重点叩刺腰骶部两侧)，然后用走罐法推罐2~3遍，再将火罐扣拔在神阙、大肠俞穴上，留罐15~20分钟，每日1次。若系肾阳虚引起的习惯性便秘，可于拔罐后，在神阙、大肠俞和肾俞穴加以温灸，效果更佳。(图 3-45)

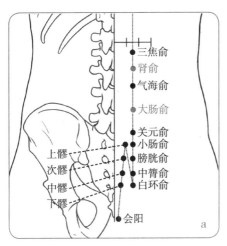

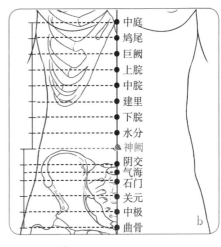

图 3-45　梅花针叩刺后拔罐法

（三）注意事项

治疗期间，患者不可滥用泻下药，以免造成对药物的依赖。在拔罐治疗的同时，医者应详细辨别引起便秘的原因，尤其是虚实的辨别；积极向患者宣传排便的生理知识，纠正患者经常服用泻药或灌肠的习惯。

十一、呃逆

（一）概述

呃逆是指膈神经受刺激而引起的膈肌不自主痉挛，可见于多种疾病中。根据病变部位的不同可分为中枢性、末梢性及反射性呃逆三种。呃逆的典型表现为间歇性喉间呃呃连声，声短而频，令人不能自制。轻症呃逆多单独存在且历时短暂，如继发于其他急慢性疾病过程中，则呃逆较重且历时较久，多伴有原发病的症状。其病因多与胃、肠、腹膜、纵隔、食道的疾病有关、不良精神因素、寒凉刺激或饮食不慎常为诱发因素。本病属于中医学"呃逆"范畴。

（二）治疗
【刺络拔罐法】

方法一：选穴为大椎、肝俞、神道、胆俞、脾俞、胃俞。用三棱针点刺以上诸穴，然后拔罐 15 分钟，每日或隔日 1 次。（图 3-46）

方法二：选穴为肝俞、脾俞、胃俞、足三里。先以三棱针点刺各穴，然后用闪火罐法将罐吸拔于点刺的穴位上，留罐 5 分钟，每日 1 次。（图 3-47）

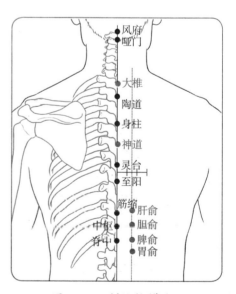

图 3-46　刺络拔罐法 1

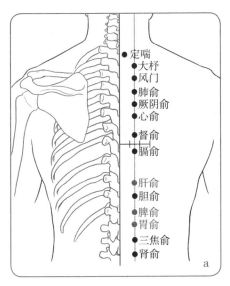

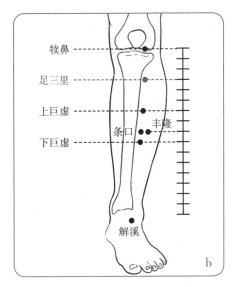

图 3-47　刺络拔罐法 2

【梅花针叩刺后拔罐法】

选穴：膻中至肚脐（神阙）。先用梅花针从上至下轻叩刺 3~5 遍，然后走罐至皮肤潮红为度，再在中脘、神阙穴留罐 10 分钟，每日或隔日 1 次。（图 3-48）

【针罐法】

方法一：取穴为天突、膈俞、膻中、内关。用 2.5 寸针先刺天突穴得气后拔针，不留针；然后用提插泻法针双足三里，留针 30 分钟，每 10 分钟捻针 1 次。如呃逆不止，用 1 寸针点刺膈俞穴，不留针。针后于该拔火罐 15 分钟。如果呃逆仍不止，用 1.5 寸针刺膻中穴用泻法，便针感向天突穴方面上行。（图 3-49）

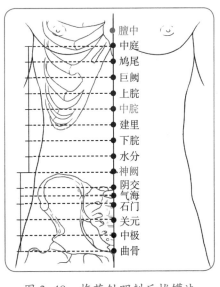

图 3-48　梅花针叩刺后拔罐法

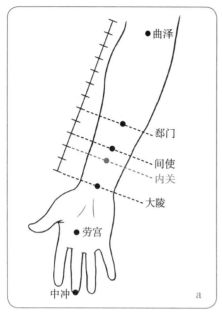

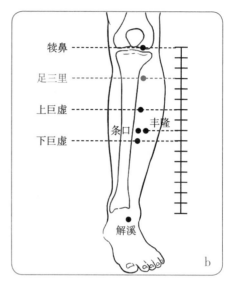

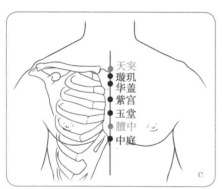

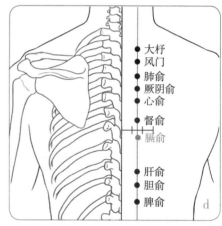

图 3-49　针罐法 1

　　方法二：处方为攒竹、内关、中脘、足三里、膈俞。随证选穴，胃寒中脘穴针上拔罐；胃热针泻陷谷；阳虚加灸气海；阴虚针补太溪；肝气横逆针泻期门、太冲。配合耳针取穴：膈、胃、神门、交感。刺法：在穴位范围找压痛点，强刺激，留针 30 分钟。顽固性呃逆，可压丸或用埋皮内针法。（图 3-50）

　　方法三：分 3 组选穴，一为膈俞、胃俞、肝俞；二为中脘、气海、天突；三为足三里、三阴交、内关。每次选 1 组穴位。先对所选穴位进行常规消毒，用毫针针刺，采用平补平泻手法，取得针感后，用闪火罐法拔罐，

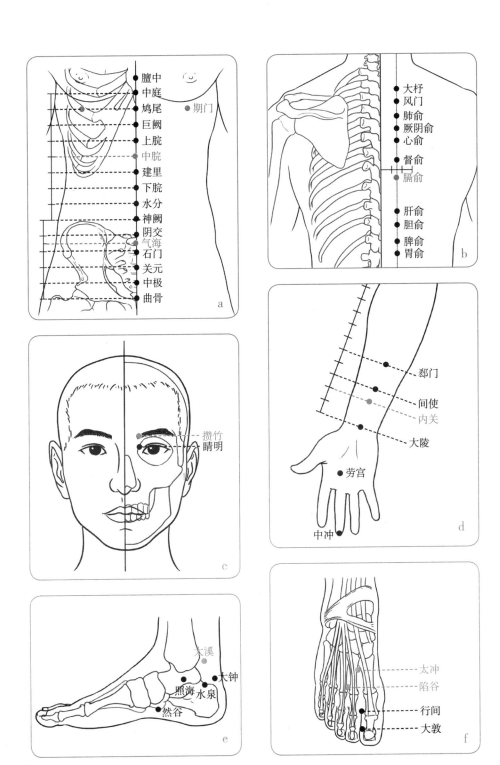

图 3-50 针罐法 2

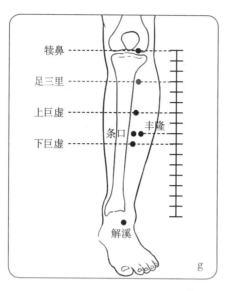

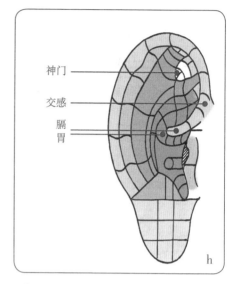

图 3–50　针罐法 2

留罐 10~20 分钟，以皮肤出现红色瘀血现象为度。每日 1 次，5 次为 1 个疗程。（图 3–51）

（三）注意事项

呃逆的病因较多，治疗前应明确诊断，继发于急慢性疾病者应积极治

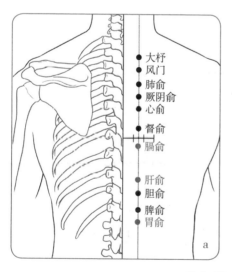

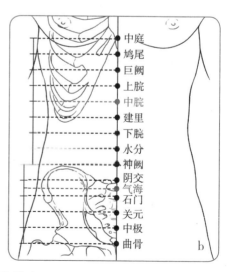

图 3–51　针罐法 3

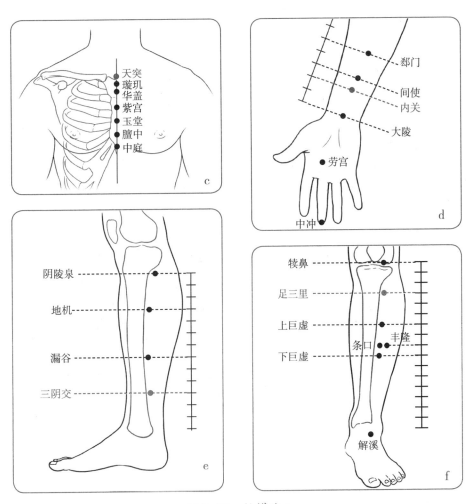

图 3-51　针罐法 3

疗原发病。患者应注意饮食适量，不过食生冷；并保持精神舒畅调达。

十二、呕吐

（一）概述

神经性呕吐为胃神经官能症的主要症状之一，是由于高级神经功能紊乱所引起的胃肠功能失调，但无器质性病变，多与精神刺激、情绪波动有关。中医学认为：有声有物为"呕"，有物无声为"吐"，有声无物为"干呕"。临床呕与吐常常同时出现，故统称"呕吐"。

（二）治疗

【火罐法】

方法一：风寒外袭取中脘，风池、足三里，内关穴；暑湿犯胃取中脘、大椎、内关、曲池、足三里穴；饮食停滞取中脘、下脘、内关、足三里；痰饮内阻取中脘、膻中、内关，足三里；肝气犯胃取上脘、内关、足三里、阴陵泉穴。脾胃虚寒取脾俞、中脘、内关、章门、足三里；胃阴不足取胃俞、内关、足三里、三阴交。操作时，患者取坐位，风池行毫针刺，余穴选用中口径玻璃罐以闪火法吸拔 10~15 分钟，每日 1 次。（图 3-52）

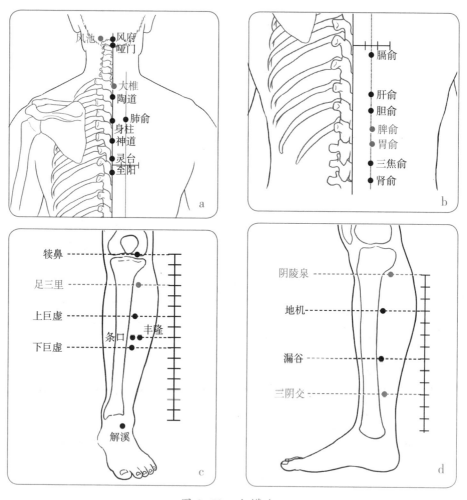

图 3-52　火罐法 1

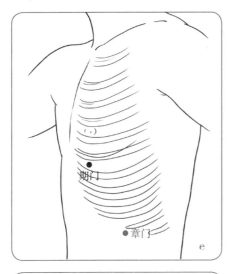

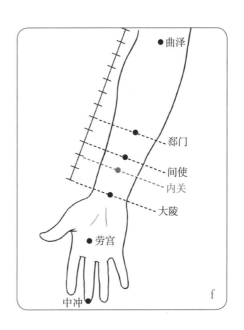

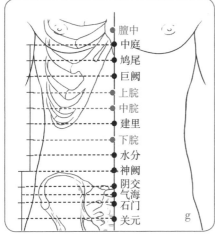

图 3-52 火罐法 1

方法二： 取膈俞、中脘、内关、足三里。胃寒加上脘、脾俞、胃俞；肝气郁滞加膻中、太冲、肝俞；胃热加合谷；脾阳衰惫加脾俞、肾俞、关元；胃阴不足加胃俞；除太冲用三棱针点刺出血外，余穴用拔罐法，留罐20分钟，每日1~2次。（图3-53）

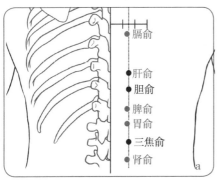

图 3-53 火罐法 2

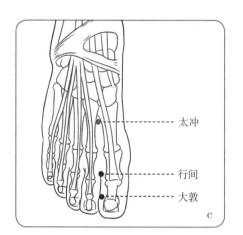

c

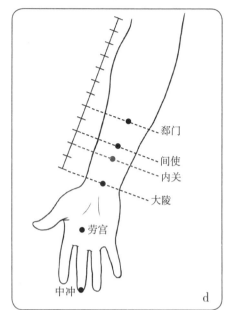

d

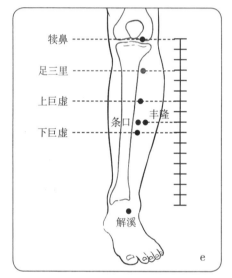

e

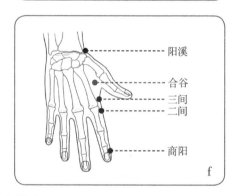

f

图 3-53　火罐法 2

方法三：取膻中，采用闪火法拔罐，待顺逆停止后，留罐 15 分钟，以皮肤充血为度。严重心脏病患者慎用本法。（图 3-54）

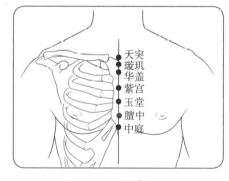

图 3-54　火罐法 3

【刺络拔罐法】

方法一：分组取穴，一为大椎、膈俞、肝俞；二为身柱、脾俞、胃俞；三为中脘、膻中、气海；每次选用 1 组穴位，采用刺络拔罐法，留罐 15 分钟。（图 3-55）

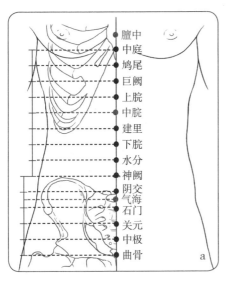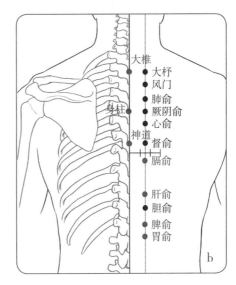

图 3-55　刺络拔罐法 1

方法二：选肝俞、脾俞、胃俞、足三里。取上穴采用刺络罐法，先以三棱针点刺各穴，然后用闪火法将罐吸拔在点刺的穴位上，留罐 5 分钟，每日 1 次。患者失眠多梦、心悸、自汗等症状明显时，可采用上法加拔心俞和神道。（图 3-56）

方法三：取内关、足三里、膈俞、中脘。将以上穴位进行常规消毒，每穴用三棱针点刺 3~5 下，根据不同的穴位，选择适当大小的火罐，用闪火法将罐拔于所点刺

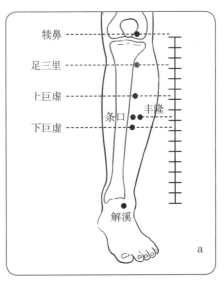

图 3-56　刺络拔罐法 2

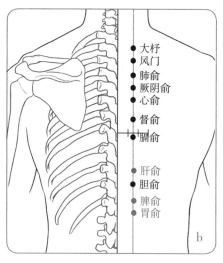

图 3-56　刺络拔罐法 2

的穴位，留罐 10~15 分钟，拔出血量 1~3 毫升，起罐后用消毒棉球或纱布擦净皮肤上的血迹。每周治疗 2~3 次，6 次为 1 个疗程。（图 3-57）

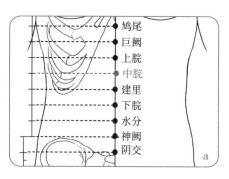

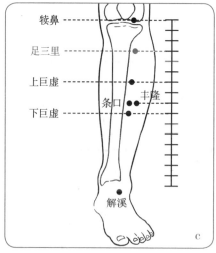

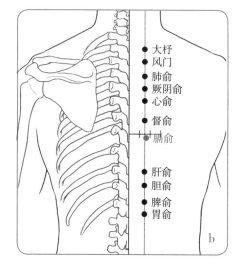

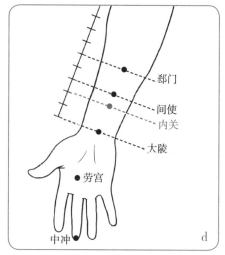

图 3-57　刺络拔罐法 3

（三）注意事项

本病在治疗的同时，患者要注意精神调摄，使心情舒畅，消除顾虑，注意休息，饮食宜清淡。

十三、腹胀

（一）概述

腹胀是指脘腹及脘腹以下的整个腹部胀满的一种症状。腹胀一般单见甚少，多见于其他疾病如急性肠炎、肝病、小儿疳积、腹腔手术后等。其原因较为复杂，多由湿热、食积、气滞所致，其证多实。但亦有脾胃虚弱，久病虚胀。大概食后胀甚者，胀多在肠胃；二便通调者，胀多在脏。腹胀时轻时重，或食后胀甚，或遇情变化比而加重，矢气则舒。一般多有兼症。

（二）治疗

【火罐法】

方法一： 取中脘、关元、天枢左右各1穴，共称四募穴。先闪拔中脘穴，再闪拔天枢穴（双），最后闪拔关元穴。每穴闪拔数下（约120下），待半分钟后，依前法再续作1遍（前后共闪拔240下）。（图3-58）

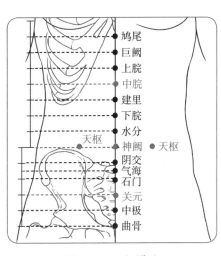

图 3-58 火罐法

方法二： 上、中腹胀取中脘、神阙；下腹胀取神阙、关元。用单纯拔罐法，留罐10~20分钟，每日1~3次。（图3-59）

【刺络拔罐法】

方法一： 取穴为肓俞（双）、神阙上下各0.5寸。先用三棱针点刺肓俞及神阙穴上下各点，以微出血为度。然后在肓俞、神阙穴拔罐15~20分钟。每日1次。（图3-60）

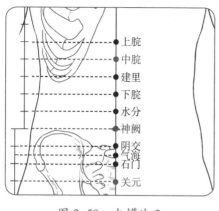

图 3-59　火罐法 2

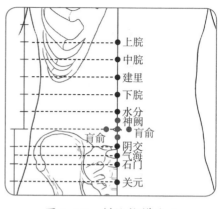

图 3-60　刺络拔罐法 1

方法二：分两组取穴，一为三焦俞、大肠俞、胃俞；二为脾俞、小肠俞、胞肓。采用刺络拔罐法。每次选 1 组穴，留罐 10~15 分钟。每日 1 次。（图 3-61）

（三）注意事项

本病多伴有原发病，应积极治疗原发病。

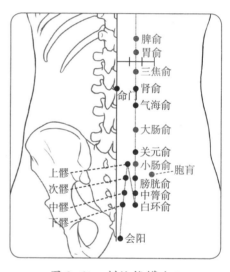

图 3-61　刺络拔罐法 2

第三节　心血管系统病症

一、高血压

（一）概述

原发性高血压是指迄今尚未阐明其原因的动脉血压升高。目前临床医学中有 96%~99% 的高血压病例具有血压升高原因不明的特点，是原发性高血压。而因服用药物（如甘草和生胃酮、某些非固醇类抗风湿药、某些激素类避孕药等）导致血压升高、妊娠性高血压、患器质性疾病（如肾脏疾患：肾肿瘤、肾炎、肾衰、原发性醛固酮增多症、嗜铬细胞瘤）等凡是能找到血压升高原因的高血压都叫作继发性高血压。原发性高血压不仅在中国，在世界也是一种常见性疾病。中医无高血压病名，但"眩晕""头痛"等病证的描述与原发性高血压的一般临床症状相近。而高血压患者发生心、脑、肾并发症进行中医诊断时，则可分别归于"心悸""胸痹""中风""水肿"等病证中进行辨病辨证治疗。

（二）治疗

【刺络拔罐法】

主穴取百会、太阳、大椎、曲池、委中。肝火亢盛型加太冲、行间；阴虚阳亢型配太溪、太冲；阴阳两虚型配肝俞、肾俞、足三里；痰湿壅盛型配丰隆、内关；气血两虚型配足三里、血海。常规消毒后，用三棱针点刺穴位 0.2~0.3 厘米，部分穴位点刺后拔罐，每次 3~4 穴，放血总量为约 10 毫升。每周 2 次，10 次为 1 个疗程。（图 3-62）

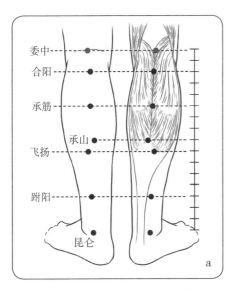
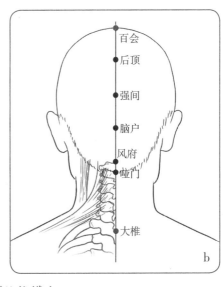

图 3-62　刺络拔罐法

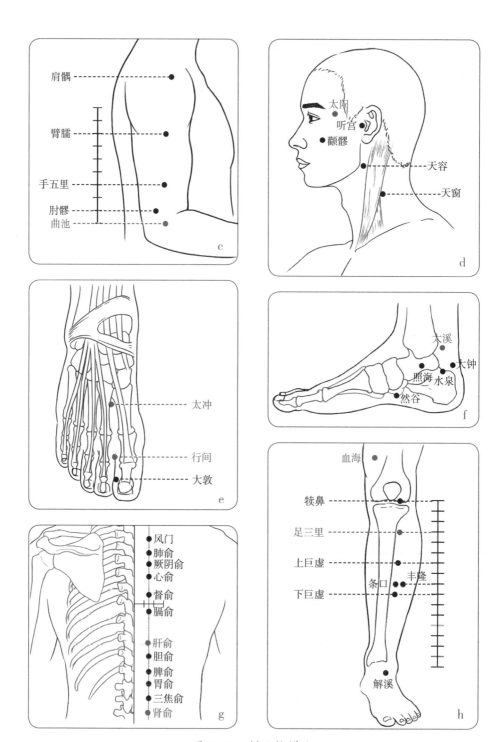

图 3-62　刺络拔罐法

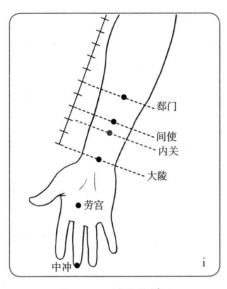

图 3-62　刺络拔罐法

【刺血拔罐法】

　　方法一：取大椎、百会、十宣、委中、太阳、降压沟。绷紧皮肤，刺手拇食中三指持三棱针，呈握笔状，露出针尖，刺手用腕力迅速、平稳、准确地点刺穴位，深度为 1~2 分，大椎、太阳点刺出血加拔罐，百会、十宣、降压沟点刺挤压出血，委中点刺静脉缓慢放血，放血量约为 10 毫升。每日 1 次。（图 3-63）

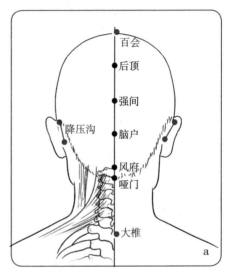

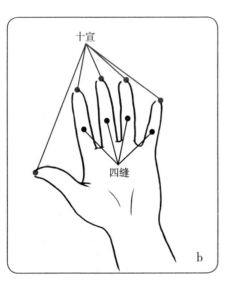

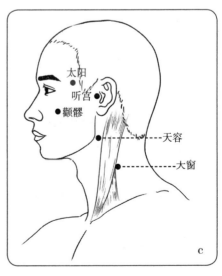

图 3-63　刺血拔罐法 1

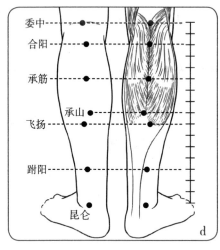

图 3-63　刺血拔罐法 1

方法二：用三棱针迅速点刺大椎穴，拔 1 个大号罐，以抽紧为度，使其出血约 10 毫升；再点刺耳尖、耳背降压沟，出血数滴。隔日 1 次，3 次为 1 个疗程。（图 3-64）

方法三：取大椎穴，先拔 1 个火罐，10 分钟后取下，在拔罐处留下的印迹中，用医用采血针快速均匀点刺 6~12 下，再在原位拔 1 个火罐，留罐 10 分钟，使其出血 2~8 毫升。每日 1 次，5 次为 1 个疗程。

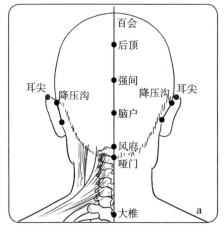

图 3-64　刺血拔罐法 2

【梅花针叩刺后走罐法】

选穴：肝俞（双）至肾俞（双）。先用梅花针从肝俞叩刺至肾俞，从左至右叩刺 3~5 遍，再以凡士林涂于罐口和皮肤，按上述循序走罐，至皮肤出现紫红色为度。再在肝俞、肾俞各闪罐 4~5 下，3 日治疗 1 次。（图 3-65）

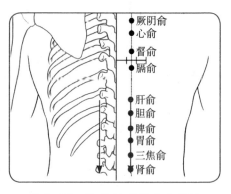

图 3-65　梅花针叩刺后走罐法

（三）注意事项

已服降压药者，拔罐时不要突然停药，应逐渐减量减次。本法有较好的降压效果。在治疗期间，患者应避免情绪波动，注意休息，饮食宜清淡，保持大便通畅。严重的高血压患者应配合中西药治疗。

二、低血压

（一）概述

低血压是指动脉血压低于 12.8 千帕（65 岁以上老人低于 13.3 千帕，1 毫米汞柱：0.133 千帕）。临床一般分为原发性低血压、直立性低血压和症状性低血压三类。原发性低血压者可无症状，也可有头晕眼花、健忘、乏力、耳鸣，甚至晕厥等症状；直立性低血压者由卧、坐、蹲位突然起立或长时间站立后可出现上述症状，恢复原来体位或平卧后症状可改善；症状性低血压多伴有原发病的临床表现。本病在中医学中属于"眩晕""虚劳""晕厥"等范畴。

（二）治疗

【刺络拔罐法】

选穴：①大椎、心俞、脾俞；②肝俞、身柱、肾俞。每次选用 1 组穴位，先用三棱针点刺，然后拔罐，留罐 15 分钟，每日或隔日 1 次。（图 3-66）

【走罐法】

取背部、腰、骶部督脉及膀胱经穴，涂上润滑液后，将玻璃罐用闪火法拔罐，然后上下走罐，每条经 10~30 次。辨证加取背部穴位用闪罐、摇罐或烫罐。1~2 日 1 次。（图 3-67）

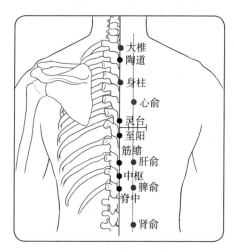

图 3-66　刺络拔罐法

（三）注意事项

症状性低血压者，应积极治疗原发病。

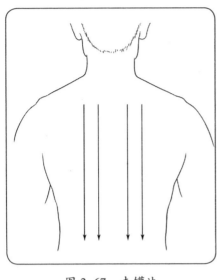

图 3-67 走罐法

三、冠心病

（一）概述

冠状动脉粥样硬化性心脏病简称冠心病，是指冠状动脉粥样硬化导致的心肌缺血、缺氧而引起的心脏病。本病多发生在 40 岁以上的人，男性多于女性，以脑力劳动者为多，在欧美国家，本病为最常见的一种心脏病。我国近年来有增加的趋势。冠心病由于病变的部位、范围及程度不同，分为隐匿型冠心病、心绞痛、心肌梗死、心肌纤维化、猝死。常见的有隐匿型冠心病、心绞痛、心肌梗死。冠心病属于中医学"胸痹""心痛""真心痛"等病的范畴。

（二）治疗

【刺络拔罐法】

方法一： 分两组取穴，一为肩井、大杼、神道、心俞、脾俞；二为灵台、厥阴俞、肝俞、内关、中脘。每次选 1 组穴位，每日或隔日 1 次。（图 3-68）

方法二： 选穴为至阳、心俞、巨阙、膻中、膈俞。当心绞痛发作时取至阳，用三棱针速刺出血，后拔罐至至阳上，留罐 5 分钟。亦可取上穴用单纯拔罐法，留罐 10 分钟。（图 3-69）

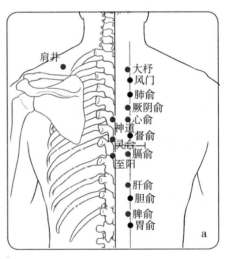

图 3-68 刺络拔罐法 1

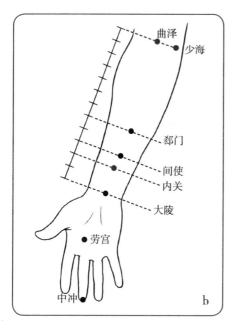

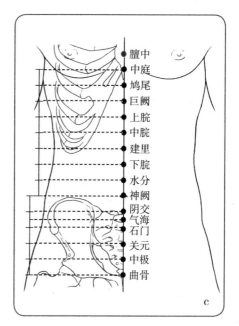

图 3-68　刺络拔罐法 1

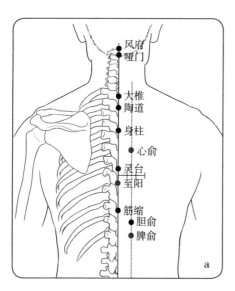

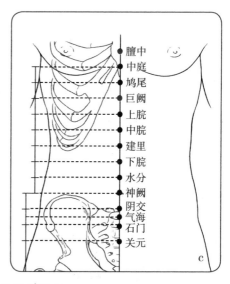

图 3-69　刺络拔罐法 2

方法三：选穴为太阳、曲泽、阳交、少海、膻中。先用三棱针点刺以上诸穴，每穴点刺 3~5 下，最好选择穴位附近的脉络瘀阻处进行点刺。然

后选择大小适当的罐，拔罐 10~15
分钟，每穴拔出 1~3 毫升血液为度。
每周治疗 1 次，7 次为 1 个疗程。（图
3-70）

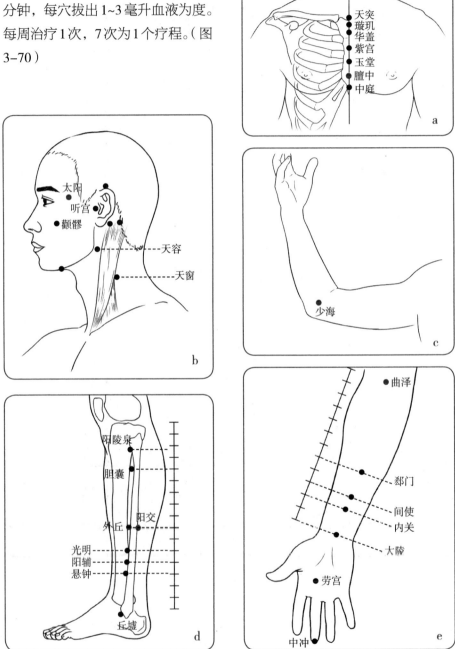

图 3-70　刺络拔罐法 3

【针罐法】

方法一：分两组取穴，一为侠白、孔最、内关；二为风池、大杼、肩井、心俞、肝俞、侠白、尺泽、内关。先用毫针针刺后拔罐 5~10 分钟，或用梅花针叩刺后拔罐，至皮肤潮红为度。一般用第一组，痛发作时用第二组，同时口服硝酸甘油片以缓解疼痛。每日或隔日 1 次。（图 3-71）

方法二：选穴为心俞、厥阴俞、曲泽、郄门、内关。用毫针刺入得气后留针，再拔罐 5~10 分钟。每日或隔日 1 次，10 次为 1 个疗程。（图 3-72）

方法三：分两组选穴，一为心俞、厥阴俞、灵台、至阳；二为巨阙、内关、郄门、少海。每次任选 1 组穴位，先用毫针针刺，采用捻转补法或平补平泻的手法，取得针感后，立即用闪火罐法将准备好的火罐拔于此，留罐 10~15 分钟，待皮肤出现红色瘀血为度。每周治疗 2 次，8 次为 1 个疗程。（图 3-73）

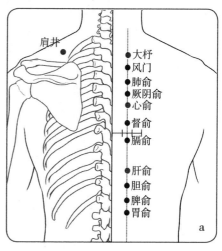

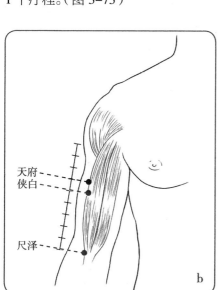

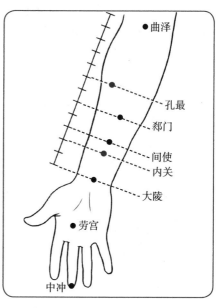

图 3-71　针罐法 1

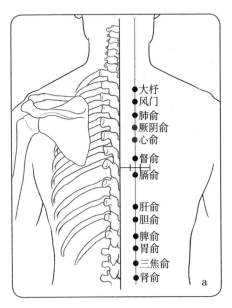

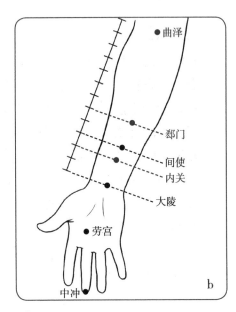

图 3-72　针罐法 2

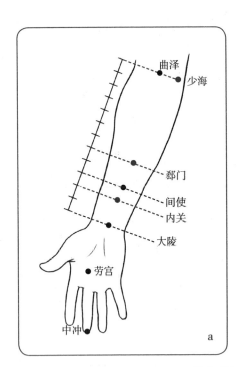

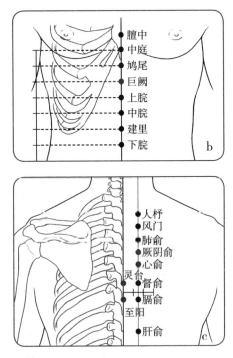

图 3-73　针罐法 3

（三）注意事项

病情较重出现心肌梗死或心衰时，患者应卧床休息，并进行中西医结合治疗，也可在严密观察下配合拔罐疗法治疗。治疗期间，患者应注意休息，避免劳累和情绪波动，饮食宜清淡并忌烟酒。

第四节　泌尿系统病症

一、急性肾小球肾炎

（一）概述

急性肾小球肾炎（简称急性肾炎）是内科和儿科的常见病、多发病，以急性起病，临床上具有血尿、水肿、蛋白尿、高血压为主要症状的一组疾病，可由多种原因引起，其中以链球菌感染后的急性肾炎最为多见。任何年龄均可发病，但以学龄儿童最为多见，青年次之，中年及老年较少见。本病与中医学的"风水""肾风"相当。

（二）治疗

【刺络拔罐法】

方法一： 分两组选穴，①肾俞、三焦俞、大肠俞。②胃仓、京门、志室、次髎。每次取 1 组穴位，采用刺络罐法，先用三棱针点刺微出血后，急用闪火法将罐吸拔在点刺穴位上，留罐 5~10 分钟，每日 1 次。（图 3-74）

方法二： 分两组取穴，一为三焦俞、气海俞、大肠俞、足三里；二为肾俞、关元俞、天枢、关元。

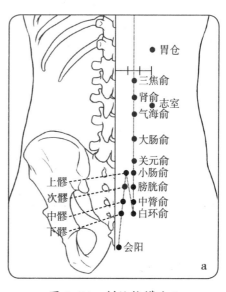

图 3-74　刺络拔罐法 1

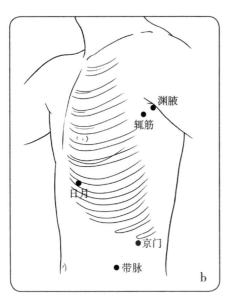

渊腋

辄筋

日月

京门

带脉

b

图 3-74　刺络拔罐法 1

梅花针在应拔部位反复轻轻叩刺后，然后拔罐，留罐 10~15 分钟。脾肾阳虚者，罐后温和灸治 5~10 分钟。每日或隔日 1 次，10 次为 1 个疗程。（图 3-75）

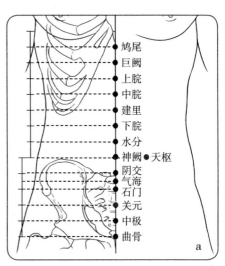

鸠尾
巨阙
上脘
中脘
建里
下脘
水分
神阙　天枢
阴交
气海
石门
关元
中极
曲骨

a

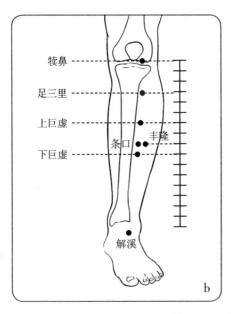

犊鼻

足三里

上巨虚

条口　丰隆

下巨虚

解溪

b

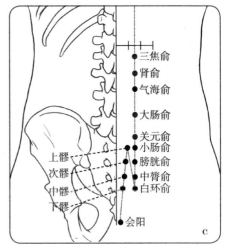

三焦俞
肾俞
气海俞
大肠俞
关元俞
上髎　小肠俞
次髎　膀胱俞
中脊俞
中髎　白环俞
下髎
会阳

c

图 3-75　刺络拔罐法 2

【针罐法】

　　方法一： 主穴为中脘、关元、足三里、复溜；配穴为内关、公孙。采用留针拔罐法。初起加用配穴针刺，留针 30 分钟。主穴留针拔罐，留罐 20~30 分钟。每日或隔日 1 次，10 次为 1 个疗程。（图 3-76）

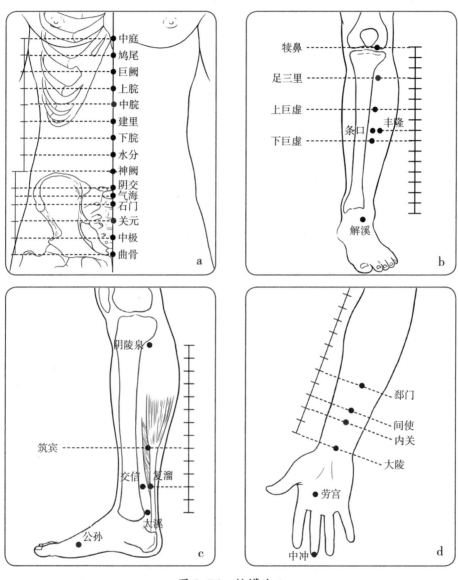

图 3-76 针罐法 1

方法二： 分两组取穴，一为天柱、肾俞、肺俞、外关；二为风门、大肠俞、章门、合谷、阴陵泉、三阴交。采用针刺后拔罐法。每次选用 1 组

穴位，先用毫针作中强度刺激，不留针，针后拔罐 10~20 分钟。隔日 1 次，5 次为 1 个疗程。（图 3-77）

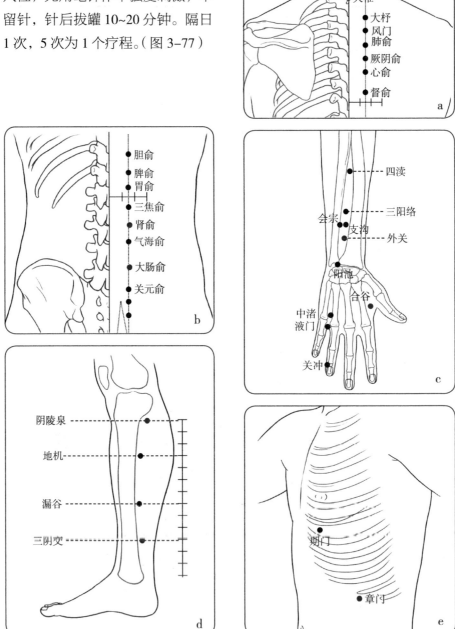

图 3-77　针罐法 2

【针刺配合走罐法 】

取穴：脊椎两侧（大杼至关元俞）膀胱经内侧循行线。用梅花针针刺后走罐。虚实论治，虚证按顺时针方向；实证按逆时针方向。先用梅花针叩刺 3~5 遍后，再在应拔部位和罐口涂以液状石蜡（或特制的药油、药酒）走罐。重证 3 遍，轻证 2 遍。每日 1 次，待诸证缓解后，改为隔日 1 次，10 次 1 个疗程，至愈为止。（图 3-78 ）

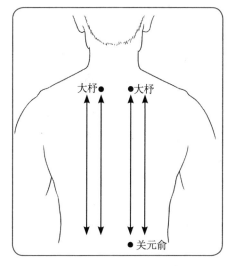

图 3-78　针刺配合走罐法

（三）注意事项

患者治疗期间，应注意休息，以卧床为宜，避免受寒湿感冒，宜用低蛋白、低盐、高维生素饮食。

二、慢性肾炎

（一）概述

慢性肾小球肾炎是由多种病因引起，通过不同的发病机制、具有不同病理改变、原发于肾小球的一组疾病。其临床特点为病程长，多为缓慢进行性。根据临床表现，本病似属于中医学"水肿""虚劳""腰痛""血尿"等范畴。

（二）治疗

【刺络拔罐法 】

选穴：肾俞、三焦俞、京门、志室、次髎。每次选 2~3 个穴位，先用三棱针点刺，然后拔罐，留罐 15~20 分钟，隔日 1 次，10 次为 1 个疗程。（图 3-79 ）

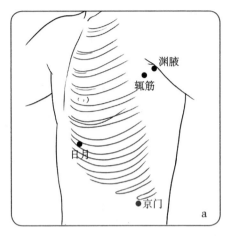

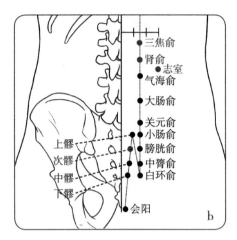

图 3-79　刺络拔罐法

【针刺合梅花针加拔罐疗法】

取穴：八风、八邪、外关、悬钟等，常规消毒后，用 1 寸毫针，进针后施泻法，得气后留针 20 分钟出针。将患部消毒，以梅花针自外向内围刺，稍出血后拔罐，留罐 10 分钟，起罐后擦去污迹，常规消毒。每日 1 次，5 次为 1 个疗程，2 日不沾水，以防感染。（图 3-80）

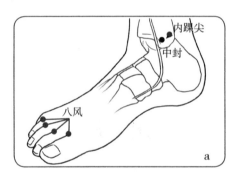

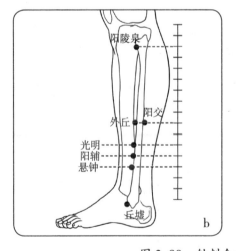

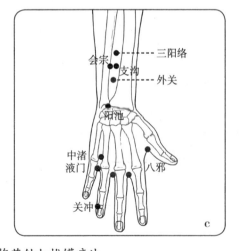

图 3-80　针刺合梅花针加拔罐疗法

【梅花针叩刺后走罐法】

选穴：脊椎两侧（大杼至关元俞）膀胱经内侧循行线上。虚证按顺时针方向，实证按逆时针方向。先用梅花针叩刺 3~5 遍后，在应拔部位和罐口涂液体石蜡走罐。重证3 遍，轻证 2 遍。每日 1 次，症状缓解后隔日 1 次，10 次为 1 个疗程。（图3-81）

【留针拔罐法】

主穴：中脘、关元、足三里、复溜；配穴：内关、公孙。初起加用配穴针刺，留针 30 分钟。然后主穴留针拔罐 20~30 分钟。每日或隔日 1 次，10 次为 1 个疗程。（图 3-82）

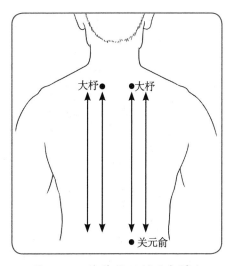

图 3-81 梅花针叩刺后走罐法

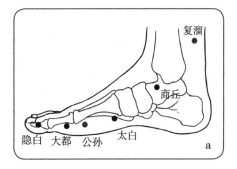

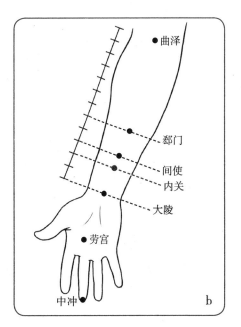

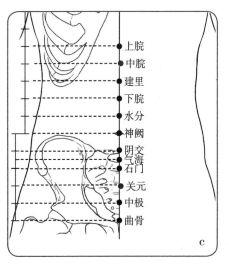

图 3-82 留针拔罐法

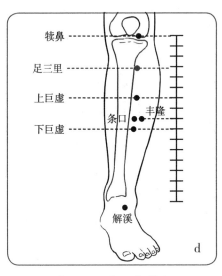

图 3-82　留针拔罐法

针边活动，每日 1 次。足三里，脾俞，肾俞用补法，加艾条灸针柄 5~10 分钟，留针 20 分钟，每日 1 次。血瘀者三棱针点刺后拔罐。（图 3-83）

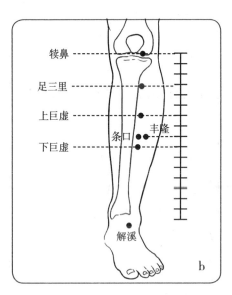

【针灸拔罐法】

主穴：肾俞，脾俞，足三里。

配穴：人中（水沟），后溪（双侧）。患者站立，先取人中，继取后溪，疼痛较重用泻法，轻者用平补平泻，绵绵不愈者用补法。边行

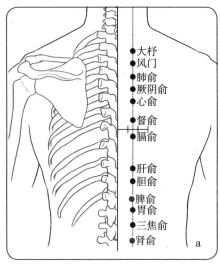

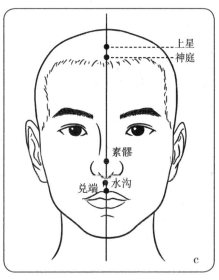

图 3-83　针灸拔罐法

（三）注意事项

本病较顽固，应坚持长时间治疗。肾功衰竭者，配合中西药物治疗。饮食宜用优质蛋白、低盐，适当限制饮水。

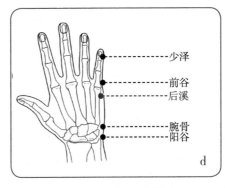

图 3-83　针灸拔罐法

三、尿路感染

（一）概述

尿路感染是由细菌（极少数为真菌）、病毒、原虫等引起的肾盂肾炎、膀胱炎、尿道炎的总称。本病女性多见。尿路感染有急、慢性之分。急性肾盂肾炎的症状有寒战、发热、恶心呕吐、尿频、尿急、尿痛、腰痛，其中以发热腰痛为主要症状。慢性肾盂肾炎的症状有面色萎黄、低热、头昏、疲乏、食欲减退、尿频、尿急、腰痛。急性膀胱炎的症状有尿痛，疼痛部位在会阴部耻骨上区，尿频、尿急、尿浊、血尿、轻度腰痛、中等度发热；慢性膀胱炎症状与急性相同，但程度较轻。急性尿道炎的主要表现为尿道出现脓性分泌物，伴尿痛、尿频和尿急；慢性尿道炎的症状多不明显，或仅在晨起后见少量浆液性分泌物黏着尿道外口。本病在中医学中属于"淋证"范畴。

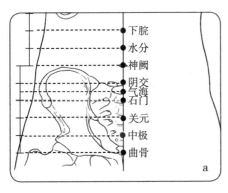

图 3-84　刺络拔罐法

（二）治疗

【刺络拔罐法】

选穴分 3 组：一为命门、脾俞，二为中枢、肾俞，三为中极、箕门。采用刺络拔罐法，每次选 1 组穴位，拔罐 15 分钟。每日或隔日 1 次。（图3-84）

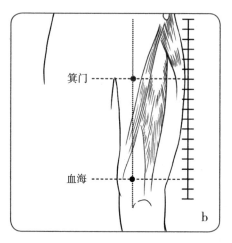

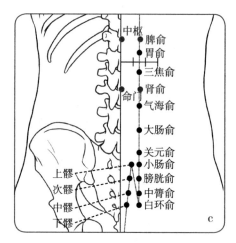

图 3-84　刺络拔罐法

【梅花针叩刺后拔罐法】

分两组选穴，一为大椎、脾俞、膀胱俞、关元、三阴交；二为身柱、肾俞、大肠俞、中极、足三里。每次选 1 组穴位，实证用梅花针叩刺后拔罐，虚证用拔罐后加温灸。均留罐 15~20 分钟。每日 1 次，10 次为 1 个疗程。（图 3-85）

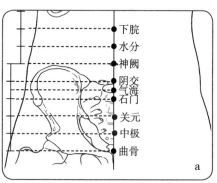

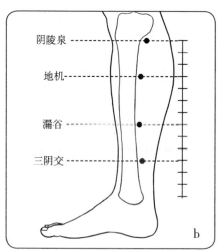

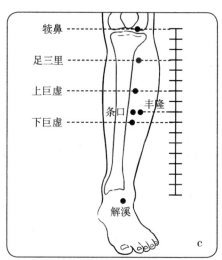

图 3-85　梅花针叩刺后拔罐法

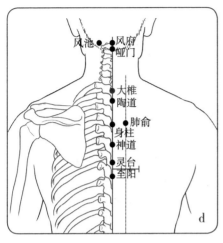

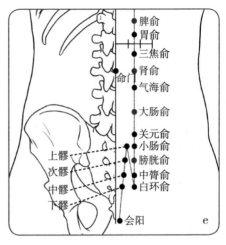

图 3-85　梅花针叩刺后拔罐法

【针罐法】

选穴：水道、阴陵泉、三焦俞、膀胱俞或脾俞、肾俞、关元、中极。若急性发作取水道、阴陵泉、膀胱俞，施以刺络拔罐法，先用毫针针刺各穴得气后，然后将罐吸拔于点刺的穴位上，留罐 5 分钟，每日 1 次。若患者为体虚者，取脾俞、肾俞、关元、中极，施以单纯火罐法或用贮水罐法，留罐 10 分钟，每日 1 次。（图 3-86）

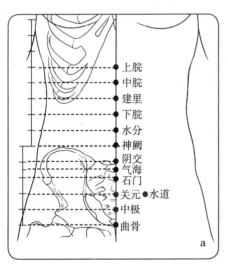

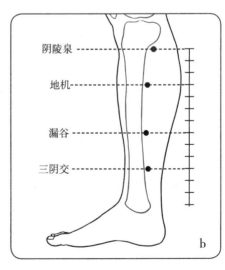

图 3-86　针罐法

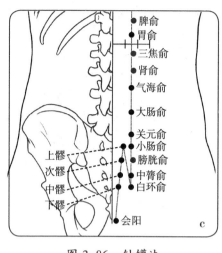

脾俞
胃俞
三焦俞
肾俞
气海俞
大肠俞
关元俞
小肠俞
上髎
次髎
膀胱俞
中膂俞
中髎
白环俞
下髎
会阳
c

图 3-86　针罐法

（三）注意事项

急性期全身症状明显者，配合中西药物治疗。在治疗期间，患者禁忌一切辛辣和肥腻食品，禁房事，避免过劳。多饮水以增加尿量，促使细菌及炎症渗出物迅速排出，并保持外阴清洁。

四、前列腺炎、前列腺肥大

（一）概述

前列腺炎是各种原因引起的前列腺组织的炎性疾病。常有葡萄球菌、链球菌、杆菌感染，可经过尿道、淋巴及血液传来。有急、慢性之分。急性前列腺炎多发于 20~40 岁的青壮年。临床上首先出现寒战、高热，继之出现尿频、尿急、尿痛，甚则血尿，会阴部胀痛，严重者可致尿潴留。慢性前列腺炎临床表现为轻度的尿频、尿急、尿痛，终尿有白色分泌物滴出；会阴、腰骶、小腹及外生殖器刺痛及坠胀感；性功能障碍。前列腺肥大又称前列腺增生症，为常见男性老年病。临床表现早期为夜尿多，进行性排尿困难、尿潴留及充盈性尿失禁，晚期可致尿毒症。本病在中医学中相当于"淋证""癃闭"范畴。

（二）治疗

【刺络拔罐法】

方法一： 取三焦经下合穴委阳，三棱针刺络拔罐，再刺阴陵泉、三阴交，先泻后补，每日 1 次。（图 3-87）

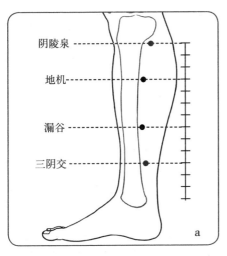

阴陵泉

地机

漏谷

三阴交

a

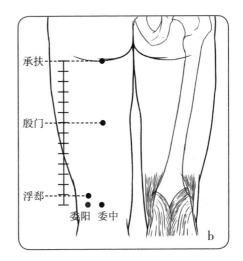

承扶

殷门

浮郄

委阳 委中

b

图 3-87　刺络拔罐法 1

方法二：选穴为命门、三焦俞或腰阳关、肾俞或关元、箕门。每次选用 1 组穴位，三棱针点刺后留罐 15 分钟。每日或隔日 1 次。（图 3-88）

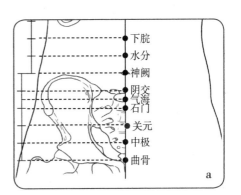

下脘
水分
神阙
阴交
气海
石门
关元
中极
曲骨

a

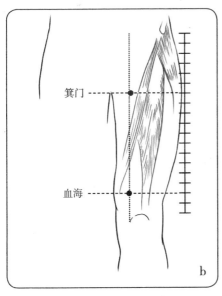

箕门

血海

b

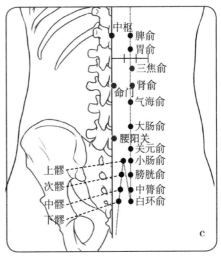

中枢　脾俞
　　　胃俞
　　　三焦俞
　　　肾俞
命门　气海俞
　　　大肠俞
腰阳关
　　　关元俞
　　　小肠俞
上髎　膀胱俞
次髎　中膂俞
　　　白环俞
中髎
下髎

c

图 3-88　刺络拔罐法 2

【针罐法】

方法一：选穴为中极、水道、阴陵泉、三阴交、头维。上述穴位常规消毒，用毫针刺之，采用平补平泻的手法，取得针感后，选择适当大小的罐，吸拔于针上，留罐15分钟，待皮肤出现红色瘀血后，起罐拔针，头维加电脉冲刺激20分钟。每日1次，3次为1个疗程。（图3-89）

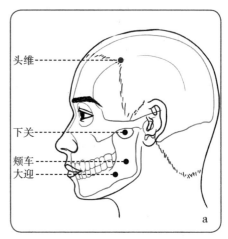

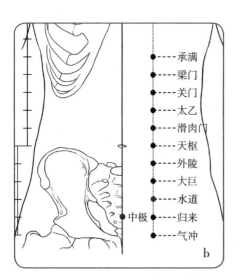

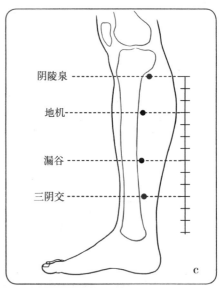

图 3-89　针罐法 1

方法二：选穴为关元、天枢、足三里、三阴交、太冲。先针刺关元、天枢，后拔罐。针关元进针向曲骨方向斜刺2.5~3寸，大幅度刮针，使针感传至前阴部。足三里、三阴交用强刺激捻转提插手法，太冲用平补平泻法，留针30分钟，每5分钟行针1次。（图3-90）

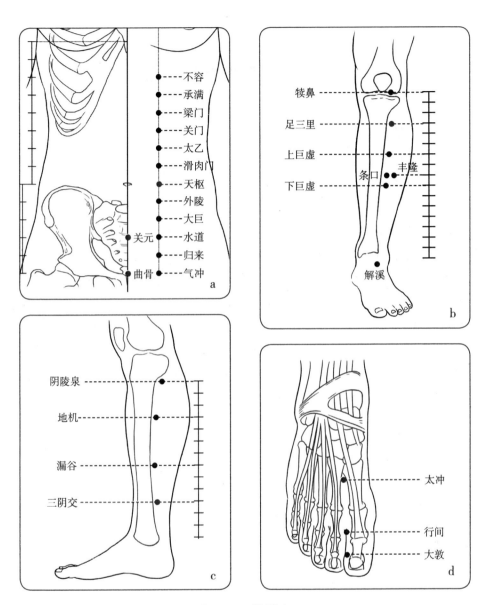

不容
承满
梁门
关门
太乙
滑肉门
天枢
外陵
大巨
关元 —— 水道
归来
曲骨 —— 气冲

a

犊鼻
足三里
上巨虚
条口 —— 丰隆
下巨虚

解溪

b

阴陵泉
地机
漏谷
三阴交

c

太冲
行间
大敦

d

图 3-90　针罐法 2

（三）注意事项

急性前列腺炎症状明显者，应配合服用中西药物，慢性前列腺炎和前列腺肥大疗程较长，应坚持治疗。

第五节　其他内科病症

一、单纯性肥胖

（一）概述

单纯性肥胖是一种社会性慢性疾病，是指机体内热量的摄入大于消耗，造成体内脂肪堆积过多，导致体重超常，实测体重超过标准体重 20% 以上，并且脂肪百分率（F%）超过 30% 者称为肥胖。实测体重超过标准体重，但 < 20% 者称为超重。单纯性肥胖，即除外内分泌 - 代谢病为病因者。肥胖发生率女性多于男性，35 岁以后发生率增高，以 50 岁以上最高。肥胖不仅影响工作、生活、美观，更重要的是对人体健康有一定的危害性。现今已经证实在肥胖人群中糖尿病、冠心病、高血压、中风、胆石症及痛风等疾病的发病率明显高于非超重者，近年来随着人民生活水平的提高和寿命延长，肥胖患者有所增多，肥胖病的防治工作已经受到重视。中医称肥胖患者为"肥人"。

（二）治疗

【火罐法】

方法一：选穴为脾俞、胃俞。脾胃湿热配天枢、曲池、内庭、三阴交；脾胃俱虚配中脘、气海、关元、肾俞、足三里；真元不足配肾俞、命门、三阴交、太溪。内庭针刺，余穴采用单纯拔罐法，留罐 20~25 分钟。隔日 1 次，10 次为 1 个疗程。（图 3-91）

方法二：选穴为脾俞、三阴交、足三里。第 1 次配关元、水道；第

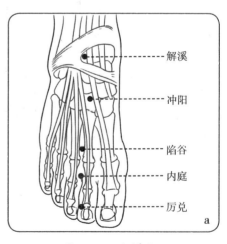

解溪

冲阳

陷谷

内庭

厉兑

a

图 3-91　火罐法 1

2 次配中极、天枢。交替使用。采用单纯拔罐法，留罐 20 分钟，每日或隔日 1 次，10 次为 1 个疗程。（图 3-92）

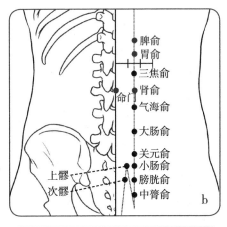

脾俞
胃俞
三焦俞
命门 肾俞
气海俞
大肠俞
关元俞
小肠俞
上髎 膀胱俞
次髎 中膂俞
b

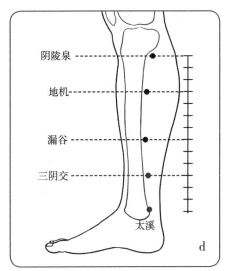

阴陵泉
地机
漏谷
三阴交
太溪
d

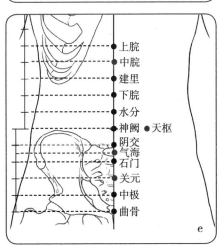

肩髃
臂臑
手五里
肘髎
曲池
c

上脘
中脘
建里
下脘
水分
神阙 天枢
阴交
气海
石门
关元
中极
曲骨
e

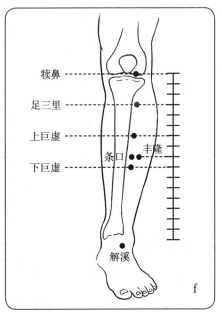

犊鼻
足三里
上巨虚
条口 丰隆
下巨虚
解溪
f

图 3-91　火罐法 1

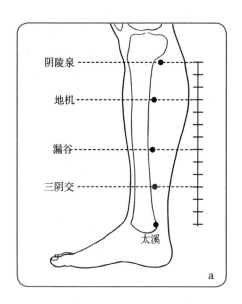

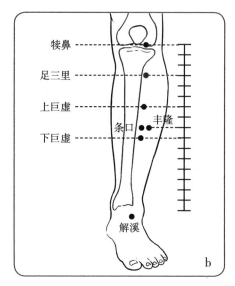

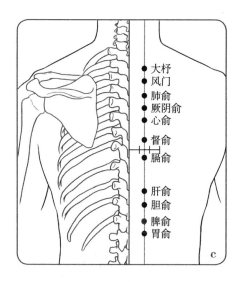

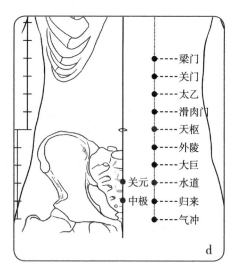

图 3-92　火罐法 2

【留针拔罐法】

取穴分两组：一为中脘、天枢、关元、足三里；二为巨阙、大横、气海、丰隆、三阴交。先针刺，留针拔罐，留罐 15 分钟。大腿围、臀围较大者，加箕门、髀关。每日 1 次，10 次为 1 个疗程。（图 3-93）

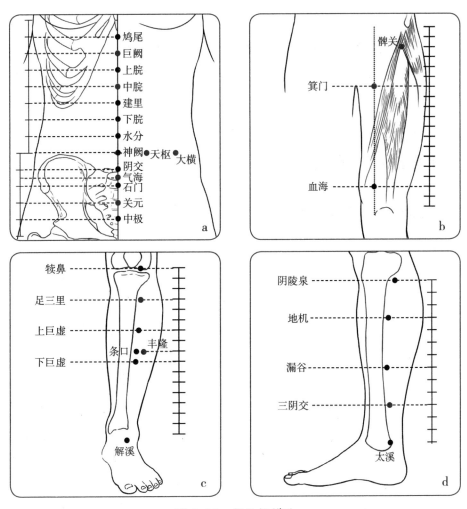

图 3-93　留针拔罐法

（三）注意事项

治疗前应注意区别单纯性肥胖和继发性肥胖，单纯性肥胖可用拔罐疗法，继发性肥胖进行病因治疗。拔罐期间，配合腹部按摩效果更佳。

二、头痛

（一）概述

头痛是许多疾病的一种极为常见的症状，一般是指头的上半部自眼眶以上至枕下之间的疼痛。可见于西医学内、外、神经、精神、五官等各科疾病中。在内科临床上常见到的头痛多见于感染性、发热性疾病，高血压，颅内疾病，神经官能症，偏头痛等疾病。头痛严重者称为"头风"。中医学中称本病为"头痛"。

（二）治疗

【刺络拔罐法】

　　方法一：取双膈俞穴压痛点。三棱针快速刺入，出针后加拔火罐。每穴放出少许血液。可加刺太阳穴、合谷、太冲。（图3-94）

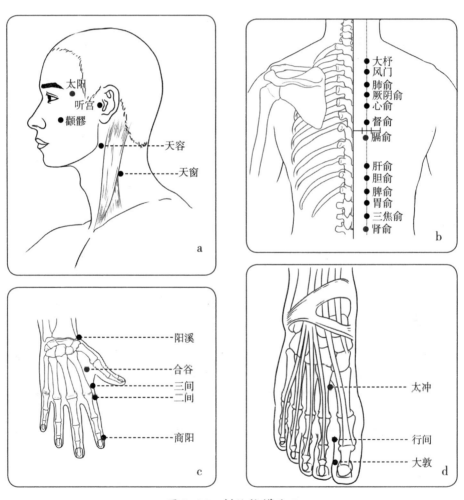

图 3-94　刺络拔罐法 1

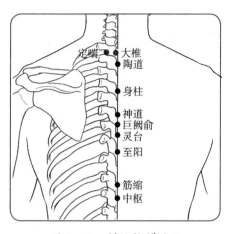

图 3-95 刺络拔罐法 2

方法二： 主穴为大椎，配穴为定喘。在常规消毒后，用三棱针刺入上述穴位 0.1~0.2 厘米，随后在大椎穴拔罐 15 分钟，每日 1 次，3 次为 1 个疗程。（图 3-95）

方法三： 取阿是穴为主穴，配印堂、头维、百会、太阳等。取坐位或卧位，常规消毒，用弹簧刺血针或三棱针快速点刺穴位深 0.1~0.3 厘米，再轻揉挤压针刺周围皮肤，令每穴出血 3~5 滴，肌肉丰满处可点刺后拔罐。每日 1 次，5 次为 1 个疗程，疗程间隔为 2 日。（图 3-96）

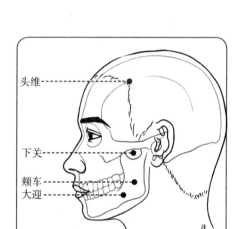

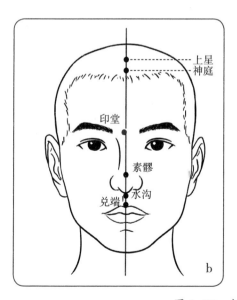

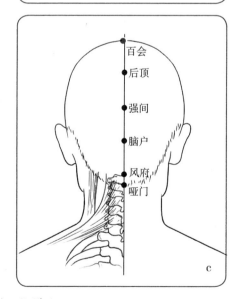

图 3-96 刺络拔罐法 3

方法四：取大椎穴，先拔 1 个火罐，10 分钟后取下，在拔罐处留下的印迹中，用医用采血针快速均匀点刺 6~12 下，再在原位拔火罐，留罐 10 分钟，出血 2~8 毫升。并辨证选穴针刺：前额疼痛取印堂、中脘；巅顶部疼痛取百会、太冲；后头部疼痛取至阴、透刺双侧风池；颞侧部疼痛取丝竹空透率谷、足临泣；全头空痛取太溪、足三里。每日 1 次，5 次为 1 个疗程。（图 3-97）

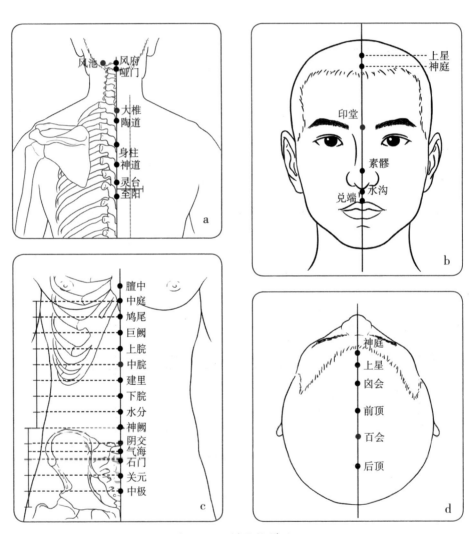

图 3-97　刺络拔罐法 4

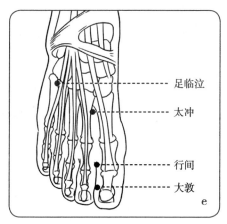

足临泣

太冲

行间

大敦

e

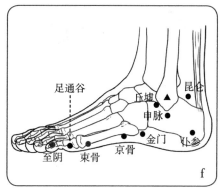

足通谷

丘墟

昆仑

申脉

金门

仆参

至阴 束骨 京骨

f

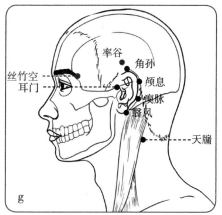

率谷

角孙

丝竹空

颅息

耳门

瘈脉

翳风

天牖

g

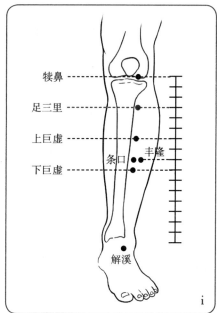

犊鼻

足三里

上巨虚

条口 丰隆

下巨虚

解溪

i

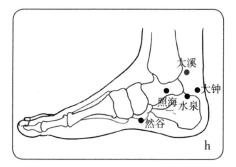

太溪

大钟

照海 水泉

然谷

h

图 3-97　刺络拔罐法 4

【梅花针叩刺后拔罐法】

刺激部位：①头部：以前发际为起点，后发际为止点，从前向后，两侧各刺激 5~6 行。②颈外侧部：从下颌骨角后向下至锁骨外 1/3 作一连线，

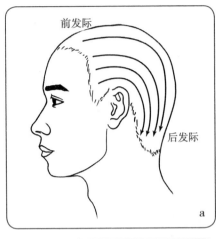

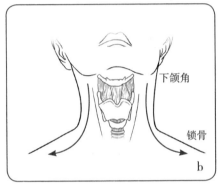

在此线两侧各宽1厘米内刺激3~4行。③胸、腰部：从第1胸椎向下至第5腰椎，以正中线两侧各旁开3~4厘米处刺激3~4行。④重点刺激部位：头部压痛明显处，有索状物及结节处。（图3-98）

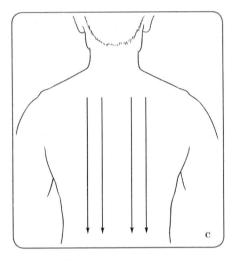

图3-98　梅花针叩刺后拔罐法

（三）注意事项

治疗应明确诊断，积极治疗原发病。治疗期间患者应调节情志，防止情绪紧张、焦虑和疲劳。饮食清淡，注意休息。拔罐对于血管神经性头痛效果尤为明显。

三、贫血

（一）概述

贫血是指外周血液在单位体积中的血红蛋白浓度、红细胞计数和（或）血细胞比容低于正常最低值。临床上常见的贫血有缺铁性贫血、再生障碍性贫血、巨幼细胞贫血和失血性贫血。临床表现有皮肤黏膜苍白、心悸、气急，严重者可发生贫血性心脏病，心脏扩大肥厚并出现心脏杂音、心动过速；头痛、头晕、晕厥、失眠、疲乏无力、耳鸣、记忆力下降；食欲不振、恶心、腹痛腹泻或便秘；多尿、低比重尿、蛋白尿、肾功能障碍及月经紊乱、闭经、性功能减退等。本病在中医学中属于"虚劳""血虚"等范畴。

（二）治疗

【火罐法】

选穴：气海、心俞、脾俞、胃俞、膈俞。采用单纯拔罐法，留罐 10~15 分钟。每日 1 次。（图 3-99）

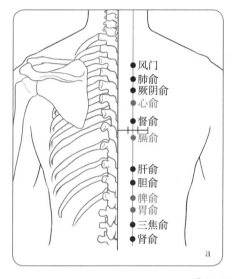
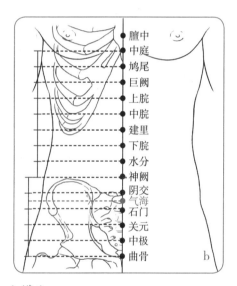

图 3-99　火罐法

【针灸罐法】

先灸后针。取穴分两组，一组为膏肓（只灸不针）、肺俞、心俞、膈俞、脾俞、胃俞、肝俞、肾俞、内关、足三里、悬钟、太溪（均双）；另一组为膻中、中脘、气海、关元、血海（双）、三阴交（双）、神门（双）、太冲（双）。两组穴位隔次轮流取用。每次先用艾卷悬灸穴位 4~5 分钟，随之用毫针刺入所灸之穴，行平补平泻手法留针 15~20 分钟，出针后拔罐 10 分钟。（图 3-100）

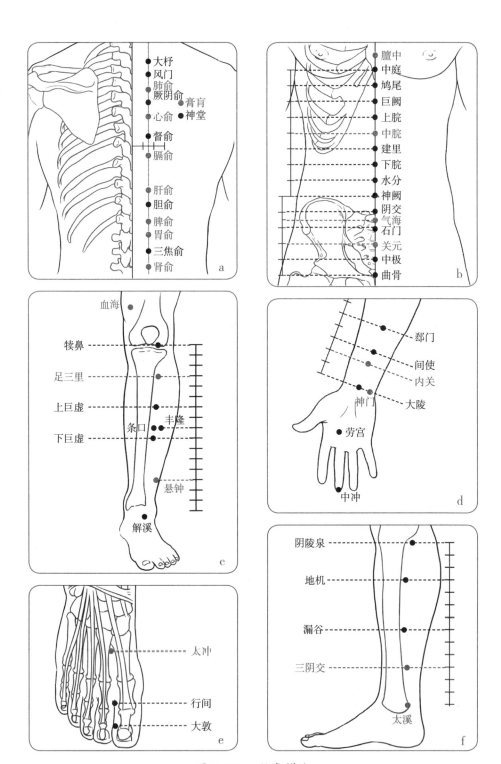

图 3-100　针灸罐法

（三）注意事项

贫血的原因复杂，治疗前应明确诊断，针对病因治疗。严重者配合输血治疗。

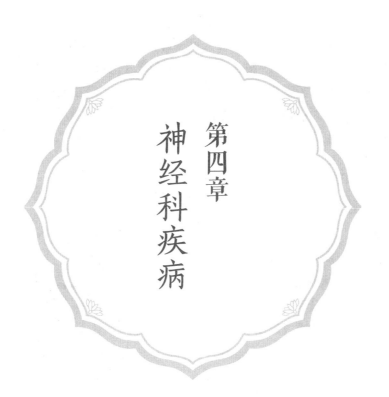

第四章
神经科疾病

一、三叉神经痛

（一）概述

三叉神经痛指的是三叉神经分布区反复发作性、短暂性的剧痛。疼痛每次可持续数秒，每日发作数十次至数百次，痛如电击样、刀割样、烧灼样或针刺样。本病多发于成年人和老年人，40岁以上的患者可达70%~80%，女性略多于男性。三叉神经痛以第二支和经三支分布区的疼痛较为多见，大多为单侧性的，双侧性的较少。严重者洗脸、刷牙、说话、咀嚼、吞咽等动作均可诱发剧烈疼痛，以致于不敢做上述动作。

（二）治疗

【刺络拔罐疗法】

　　方法一：选穴分两组，①太阳、地仓、攒竹；②太阳、颧髎、颊车。先取①组，以太阳透地仓、攒竹，施捻转的泻法1分钟；然后取②组用刺络拔罐法，每罐拔出血5毫升。每日1次。（图4-1）

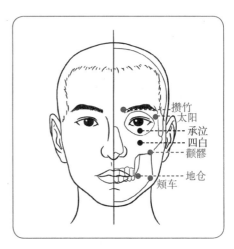

图4-1　刺络拔罐疗法1

　　方法二：选穴分两组，①大椎、风池、合谷、下关、颊车、四白、口禾髎，均取患侧；②阿是穴。先用毫针捻转之泻法，留针15分钟，每5分钟行针1次。出针后在患侧太阳、阳白、颧髎、下关、巨髎处寻找痛点，任选2穴用三棱针点刺2~3点（刺入皮下或皮内），然后加火罐于点刺处令之出血1~2毫升。每日1次或隔日1次，10次为1个疗程。（图4-2）

【梅花针叩刺后拔罐法】

　　选穴：下关、太阳、合谷、太冲、肝俞。先在太冲、肝俞穴上用梅花针叩刺至出血，然后诸穴拔罐，留罐10~15分钟。每日1次。（图4-3）

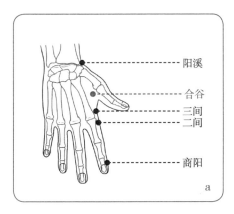

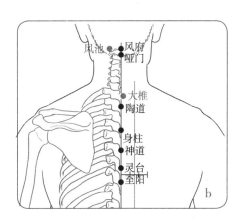

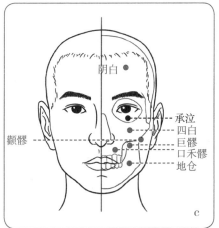

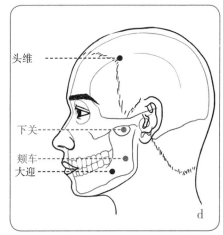

图 4-2 刺络拔罐疗法 2

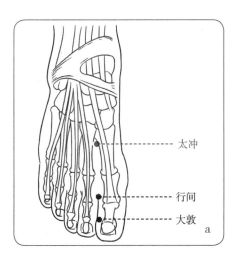

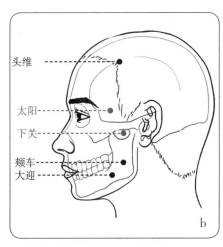

图 4-3 梅花针叩刺后拔罐法

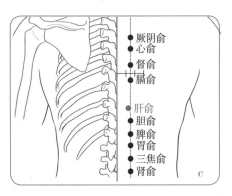

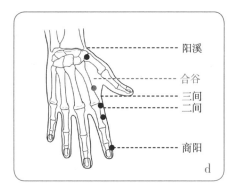

图 4-3　梅花针叩刺后拔罐法

【针罐法】

方法一：选合谷为主穴，配下关透迎香、颊车透地仓、风池、太阳，针刺行捻转提插泻法，留针20分钟，隔日行背部大椎、肺俞刺络拔罐。用挑刺拔罐法。（图4-4）

方法二：主穴取合谷、翳风、阿是、背部反应点，加减配穴，阿是、大椎点刺拔罐，每日1次，每次40分钟，10次为1个疗程，疗程间休息3天。（图4-4）

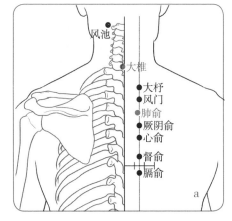

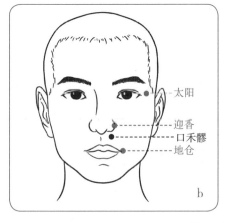

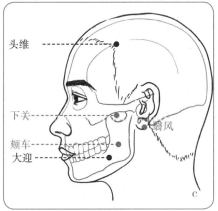

图 4-4　针罐法

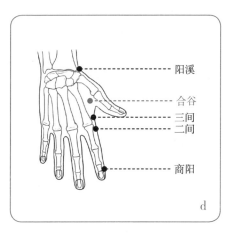

图 4-4 针罐法

（三）注意事项

原发性三叉神经痛较顽固，应坚持治疗。继发性三叉神经痛应查明病因积极治疗原发病。患者应注意休息，避免进食刺激性食物和受凉。

二、面神经麻痹

（一）概述

面瘫在西医学中被称为特发性面神经麻痹、面神经炎或 Bell 麻痹，是指茎乳孔内非化脓性炎症所引起的周围性面神经麻痹。临床表现主要是患侧面部表情麻痹，如眼睑闭合不全，口角歪向健侧，有的伴有下颌角或耳后疼痛。本病可发生于任何年龄和任何季节，但以青年为多。本病又称"口僻""口眼歪斜"等。

（二）治疗

【闪罐法】

取穴：风池、攒竹、地仓、颊车、合谷穴，配阳白、四白、承浆、牵正穴。除风池，攒竹毫针刺外，余穴闪罐。闪罐：酒精棒点燃。放入罐内，对准穴位抽拔。最后留罐3~5分钟。（图4-5）

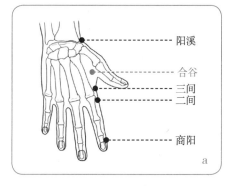

图 4-5 闪罐法

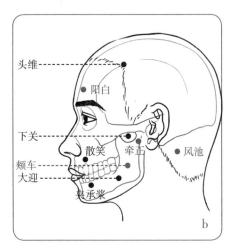
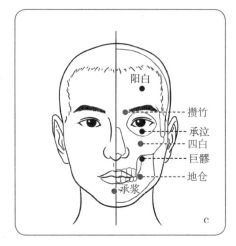

图 4-5　闪罐法

【刺络拔罐法】

方法一：取患侧太阳、下关、颊车、地仓穴，患者取侧伏坐位，穴位常规消毒，术者取小号三棱针对准穴位点刺 2~3 点，深 3~4 毫米，轻轻挤压针孔周围，令出血数滴，用内口直径约 3.5 厘米的小号玻璃火罐，用闪火法拔之，留罐 5~10 分钟。每次取穴 3 个，交替使用，隔日 1 次，3 次为 1 个疗程，疗程间隔 3 日。（图 4-6）

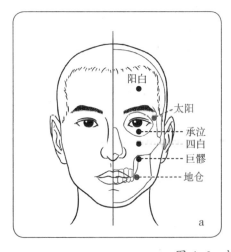
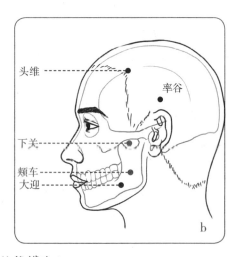

图 4-6　刺络拔罐法 1

方法二：取患侧阳白、颧髎、下关、颊车等为主穴，配以患侧面部经筋透刺、排刺及随证加减。①刺法：用主穴1~2个，术者双手拇、食指对捏至主穴局部皮肤呈暗红色，消毒后用三棱针或28号1寸毫针点刺4~5下，速用闪火拔罐，使其出血2~4毫升，留罐8分钟，4个主穴交替使用，每日1次，10次为1个疗程。对久病难愈者，宜在后期予隔日1次刺络拔罐。②经筋透刺：阳白穴以两针向上星、头维透刺，进针1~1.3寸，行捻转补法；太阳穴以毫针透向地仓穴，进针2.5~3寸，行捻转补法，地仓穴以毫针透向颊车穴，进针2.5~3寸，行捻转补法。③经筋排刺：沿颊车至地仓穴每间隔1寸刺1针，入皮肤为度，行捻转补法。取双侧风池穴向对侧眼球斜刺入1.5~2寸，行捻转泻法；双足三里行提插捻转补法；双阳陵泉直刺0.8寸，行提插捻转泻法，令针感下传。以上毫针每日1次，留针20分钟，10次为1个疗程。（图4-7）

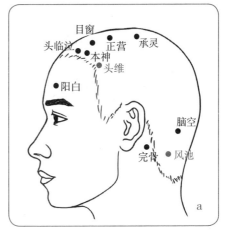

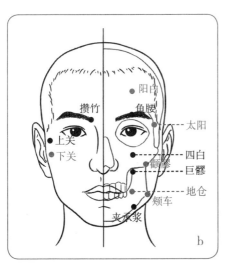

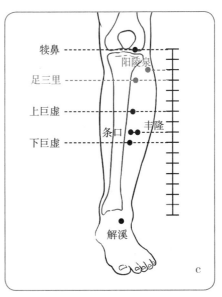

图4-7 刺络拔罐法2

【梅花针加拔火罐疗法】

医者持梅花针叩刺阳白、太阳、四白、牵正、颊车、人中（水沟），再配合口眼周围环行叩刺，使局部轻微出血，用小火罐吸拔 5~10 分钟，隔日 1 次，7 次为 1 个疗程。（图 4-8）

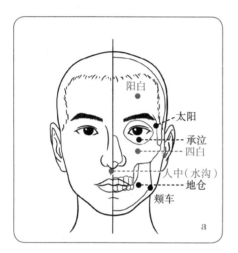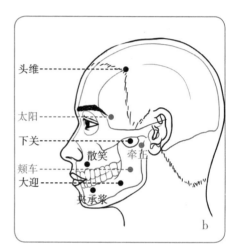

图 4-8　梅花针加拔火罐疗法

（三）注意事项

本病及早治疗效果佳。治疗应取患病侧穴位拔罐，亦可配合局部按摩。

三、面肌痉挛

（一）概述

面肌痉挛是指一侧的面神经所支配的肌群不自主的、阵发性的、无痛性抽搐为特征的慢性疾病。属于中医学"瘈疭"范畴。

（二）治疗

【针灸拔罐疗法】

（1）针刺法：取四白、翳风、颊车、合谷、后溪穴。针刺后溪穴时向劳宫透刺，针用泻法，并选 1~2 对穴通以脉冲电流，施以中等刺激，每次 15~20 分钟，每日 1 次，10 次为 1 个疗程。疗程间隔为 2~3 天。（图 4-9）

（2）梅花针刺络拔罐：患者俯卧位，患侧风池穴常规消毒，用梅花针叩刺，使之出血后，在叩刺处拔罐 10~15 分钟，并配合针刺患侧申脉穴，隔日 1次，10 次为 1 个疗程。（图 4-9）

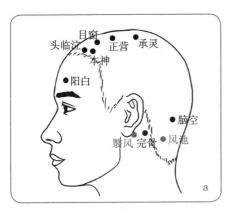

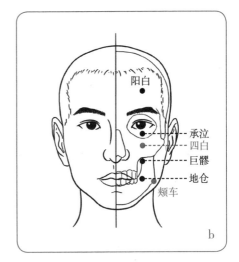

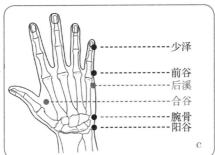

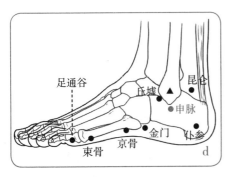

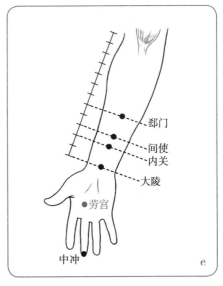

图 4-9　针灸拔罐疗法

【针刺加刺络拔罐疗法】

　　首先在健侧面部取穴，太阳、下关、颧髎（健侧针感宜轻）、上星、印堂均施捻转补法，四神聪施平补平泻手法，太冲施捻转泻法，然后在患侧阳白、颧髎采用刺络拔罐法，局部常规消毒后，用三棱针点刺 3~5 点，闪火拔罐 5 分钟，令出血 5~10 毫升为宜，针刺得气后留针 30 分钟，每日 1 次，刺络拔罐隔日 1 次。（图 4-10）

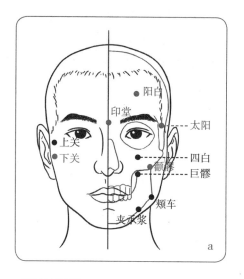

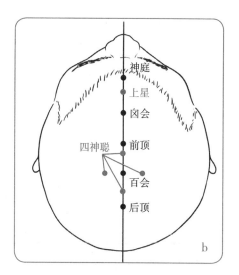

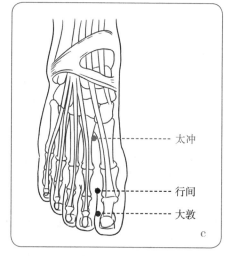

图 4-10　针刺加刺络拔罐疗法

【针刺加梅花针叩刺拔罐疗法】

　　取穴：攒竹、丝竹空、太阳、下关、颧髎、迎香、听宫、合谷。操作：上述腧穴针刺得气后，加用电针，接于面部肌肉明显抽动的腧穴，缓慢调至针刺部位出现节律收缩并在患者耐受度内。留针 20~30 分钟。出针后，患者侧卧位，患侧在上，太阳穴常规消毒后用梅花针叩刺出血后拔

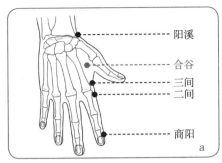

罐 10~15 分钟，使之出血 1~5 毫升，隔日 1 次，10 次为 1 个疗程。（图 4-11）

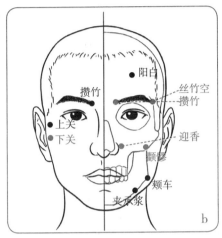
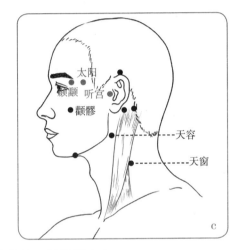

图 4-11　针刺加梅花针叩刺拔罐疗法

（三）注意事项

本病应及早治疗，则效果佳；应取患病侧穴位拔罐，可配合局部按摩。

四、神经衰弱

（一）概述

神经衰弱是一种常见的神经症，指由于精神忧虑或创伤、长期繁重的脑力劳动，以及睡眠不足等原因引起的精神活动能力减弱。临床表现为头昏脑胀、胸闷心慌、腹胀、关节痛；注意力不集中、记忆力减退；睡眠障碍，醒后难以入睡、彻夜不眠；心悸面红、胸闷气促等症状。本病在中医学属于"不寐""郁症"范畴。

（二）治疗

【刺络拔罐法】

选穴：心俞、肾俞、脾俞、三阴交、足三里、内关。以上诸穴先用三棱针点刺，然后拔罐，留罐5分钟。先吸拔一侧，第二天再吸拔另一侧，两侧交替使用，每日1次，10次为1个疗程。（图4-12）

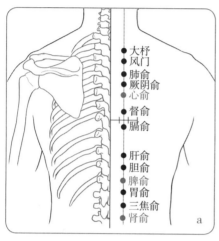

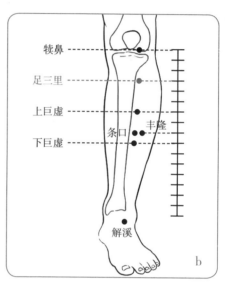

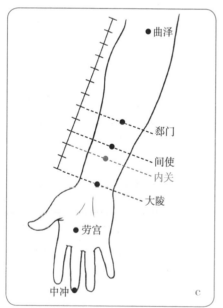

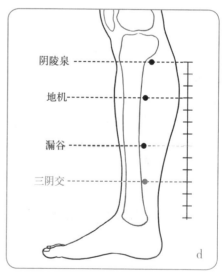

图 4-12　刺络拔罐法

【背俞拔罐加耳穴贴压疗法】

取穴：心俞、膈俞、肝俞、脾俞、肾俞，拔罐10~20分钟。并取耳穴心、神门、皮质下、交感；肝脾失调配肝、胆、脾、内分泌；心肾不交配肾、小肠；常规消毒，用王不留行籽贴压耳穴，以耳郭发红并感到发热微痛为度，嘱患者每日自行按压3~5次，每周更换2次，10次为1个疗程。（图4-13、图4-14）

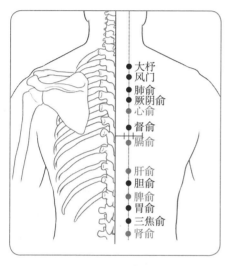

图4-13　背俞拔罐

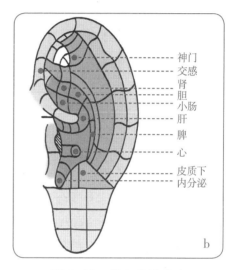

图4-14　耳穴贴压疗法

【刺络拔罐及耳压疗法】

（1）刺络拔罐：取耳背部静脉，用眼科手术刀点刺出血3滴；用梅花针在大椎和两个肺俞三角区内叩刺，每次选1~2个叩刺点形成15个出血点，叩刺后用2号玻璃罐闪火法拔罐，出血量小于1毫升。（图4-15）

（2）耳穴贴压：用王不留行籽贴压于耳穴卵巢、子宫、神门、大肠、肝、内分泌、皮质下、肾上腺、枕、失眠点、褐斑点（颈椎与枕之中点），每日按压3~4次，每次取6~7穴，两耳交替。隔日1次，10次为1个疗程。（图4-16）

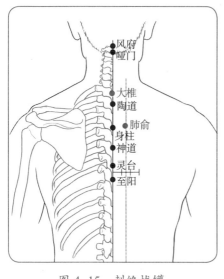

图 4-15　刺络拔罐

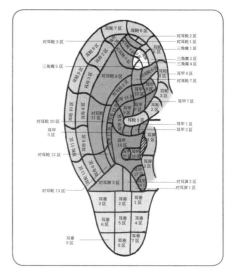

图 4-16　耳穴贴压

【走罐法】

取穴：背部督脉大椎至腰俞；膀胱经第一侧线大杼至白环俞；第二侧线附分至秩边；华佗夹脊穴胸 1 至腰 5。用甘油作为润滑剂，中号火罐以闪火法拔罐，并随之上下左右往返推动走罐至皮肤潮红或红紫为度，以督脉、五脏六腑腧穴为重点。虚症则轻吸轻走，实症则重吸重走。每次 10~15 分钟，隔日 1 次，5 次为 1 个疗程，疗程间隔 1 周。

（三）注意事项

拔罐治疗的同时，配合头部保健按摩效果较佳。在治疗期间，患者应注意调节情志，养成良好的生活习惯。

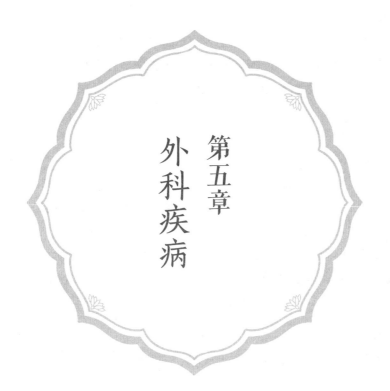

第五章

外科疾病

一、落枕

（一）概述

落枕，又称"失枕""失颈"，是颈项部常见的软组织损伤疾患，是急性单纯性颈项部强痛、活动受限的一种病证。以急性颈部肌肉痉挛、强直、酸胀、疼痛和颈部运动功能障碍为主要临床表现，轻者数日自愈，重者疼痛严重并可向头部及上肢放射，可延至数周。

（二）治疗

【火罐疗法】

方法一：肌肉扭伤选肩井、后溪、阿是穴。感受风寒选肩井、曲池、风池、悬钟、阿是穴。风池、后溪针刺，余穴拔罐，留罐 10~15 分钟，每日 1 次。（图 5-1）

方法二：选阿是穴、大椎、风池、肩井、天宗。风池针刺，余穴拔罐，留罐 10~15 分钟，至皮肤出现红色瘀血为度。隔日 1 次，3 次为 1 个疗程。（图 5-1）

【刺络拔罐法】

方法一：分两组选穴，一组为大椎、肩外俞、风门；二组选阿是穴。

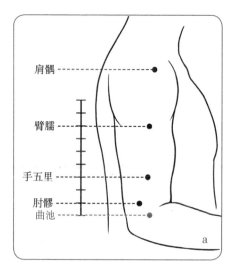
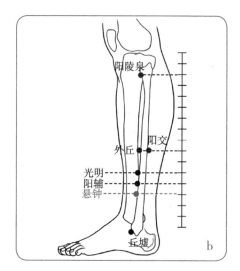

图 5-1　火罐疗法

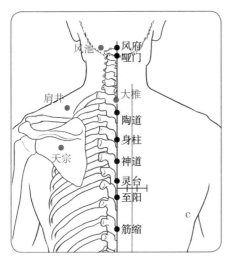

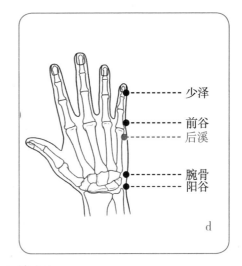

图 5-1　火罐疗法

一组每次选用 1~2 穴，用三棱针迅速刺入半分至 1 分，随即退出，以出血为度。然后拔罐，留罐 10~15 分钟，起罐后头部做旋转运动。每 3~5 天治疗 1 次。二组用梅花针中度叩打，使皮肤微见渗血，然后拔罐，留罐 5 分钟。（图 5-2）

　　方法二： 医者用叩诊锤中度叩击患侧颈项部，从风池至肩井，使皮肤微红。用梅花针由轻至重弹刺，重叩风池、肩井及压痛点，令微渗血。在弹刺部位拔罐，留罐 10~15 分钟，嘱患者活动颈项，做回顾仰俯动作。（图 5-3）

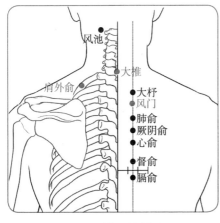

图 5-2　刺络拔罐法 1

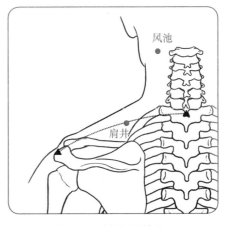

图 5-3　刺络拔罐法 2

（三）注意事项

拔罐疗法治疗本病效果较好，配合推拿、药物、热敷则效果更佳。对于急性期的患者，一般拔罐治疗 1~3 次即可治愈；慢性反复发作者拔罐治疗多次疗效也较好，反复发作者应考虑颈椎病。患者在治疗期间应注意保暖；治疗后应注意适当活动；平时注意正确的睡眠姿势，枕头高低、软硬要适度；劳作时注意防颈部肌肉的扭伤。

二、颈椎病

（一）概述

颈椎病是指因颈椎退行性变引起颈椎椎管或椎间孔变形、狭窄，刺激、压迫颈部脊髓、神经根、交感神经造成其结构或功能性损害所引起的临床表现。本病在中医学中属于"骨痹""肩颈痛""风湿痹痛""痿病""头痛""眩晕"范畴。

（二）治疗

【火罐疗法】

风寒外袭型选风池、大椎、曲池、昆仑穴；气滞血瘀型选大椎、膈俞、颈椎夹脊穴；肝肾不足型选风池、天柱、三阴交、颈椎夹脊穴。风池、昆仑针刺，余穴拔罐，留罐 5~10 分钟，每日 1 次。（图 5-4）

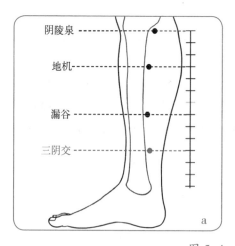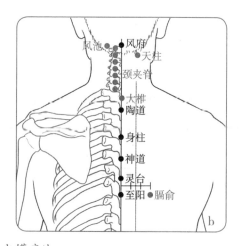

图 5-4　火罐疗法

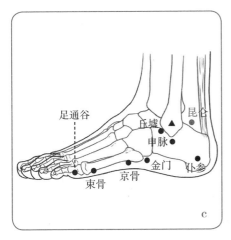

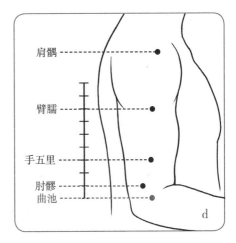

图 5-4 火罐疗法

【刺络（血）拔罐法】

方法一：选穴大椎、肩外俞、风门。每次选穴 1~2 个，用三棱针迅速刺入半分至 1 分，随即迅速退出，以出血为度，然后拔罐，留罐 10~15 分钟。起罐后头部做旋转运动，每 3~5 日 1 次，一般治疗 3 次。（图 5-5）

方法二：选穴颈椎棘突 5、6、7 和大椎、风门（双）、肺俞（双）。诸穴可交替选用用七星针叩打至出血，

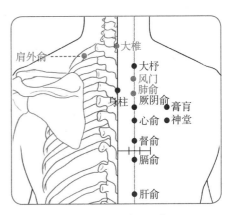

图 5-5　刺络（血）拔罐法 1、2

后拔罐 5~10 分钟，每穴拔出瘀血 1~3 毫升。伴有神经根刺激征者，沿手阳明及手太阴经循行路线选穴施治。每周治疗 2~3 次。（图 5-5）

方法三：颈部不适选颈灵（4~5 颈椎之间）、天宗，配太阳、百会。臂痛取肩中俞、颈灵，配少冲、关冲。后背痛选颈灵、臂臑，配阳溪、商阳。用七星针叩打或三棱针点刺至出血，然后拔罐，每穴出血 1 毫升后起罐。7 日 1 次，3 次为 1 个疗程。（图 5-6）

【挑治拔罐法】

在颈部寻找病变椎旁压痛点，或患侧肩臂麻痛、索条、硬结激发点为挑治部位。若无明显压痛点，可在骨质增生部位的椎体棘突间旁开 1~2 厘米处

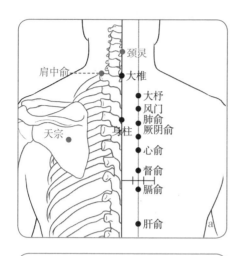

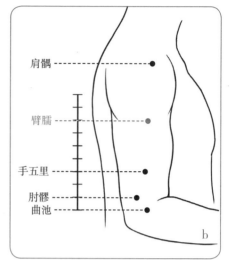

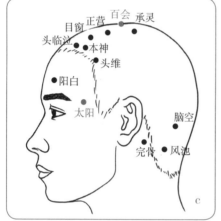

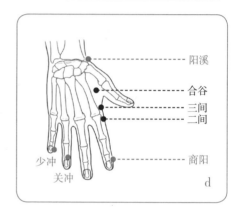

图 5-6　刺络（血）拔罐法 3

为挑治部位。每次选 2~3 点，用 0.5% 利多卡因皮内皮下做浸润麻醉后，将皮肤挑破长 0.3~0.5 厘米横口，挑断皮下纤维索条，锥针尖在肌肉内做上下左右剥离，有酸麻胀感觉时退出针体，然后迅速在术口处拔火罐，见火罐内积血 5~10 毫升时起罐，用消毒纱布包扎。7~10 日挑治 1 次，2 次为 1 个疗程。

【梅花针叩刺后拔罐法】

　　方法一：选穴分两组，一为大椎、肩中俞、肩外俞；二为大杼、肩井、肩髃。每次选用一组或两组全用。先用梅花针叩刺至皮肤发红，并有少量出血，然后拔罐 10~15 分钟，以拔出瘀血为度。每日或隔日 1 次，10 次为 1 个疗程。（图 5-7）

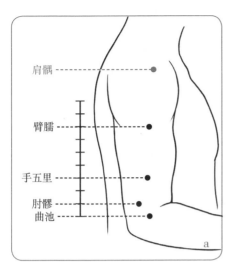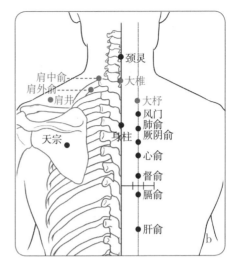

图 5-7　梅花针叩刺后拔罐法

方法二： 用梅花针叩刺病变椎体周围的压痛点、阳性反应物或颈椎 4~7 旁 0.5 寸处，至皮肤出血后拔罐 5~10 分钟，如此反复 3 次，每次罐内可见黄浊黏液，擦净后用艾条温灸 10 分钟。隔日 1 次，10 次为 1 个疗程。

（三）注意事项

拔罐对早期的颈椎病可取得较好的临床效果，如配合按摩则疗效更佳。在治疗期间，患者应注意纠正不良的姿势与习惯，避免颈部长时间处在一个姿势，时常做摇颈动作，以缓解颈部肌肉群的紧张与痉挛。在睡眠时，患者应尽量用低枕，并放于枕后部，以衬托颈曲，防止颈部疲劳。

三、肩关节周围炎

（一）概述

肩关节周围炎简称肩周炎，是肩周肌、肌腱、滑囊及关节囊的慢性损伤性炎症。上述结构的慢性损伤主要表现为增生。粗糙及关节内、外粘连，从而产生疼痛和功能受限。后期粘连变得非常紧密，甚至与骨膜粘连，此时疼痛消失，但功能障碍却难以恢复。本病好发于 40 岁以上的中老年人，女性多于男性，左侧多于右侧，亦可两侧先后发病。

（二）治疗

【火罐疗法】

风寒袭络选肩井、肩髃、肩髎、曲池、外关；筋脉失养选①肩髃、肩髎、曲池、天宗、大杼；②肩井、肩贞、臂臑、外关。（图5-8）

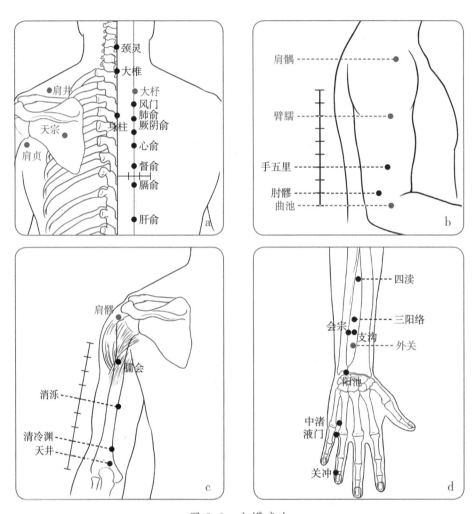

图 5-8　火罐疗法

【刺络拔罐法】

方法一： 取肩关节周围阿是穴。用七星针叩打皮肤微出血，继而拔罐

令瘀血流出 5 毫升，隔日 1 次。严重
者用锋钩针于痛点挑刺，进针深度
0.5 厘米，钩断粘连的纤维，拔罐。

　　方法二： 取穴为病变局部、条
口。在肩关节周围涂适量润滑油，拔
罐，然后在疼痛范围内走罐，至皮肤
出现瘀血为度。后用三棱针点刺条口
出血后，拔罐 10 分钟，拔出数滴或
使皮肤出现红色瘀血为止，每周治疗
1 次，8 次为 1 个疗程。（图 5-9）

【放血拔罐法】

　　方法一： 交替取肩前、大椎。

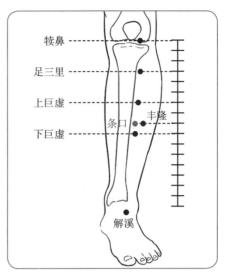

图 5-9　刺络拔罐法

用三棱针迅速刺入穴位 2~3 分，随即退针使其出血，如血液不畅可于针孔
周围按压；选肩井、肩中俞、肩外俞、天宗、肩贞、天泉、大椎拔罐，且
可走罐，每次治疗 20 分钟，2 日 1 次，10 日为 1 个疗程。（图 5-10）

　　方法二： 取肩前、肩贞、肩井、臑俞、阿是穴。拔罐 5~15 分钟，待局
部出现红晕或紫绀后取下，用三棱针点刺使局部出血后再行拔罐，每罐出
血量约为 10 毫升，每次取穴 2~3 个，3 日 1 次，3 次为 1 个疗程，疗程间休

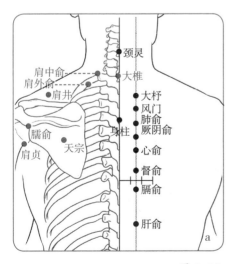

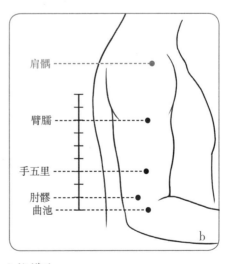

图 5-10　放血拔罐法

3~5 天。（图 5-10 ）

（三）注意事项

拔罐对本病疗效较好，若积极配合针灸、按摩、药物等疗法，则效果更佳。在治疗期间，应积极进行肩关节功能锻炼，如肩外展，肩外旋，肩上举，擦汗、展旋等动作。保持双肩温暖，避免受寒，以加重症状或复发。

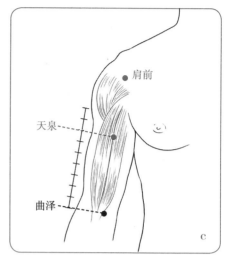

图 5-10　放血拔罐法

四、肱骨外上髁炎

（一）概述

肱骨外上髁炎是一种肱骨外上髁处，伸肌总腱起点处的慢性损伤性炎症。因早年发现网球运动时易发生此种损伤，故俗称"网球肘"。本病在中医学中属于"痹病""肘痛""伤筋"范畴。

（二）治疗

【刺络拔罐法】

方法一：取阿是穴。用三棱针迅速刺入约半分至 1 分，随即迅速退出，以出血为度，然后拔罐，每 3~5 日 1 次，一般治疗 3 次，最好不要超过 5 次。（图 5-11 ）

方法二：取曲池、手三里、肘尖。先行针刺，用中等强度刺激，针后在患处用皮肤针轻轻叩刺，以皮肤微微出血为度。然后拔罐，每日或隔日治疗 1 次。（图 5-12 ）

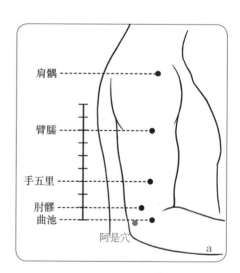

图 5-11　刺络拔罐法 1

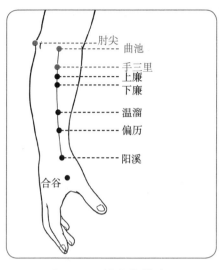

图 5-12　刺络拔罐法 2

【梅花针叩刺后拔罐法】

方法一：取阿是穴。先用梅花针叩刺皮肤至微出血，后拔罐 10 分钟。起罐后，外敷丁香散（丁香、肉桂、片姜黄、元胡各 15 克，冰片 1.5 克，共研细末。每取药末适量，用生姜汁调敷患处，外以胶布固定）。再在胶布外施以艾条灸，使局部产生温热舒适感。2~3 日治疗 1 次，5 次为 1 个疗程。（图 5-13）

方法二：选病变部位、尺泽、孔最、阿是穴。先用梅花针叩刺病变部位和其他穴位，至皮肤微出血，然后在尺泽、孔最、阿是穴上拔罐，留罐 10~15 分钟。每日或隔日 1 次，5 次为 1 个疗程。（图 5-13）

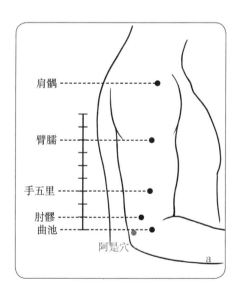

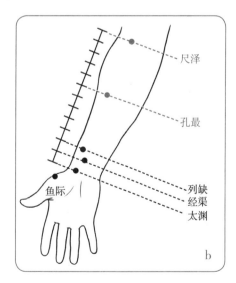

图 5-13　梅花针叩刺后拔罐法

（三）注意事项

本病配合针灸、按摩等疗法可取得更佳的疗效。在治疗过程中，患者应积极配合功能锻炼，如手提重物，手划桨、摇橹、拉皮筋、拉网，引体向上、爬杆、荡秋千等动作，同时不要做用力背伸的动作，并注意保暖，避免受寒凉刺激，以免加重症状。

五、腱鞘囊肿

（一）概述

腱鞘囊肿是指发生于关节和腱鞘附近的囊肿的一种病证，多附着于关节囊上或腱鞘内，可与关节腔、腱鞘沟通。本病好发于青壮年，女性多见。中医学中称之为"腕结筋""筋聚"等。

临床表现：囊肿常发生于腕背、足背，亦可发生在前臂、手腕的背侧及踝前，表面光滑，皮色不变，多呈半隆起，时大时小，初起与皮肤不相连，局部温度正常，肿块基底固定或可移，有囊性感，压痛轻微或无感觉。

（二）治疗

【梅花针叩刺后拔罐法】

取穴：囊肿局部。先用梅花针从囊肿中央向外环形施以重手法叩刺，令局部发红，并见点状微出血，然后拔罐，留罐 10~15 分钟。每日或隔日治疗 1 次。

（三）注意事项

在进行拔罐时要求严格消毒，术后用无菌纱布包扎，以防伤口感染。治疗期间避免劳累以防复发。

六、急性腰扭伤

（一）概述

急性腰扭伤又称为"闪腰"，是指腰部的肌肉、筋膜、韧带、椎间小关节、腰骶关节或骶髂关节因过度扭曲或牵拉超过腰部正常活动范围所致的急性损伤。本病在中医学中属于"腰痛"范畴。

（二）治疗

【刺络拔罐法】

方法一： 选阿是穴、委中（患侧）。用三棱针点刺阿是穴至微出血，并薄薄地涂一层石蜡油，行走罐，罐中有瘀血时起罐，然后在委中穴点刺出血数滴。每日1次，3次为1个疗程。（图5-14）

方法二： 主穴为阿是穴、肾俞、腰阳关、大肠俞，配穴为腰俞、中脘、殷门。先取主穴，用三棱针点刺至微出血，然后拔罐15~20分钟。配穴按摩加针刺，不拔罐。每日1次，5次为1个疗程。（图5-15）

方法三： 委中穴。用三棱针点刺委中穴（若委中穴处有充盈的静脉可直接点刺之）1~3次，在点刺处拔罐5分钟，同时令患者活动腰部，做试探性前俯、后仰及旋转。（图5-14）

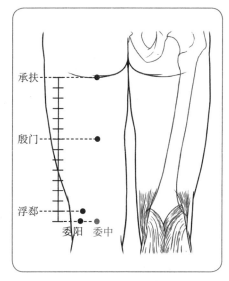

图 5-14　刺络拔罐法 1

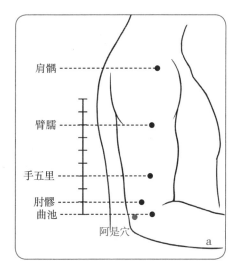

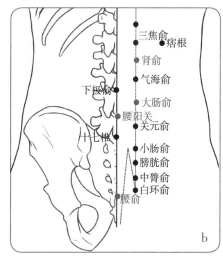

图 5-15　刺络拔罐法 2

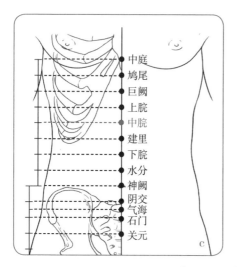
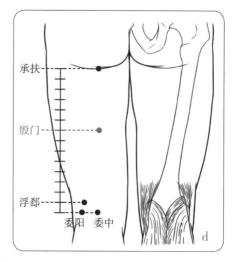

图 5-15　刺络拔罐法 2

方法四： 患者取俯卧位，患处皮肤常规消毒，用皮肤针快刺重叩患处皮肤 5~6 遍，至皮肤出血为度。继用中号玻璃火罐，闪火法分别在压痛处拔罐。每日 1 次，每次 30 分钟。

【叩刺拔罐法】

方法一： 选肾俞、志室、大肠俞、华佗夹脊（腰骶夹脊）、腰阳关。每次选穴 2~3 个，用梅花针重叩至皮肤微出血，拔罐 10~20 分钟，以拔出少量瘀血为佳。（图 5-16）

方法二： 先取阿是穴，患者取俯卧位，先用皮肤针在其阿是穴上重叩出血，然后在该处拔火罐，视出血量多少留罐 5~10 分钟。再取委中穴，在留罐期间，常规针刺双委中穴，用泻法，每 3~5 分钟行针 1次，留针 30 分钟。（图 5-16）

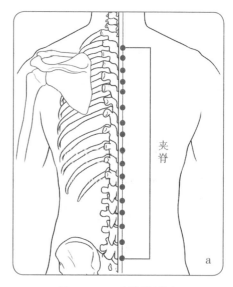

图 5-16　叩刺拔罐法

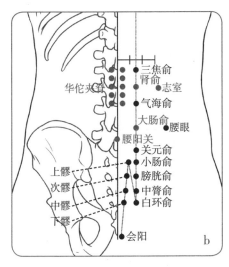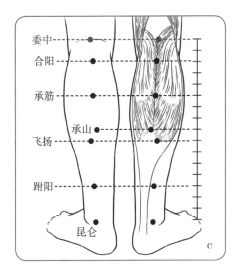

图 5-16　叩刺拔罐法

（三）注意事项

拔罐治疗本病可取得满意的效果，若配合按摩则疗效更佳。但急性腰扭伤后局部有紫瘀血者，需 24 小时后拔罐，以免引起出血加重或再次出血。治疗期间，患者应卧平板床，避免受寒，并进行轻度功能锻炼。

七、腰肌劳损

（一）概述

腰肌劳损是指腰部肌肉及其附着点筋膜，甚至骨膜的慢性损伤性炎症，为腰痛常见原因。本病在中医学中属"腰痛"范畴。

（二）治疗

【走罐法】

选穴：压痛点。在罐口上涂一层凡士林，拔罐部位涂抹冷开水，然后拔罐。当罐吸紧后，从上向下移动罐约 2 厘米，即将罐向上提到一定程度火罐倾斜走气即取下，再由下向上照前法操作（也可从脊柱两侧走罐，或绕疼痛点走罐）。每日 1 次，5 次为 1 个疗程。

【刺络拔罐疗法】

方法一： 选阿是穴、委中。常规消毒，用皮肤针叩刺出血，然后拔罐10~15分钟，每日或隔日1次。（图5-17）

方法二： 选疼痛局部。常规消毒，用皮肤针重叩局部，使皮肤红晕；或用滚刺筒在局部上下来回滚刺3~5分钟，至皮肤红晕使微出血，然后拔罐5~10分钟。（图5-17）

方法三： 在第5腰椎棘突与骶骨间旁约1.5寸明显压痛处，用梅花针叩刺至微出血，然后拔罐10~15分钟，以拔出紫色瘀血为度。隔日1次，5次为1个疗程。（图5-17）

方法四： 选局部经穴、压痛点（或局部暴露之络脉）、委中。先在局部揉按5分钟，再用三棱针点刺出血，然后拔罐5~10分钟，每日或隔日1次。（图5-17）

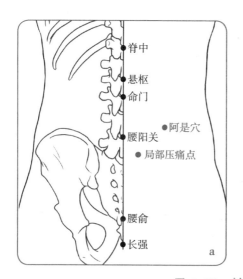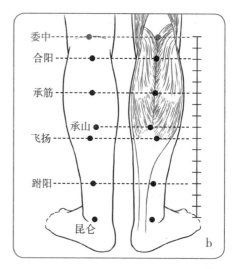

图 5-17　刺络拔罐疗法

（三）注意事项

本病患者在疼痛初期宜休息，卧硬板床；缓解期应加强功能锻炼，经常改变体位，不要用力过度，避免感受外邪，注意节制房事。

八、腰椎间盘突出症

（一）概述

腰椎间盘突出症是指腰椎椎间盘及腰椎骨退行性变而压迫其周围的神经、血管及其他组织引起一系列症状的综合征。西医学认为腰椎间盘突出症是由于腰椎间盘退变，腰椎间发生失稳，腰椎内外应力失衡，在某种可诱发椎间隙压力突然增高的因素的作用下，导致纤维环膨出或髓核穿过已变性、薄化的纤维环进入椎管前方或髓核穿过椎板侵入椎体边缘，使神经根、硬膜囊受压或髓核破裂对相邻组织产生化学刺激，使周围组织炎性水肿而产生腰痛、下肢痛，或膀胱、直肠功能障碍的一系列临床症状，属中医学"腰痛""腿痛""痹病"范畴。

（二）治疗

【火罐疗法】

寒湿侵袭型选肾俞、大肠俞、委中、阳陵泉、昆仑；肝肾亏虚型选大肠俞、委中、阳陵泉、昆仑，偏阳虚者加肾俞穴，偏阴虚者加三阴交；瘀血停着型选膈俞、大肠俞、委中、血海、承山、三阴交。昆仑穴针刺，余穴拔罐 10~15 分钟，每日 1 次。（图 5-18）

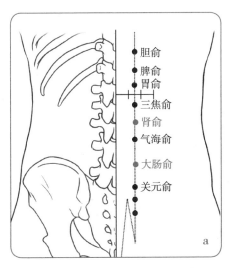
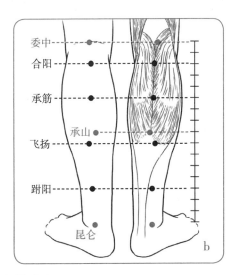

图 5-18　火罐疗法

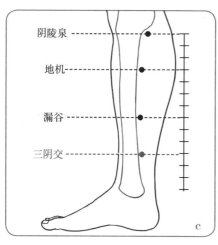

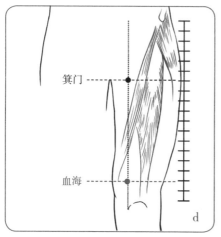

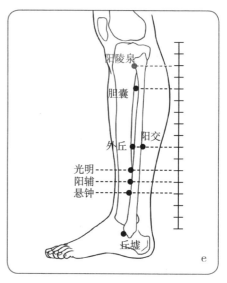

【针罐法】

方法一: 选相应病变腰椎夹脊、阿是穴、环跳、秩边、委中、阳陵泉;病变在足少阳经者加风市、足临泣;在足太阳经者加承扶、承山、昆仑。患者取侧卧位,患侧在上,以3寸毫针,针刺环跳、

图 5-18 火罐疗法

秩边、委中,快速进针后提插捻转,针感以放电感达到肢末为度,不留针。腰椎夹脊穴用1.5寸毫针深刺1~1.2寸,针尖向脊柱斜刺,并使针感向下肢放射,余穴用1.5寸毫针,得气后平补平泻,留针30分钟,起针后选定相应病变腰椎夹脊穴或阿是穴,每次1穴,以三棱针点刺出血并加罐,留罐5分钟或以罐内出血停止为度。针刺日1次,10次为1个疗程,疗程间休息3天,刺络拔罐每日或隔日1次,3~5次为1个疗程。(图5-19)

方法二: 主穴据CT所定位的腰椎间盘突出的位置,先取相应夹脊穴,如为L4~L5椎间盘突出者,取L4夹脊穴,以突出的位置为中心,沿督脉在上下棘突间各取一穴,共4针。气滞血瘀型配委中挑刺放血;寒湿凝滞型配

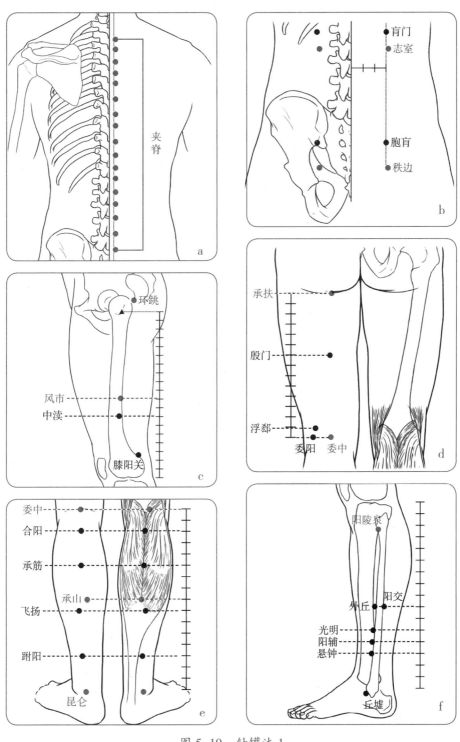

夹脊

育门
志室
胞肓
秩边

b

环跳
风市
中渎
膝阳关

c

承扶
殷门
浮郄
委阳　委中

d

委中
合阳
承筋
承山
飞扬
跗阳
昆仑

e

阳陵泉
阳交
外丘
光明
阳辅
悬钟
丘墟

f

图 5-19　针罐法 1

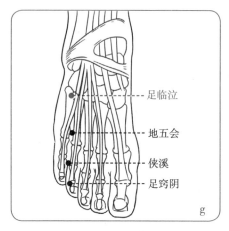

图 5-19　针罐法 1

肾俞加灸；肾精亏虚型配肾俞、志室。患者俯卧，先针夹脊穴，用2.5~3.3寸毫针直刺，以患侧肢体不自主跳动一下为佳；之后在上下棘突间各针一穴，以酸胀为宜，针后在针柄上缠上酒精棉球，点燃，将罐迅速扣下，每次针罐留置20分钟，隔日1次，10次为1个疗程。（图 5-20）

（三）注意事项

拔罐治疗本病配合适当的按摩及药物治疗可取得良好的疗效。早期患者应注意休息，避免风寒、劳累，配合适当的功能锻炼，如伸背、拱桥、直腿抬举、晃腰、双手举足

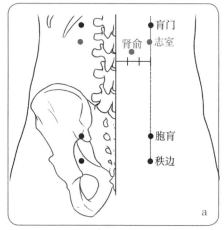

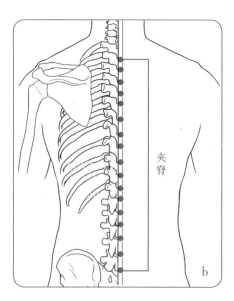

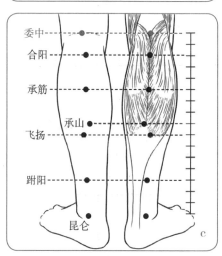

图 5-20　针罐法 2

等动作，以增强腰背部肌肉力量，维持脊柱稳定性，预防本病的再度发作。

九、梨状肌综合征

（一）概论

由于梨状肌损伤、炎症，刺激压迫坐骨神经引起的臀腿痛，称为梨状肌综合征。属于中医学"痹症""筋伤"的范畴。

（二）治疗

【刺络拔罐法】

方法一：选阿是穴。先在压痛点处按揉 3~5 分钟，使其脉络怒张，再用三棱针迅速点刺 3~5 下，使其出血，然后拔罐 10~15 分钟。以助瘀血排出。隔日 1 次。

方法二：取腰骶椎（命门至长强穴）中心线两侧各旁开 0.5 寸即腰骶夹脊，肾俞、环跳、压痛点（阿是穴）先用梅花针叩刺至皮肤微出血为度，然后用闪火法在腰骶椎两侧拔多罐（排罐法），其余穴用单罐拔，留罐15~20 分钟。或叩刺后在腰骶脊椎两侧用走罐法，余穴为留罐法。每日或隔日 1 次。（图 5-21）

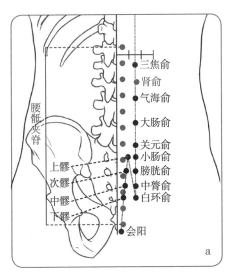
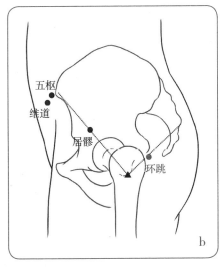

图 5-21　刺络拔罐法 2

方法三：取疼痛部位经脉循行的周围、阿是穴。患者取侧卧位，患肢在上。治疗部位局部皮肤常规消毒后，用梅花针重叩局部皮肤，使皮肤发红并微出血，然后拔火罐，如能拔出少量瘀血则疗效更佳。

（三）注意事项

患者在急性期最好能卧床休息，减少活动，以利于神经根水肿的吸收，缩短病程，同时患者臀部、下肢注意保温，避免风寒湿不良刺激。治疗当天避免冷水澡；治疗期间可配合活血行气、通络止痛之剂内服、外敷。

十、坐骨神经痛

（一）概述

坐骨神经痛是指沿坐骨神经分布区域的疼痛。症状主要表现为腰臀部、大腿后侧小腿后外侧及足背外侧的疼痛，是多种疾病引起的一种症状。发病初期可单纯表现为腰痛，也可腰腿疼痛并见。本病在中医学属于"腰痛""痹症"范畴。

（二）治疗

【刺络拔罐法】

选穴：夹脊、阿是穴、环跳、承扶、委中、阳陵泉、悬钟。用梅花针叩刺或用三棱针点刺出血，然后拔罐 10~15 分钟，至皮肤出现红色瘀血或拔出 1~5 毫升血液为度。每次选穴 4~6 个，每周治疗 1~2 次，6 次为 1 个疗程。（图 5-22）

【刺血拔罐法】

方法一：取患侧阿是穴、委中穴，俯卧位，穴位处常规消毒，用三棱针对准穴位直刺 3~4 针，深度

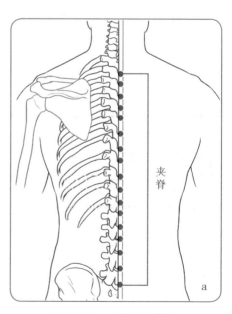

夹脊

a

图 5-22 刺络拔罐法

1~2毫米，刺后取中号罐拔火罐，用闪火法吸拔针刺处，使其出血5~8毫升，20分钟后起罐，擦净瘀血。配用针刺取患侧环跳、秩边、承山、阳陵泉、肾俞（双），常规消毒，毫针针刺得气后留针30分

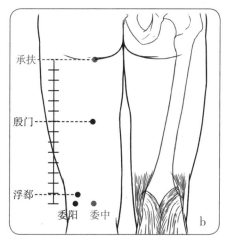

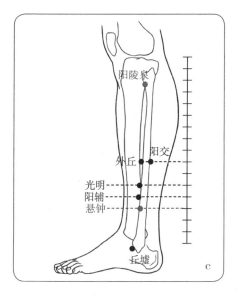

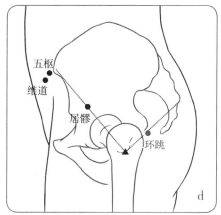

图 5-22　刺络拔罐法

钟，每15分钟运针1次，中等刺激。隔日1次，5次为1个疗程。（图 5-23）

　　方法二： 主穴取患侧大肠俞穴透夹脊穴、健侧对应压痛点；痛在太阳经配殷门、委中、昆仑穴；痛在少阳经配环跳、阳陵泉穴，牵涉阳明经配伏兔、足三里、解溪穴。用毫针刺主穴，垂直进针，大幅度提插捻转，得气后提针到皮下斜透夹脊穴，用 G6805 治疗仪分别接主穴和配穴上，连续波，强度以患者能耐受为宜，每次30分钟。针后拔火罐，每次15分钟，10次为1个疗程。在委中穴附近找明显络脉，绷紧皮肤，刺入1~2分深，迅速退出，放出黑紫色转鲜红色血，用消毒干棉球压迫，两侧交替使用，病情重者同用，2~3日1次。（图 5-23）

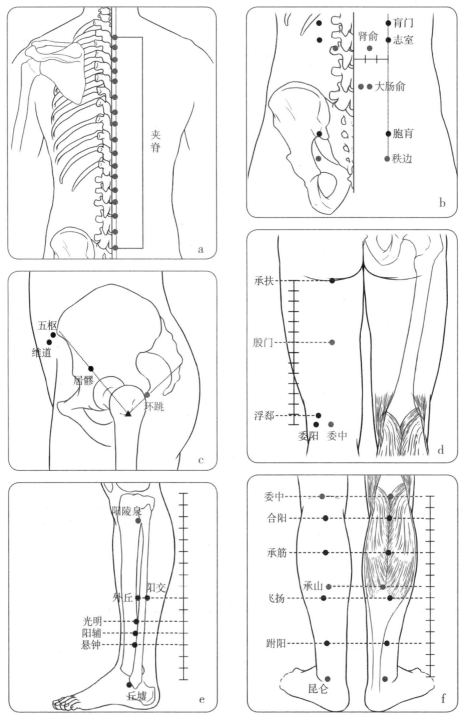

图 5-23 刺血拔罐法

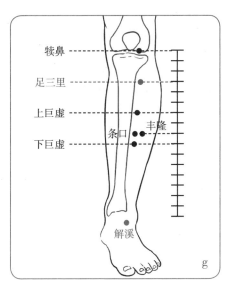

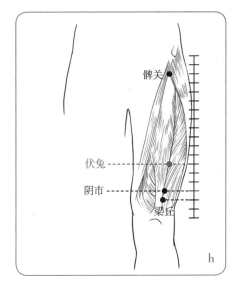

图 5-23　刺血拔罐法

【留针拔罐法】

主穴：分两组选穴，一为大肠俞、环跳、殷门；二为新环跳（尾骨尖端旁开3寸）、秩边、殷下（承扶与委中穴连线之中点），每次选1组穴。随证可加阳陵泉、悬钟、昆仑、风市等穴。针刺得气后在主穴上留针拔罐10~15分钟，起罐后继续留针15分钟。每日1次，6次为1个疗程。（图5-24）

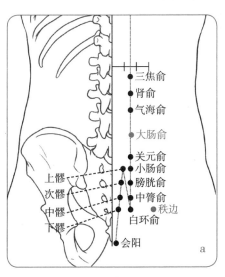

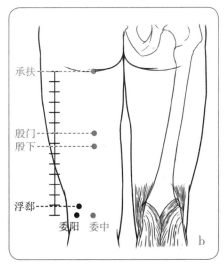

图 5-24　留针拔罐法

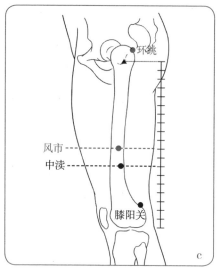

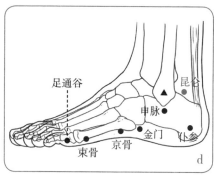

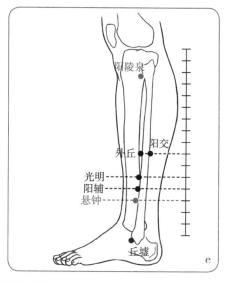

图 5-24　留针拔罐法

（三）注意事项

本病采用排罐法效果更佳，拔罐的同时应积极配合其他手法及药物疗法。患者平日应注意避免损劳性动作，避免风寒，以免症状加重或复发。

十一、股外侧皮神经炎

（一）概述：

股外侧皮神经炎又称感觉异常性股痛症、股外侧皮神经嵌压综合征，是一种由多方面原因引起的股外侧皮神经损害导致大腿前外侧皮肤感觉异常与疼痛的综合征。中医学称之为"肌痹""皮痹"，属"痹病"范畴。

（二）治疗

【刺络拔罐法】

方法一： 在病变范围，从上到下，从左到右以腕力弹刺，重刺法，针尖与皮肤垂直接触至微微出血。叩毕，按叩刺顺序用闪火法在病区拔罐，留罐 10 分钟。如症状仍不消失，可在 1 周后重复治疗。

方法二：常规消毒后，用梅花针在病变部位叩打，至皮肤微出血为度；再在病变部位拔火罐。每 3 日 1 次，5 次为 1 个疗程，疗程间隔 1 周。

方法三：针具和皮肤消毒后，沿腰骶部两侧由上而下各叩打 3 行，每行 7~9 遍，第 1 行距腰椎 1 厘米，第 2 行 2 厘米，第 3 行 3~4 厘米，每针间隔 1~2 厘米。然后在阳性物表面区及周围用较重手法密刺。叩刺病变皮损区域，针面对准感觉异常区，沿患部边缘开始，圆形呈螺旋状向中心区密刺，中度手法，每分钟叩击 100 次左右，表皮微出血。然后再在病变部位拔火罐，留罐 10~15 分钟，起罐后用消毒棉球擦去血迹，隔日 1 次，7 次为 1 个疗程，疗程间休息 1 周。

【梅花针加走罐疗法】

病变区消毒，用梅花针在病变区内自上而下排列式叩刺。中强度刺激，以局部皮肤发红，微见出血为度。再用玻璃罐施闪火法游走拔罐，以微有出血为度。隔日 1 次，5 次为 1 个疗程。

【走罐法】

患者取平卧位，暴露患部皮肤并用凡士林均匀涂敷。医者取中号玻璃火罐以闪火法吸住患处后，双手握住罐底，着力于后方，缓缓向前推动，一般先从膝盖上方股四头肌隆起处（即梁丘穴部），将罐推至腹股沟下沿，再向相反方向往下走罐至膝，来回 5~10 次，至患处皮肤潮红、间有明显紫黑色瘀点为度。4 日 1 次，4 次为 1 个疗程。（图 5-25）

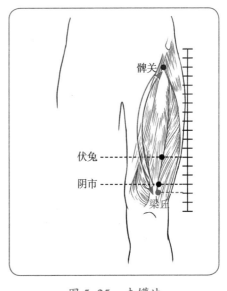

图 5-25　走罐法

（三）注意事项

在治疗期间，患者应卧床休息，注意保暖，避免寒冷。

十二、膝关节疼痛

（一）概述

本病相当于西医学的膝关节风湿性关节炎、类风湿关节炎、增生性骨关节炎、良性关节痛、髌骨软化症、膝关节滑膜炎、关节腔积液等。

退行性膝关节炎又名关节增生性关节炎、肥大性膝关节炎、老年性膝关节炎。近年来国内外文献已普遍称其为膝关节炎或膝关节痛。原发性退行性膝关节炎是生理上的退化作用和慢性积累性关节磨损的结果，临床以中老年发病较普遍，尤以 50~60 岁最多见，女性较多。本病属于中医学"痹病"范畴。

（二）治疗

【刺络拔罐法】

取穴：内膝眼、外膝眼、阿是穴。常规消毒后，用三棱针点刺 3~5下，然后拔罐 5~10 分钟，拔出瘀血1~3 毫升，起罐后擦净血迹。每周治疗 2~3 次，6 次为 1 个疗程。（图5-26）

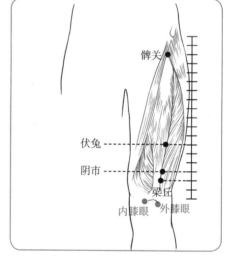

图 5-26　刺络拔罐法

【梅花针叩刺拔罐法】

取穴：内膝眼、外膝眼、阿是穴。用梅花针重叩内、外膝眼穴及关节疼痛局部，至皮肤出现点滴出血，拔出血量 1~5 毫升为度。每周治疗 2~3 次，8 次为 1 个疗程。

【针后拔罐法】

取穴：内膝眼、外膝眼、鹤顶、阳陵泉、阴陵泉、阿是穴。用 2~3 寸的毫针强刺激手法针之，得针感后拔罐 10~15 分钟，至皮肤出现红色瘀血为止。每周治疗 2~3 次，6 次为 1 个疗程。（图 5-27）

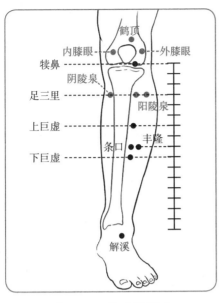

图 5-27　针后拔罐法

（二）治疗

【刺络拔罐法】

取穴：承山、太溪、漏谷、昆仑、涌泉、照海、阿是穴。先用三棱针点刺诸穴，其中，阿是穴用密刺，至皮肤微出血后拔罐 15~20 分钟。起罐后用艾条温和灸阿是穴 10 分钟。隔日治疗 1 次，10 次为 1 个疗程。疼痛缓解后，可减少穴位，但阿是穴每次必取。（图 5-28）

（三）注意事项

本病在治疗的同时，可配合补肾的药物，如六味地黄丸。宜穿软底鞋或在患侧放置海绵垫。局部每天可热敷或用温水浸足。

（三）注意事项

拔罐止痛疗效迅速，但原发病应坚持拔罐及配合其他药物治疗。在治疗期间患者要注意防寒保暖，适当运动。

十三、足跟痛

（一）概述

足跟痛是由于急性或慢性损伤引起足跟着力部分以疼痛为主的病证。本病多见于老年人。本病在中医学中属"痹病""肾虚"范畴。

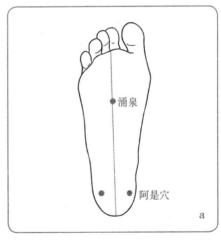

图 5-28　刺络拔罐法

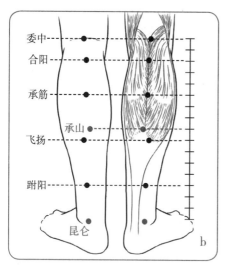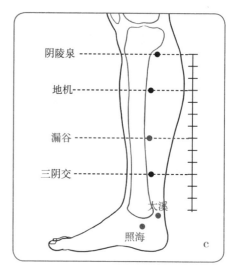

委中
合阳
承筋
承山
飞扬
跗阳
昆仑
b

阴陵泉
地机
漏谷
三阴交
太溪
照海
c

图 5-28　刺络拔罐法

十四、痔疮

（一）概述

痔疮是直肠下端黏膜下和肛管皮肤下扩张曲张的静脉团，多见于成年人，主要是肛门静脉回流发生障碍而引起，如怀孕、便秘、腹泻、久坐等。痔疮位于齿状线以上为直肠黏膜所覆盖者为内痔，常见排便或便后肛门出血，重者可脱出甚至感染，外痔位于齿状线以下，为肛管皮肤所覆盖，一般无明显症状，但痔静脉破裂，血块凝于皮下时会出现肛门剧痛，并有肿物出现。

（二）治疗

【刺血拔罐法】

取穴：骶部皮肤脉络。先用三棱针点刺，然后拔罐 10~15 分钟，以拔出血 3~10 毫升为度。

【刺络拔罐法】

方法一：取腰阳关，患者俯卧位，皮肤常规消毒，用三棱针对准穴位快速垂直刺入 0.2~0.3 厘米，不提插捻转，随即出针，以出血为佳，再拔罐

10~15 分钟，起罐后消毒创面，纱布包扎。1 周治疗 1 次。（图 5-29）

　　方法二：取大肠俞。患者仰卧，两侧大肠俞常规消毒，用三棱针快速刺入 0.5~1 厘米。进针后将针体左右摇摆 5~6 次，使同侧肢体有酸麻胀感时起针，后迅速于针眼处拔罐，留罐 20 分钟。起罐后用酒精棉球压迫止血，胶布固定。每隔 3 日治疗 1 次，3 次为 1 个疗程。（图 5-30）

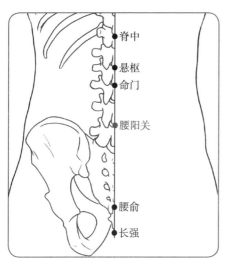

图 5-29　刺络拔罐法 1

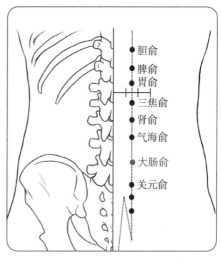

图 5-30　刺络拔罐法 2

　　方法三：取长强穴。患者仰卧，常规消毒，用三棱针挑破络脉后拔罐 10~15 分钟，每日 1 次，5 次为 1 个疗程。（图 5-31）

【针挑拔罐法】

　　患者俯卧，暴露背部，在第 7 胸椎以下骶部以上，两腋后线之间寻找痔点（圆形或椭圆形，稍突出于皮肤略带色素，针尖大小，压之不褪色），无痔点者取大肠俞或周围压痛点，常规消毒后，三棱针挑破痔点皮肤，针的方向与脊柱平行，使创口长约 0.5 厘米，深 0.2~0.3 厘米，可挑出白

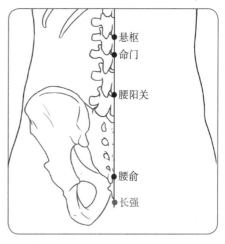

图 5-31　刺络拔罐法 3

色透明纤维样物，将其挑断，以挑尽为好。再用拔火罐在挑过的痔点上拔出瘀血（约10分钟），起罐后清除瘀血，在挑口上覆盖消毒棉花，用创可贴固定。肛周炎肿、炎性外痔、血栓性外痔患者，可用中草药（芒硝50克，大蓟、石蒜、苦参、大黄各30克，红花20克）水煎熏洗坐浴，每次30分钟。

（三）注意事项

本病治疗期间配合热水浴效果好。患者平素应多食新鲜蔬菜，忌食辛辣，加强提肛功能锻炼，养成定时大便的习惯，以保持大便通畅，防止便秘。

十五、脱肛

（一）概述

脱肛是指直肠黏膜、直肠壁全层和部分乙状结肠向下移位、脱出肛门之外的疾病，又称直肠脱垂。本病在中医学中属于"脱肛"范畴。

（二）治疗

【梅花针叩刺拔罐法】

取穴：①气海俞、大肠俞、白环俞；②身柱、脾俞、气海俞；③中脘、气海、关元。每次选1组，用梅花针叩刺后拔罐15分钟，每日或隔日1次。（图5-32）

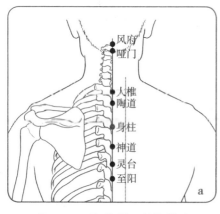

图5-32　梅花针叩刺拔罐法

【针刺后拔罐法】

取穴：长强穴。用毫针针刺得气后，垫棉垫拔罐15分钟，隔日1次。（图5-33）

【刺络拔罐法】

方法一：在第3腰椎至第2骶椎之间，脊柱中线旁开1.5寸处的纵线上任选2点，用三棱针点刺后拔罐15分钟，隔日1次。（图5-34）

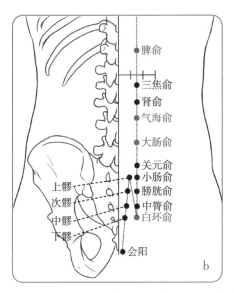

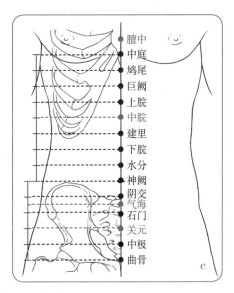

图 5-32　梅花针叩刺拔罐法

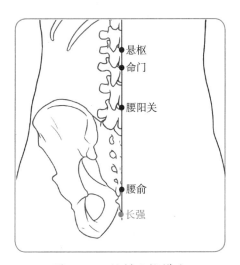

图 5-33　针刺后拔罐法

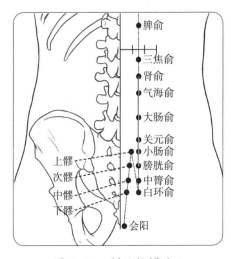

图 5-34　刺络拔罐法 1

　　方法二：分 3 组取穴，一为大椎、肝俞、白环俞；二为身柱、脾俞、气海俞；三为中脘、气海、关元俞。以上 3 组穴，每次选 1 组穴位，用三棱针点刺后拔罐，留罐 10~15 分钟，每日或隔日 1 次。(图 5-35)

　　方法三：取长强、脾俞、气海、百会。以上诸穴常规消毒后，用三棱针点刺 3~5 下，使之出血，然后立即拔罐于所刺部位，留罐 10~15 分钟，

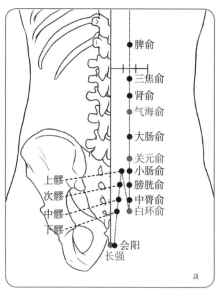

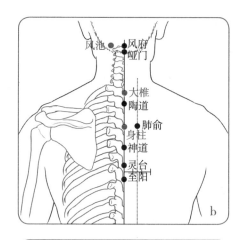

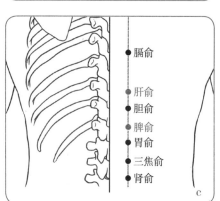

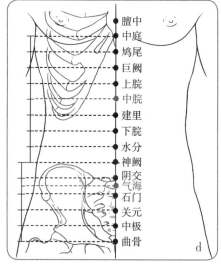

图 5-35　刺络拔罐法 2

至皮肤出现紫红色瘀血现象或拔出数滴淤血为度，起罐后擦净血迹。百会穴不宜拔罐，可采取毫针针刺，提插捻转补法治疗。隔日 1 次，10 次为 1个疗程。（图 5-36）

【针挑拔罐法】

选穴：腰骶部阳性点（结节、变色点、怒张小血管等）。先在腰骶部寻找 2~4 个阳性点，局部消毒后用三棱针挑断病理反应点上的皮内、皮下纤维 3~5 根，然后立即拔罐，留罐 10~15 分钟，拔出淤血数滴或皮肤出现紫红色瘀血现象为止，每周 2~3 次，每次选挑 2~4 个穴位，10 次为 1 个疗程。

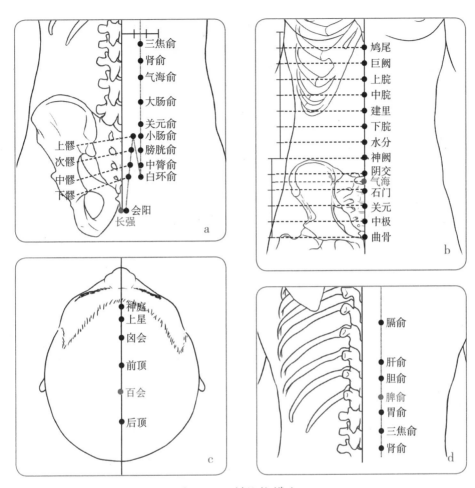

图 5-36　刺络拔罐法 3

（三）注意事项

严重脱肛者，应配合内服、外用中药等其他疗法。患者应注意充分休息，避免腹压增加的动作，并积极进行提肛锻炼，加强营养，增强体质。

十六、强直性脊柱炎

（一）概述

强直性脊柱炎是指一种原因尚不明确的，以脊柱为主要病变的慢性疾病。病变主要累及骶髂关节，引起脊柱强直和纤维化，造成弯腰活动障碍，并可有不同程度的眼、肺、心血管、肾等多个器官的损害。本病属中医学"骨痹""肾痹"等范畴。

（二）治疗

【刺络拔罐法】

取督脉大椎至腰俞诸穴，足太阳膀胱经大杼至白环俞诸穴。重点在大椎、命门、腰阳关、肾俞、大肠俞、关元俞、膀胱俞、中膂俞及病变部位附近的胞肓、秩边。患者俯卧位，常规消毒，用梅花针先在上述经脉部位从上至下连续叩刺，落针稳，起针快，轻重均匀，叩成 3 条直线至皮肤潮红。再选 4~6 个重点穴位行重叩手法至皮肤微出血，最后选择大小合适的玻璃罐每经各拔 4~6 个穴位，留罐 10~15 分钟，起罐后用棉球擦净出血。症状改善后及巩固治疗时，梅花针叩刺用中、轻手法至皮肤潮红即可，拔罐后可不出血。隔日 1 次，10 次为 1 个疗程，疗程间隔 5 日。（图 5-37）

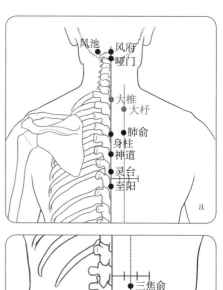

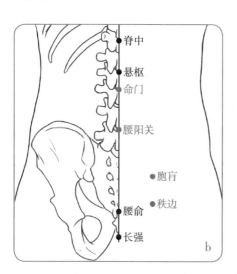

图 5-37 刺络拔罐法

【梅花针叩刺后拔罐法】

　　取穴：阿是穴、华佗夹脊、大椎、身柱、腰俞、肾俞、委中。用梅花针叩刺患椎及委中至皮肤出血，然后诸穴拔罐并留罐 15~20 分钟。每日 1 次。（图 5-38）

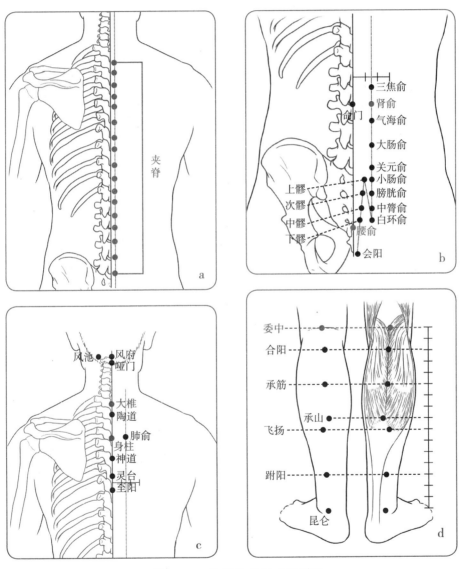

图 5-38　梅花针叩刺后拔罐法

（三）注意事项

本病病程长，应坚持治疗。患者在拔罐治疗的同时，可积极配合药物治疗及其他疗法。

十七、下肢静脉曲张

（一）概述

下肢静脉曲张是指下肢浅静脉系统处于伸长、蜿蜒而曲张的状态，多发生于持久从事站立工作或体力劳动者。西医学认为，静脉壁软弱、静脉瓣缺陷以及浅静脉内压力升高，是引起浅静脉曲张的主要原因。本病在中医学中属于"筋瘤"范畴。

（二）治疗

【孟氏中药拔罐疗法】

选穴：足三里、三阴交、涌泉、委中、承山。拔罐之前和拔罐之后分别在拔罐的局部外涂中药拔罐液。还可在静脉曲张部位每日涂 3 次中药拔罐液。（图 5-39）

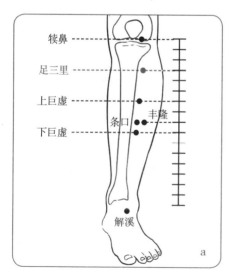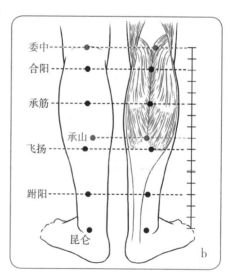

图 5-39　孟氏中药拔罐疗法

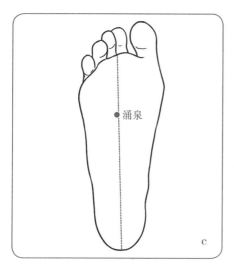
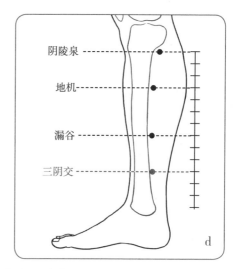

图 5-39 孟氏中药拔罐疗法

（三）注意事项

患者应适当休息，抬高患肢，避免站立过久。

十八、血栓闭塞性脉管炎

（一）概述

血栓闭塞性脉管炎是一种累及血管的炎症和闭塞性病变，主要侵袭四肢中的小动、静脉，以下肢血管为主，多发于男性。本病在中医学中属于"脱疽"范畴。

（二）治疗

【刺络拔罐法】

取穴：①承山、三阴交、绝骨（悬钟）、丘墟、解溪等。②殷门、委中、承山。③阴廉、伏兔。④尺泽、内关、外关、劳宫、阳池、中渚等。根据患病部位的不同，而取相应穴位。胫后动脉、足背动脉无搏动者，取第①组穴；腘动脉无搏动者取第②组穴；股动脉无搏动者，取第③组穴；尺、桡动脉无搏动者，取第④组穴。穴位消毒，用消毒过的粗短毫针、三棱针或小斜口刀散刺,或以皮肤针作较重的叩刺。根据患者体质强弱或病情轻重,适当掌握刺激的强度。轻刺法以皮肤红晕为度,中刺法以皮肤表面尘粒样出血为度,重刺法以皮肤表面芝麻样点状出血为度。然后在叩刺部位进行拔罐,留罐 5~10 分钟,每周 2~3 次(每次出血量以不超过 10 毫升为宜)。(图 5-40)

(三)注意事项

本病应坚持治疗;患者应注意保暖、戒烟。

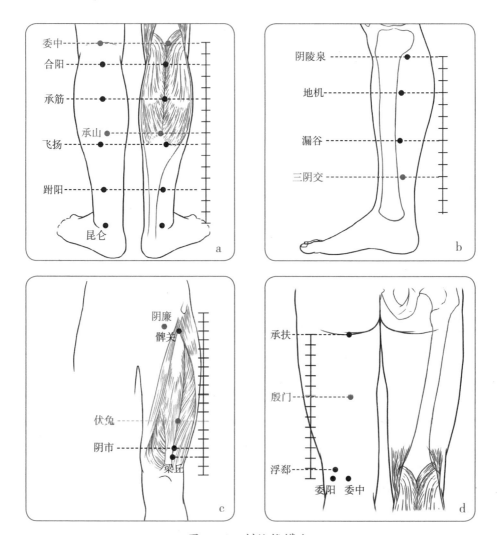

图 5-40 刺络拔罐法

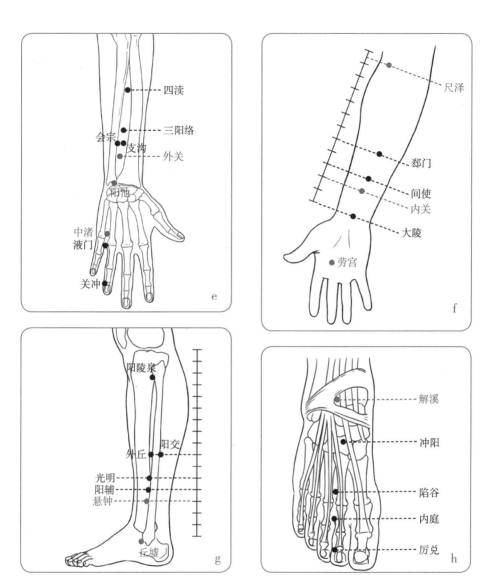

图 5-40　刺络拔罐法

十九、急性乳腺炎

（一）概述

急性乳腺炎是乳房的急性化脓性感染，几乎所有患者都是产后哺乳的妇女，尤其是初产妇更为多见。本病在中医学中属"乳痈"范畴。

（二）治疗

【刺络拔罐法】

方法一：分两组取穴，一为乳根、肩井、膻中；二为天宗、膏肓、大椎。每日选用 1 组穴位，用刺络拔罐法，留罐 10~15 分钟。（图 5-41）

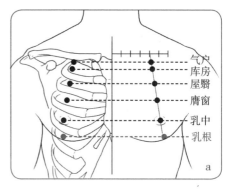

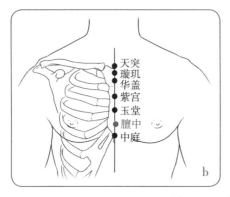

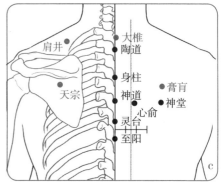

图 5-41　刺络拔罐法 1

方法二：分 3 组选穴，①肩井、乳根；②乳房四周、天宗穴；③乳房脓肿局部。取第①组穴以及背部相对应的压痛点，先用三棱针在穴位及压痛点点刺出血，后将罐吸拔在穴位上，留罐 15 分钟，每日 1 次。若伴有发热者，加大椎穴，施以刺络拔罐法。亦可取第②组穴，行温水罐法，天宗采用毫针罐法，留罐 15 分钟，每日 1 次。若乳房已化脓，选用火针刺入第③组脓肿波动感最明显处，缓慢出针，后选用口径与脓肿相当或较大的罐具，吸拔在刺点上，留罐 2~3 分钟，起罐后擦净脓血，外敷消炎纱条，每日换药 1 次。（图 5-42）

【梅花针叩刺后拔罐】

方法一：取乳房局部硬结处、乳根、膏肓、神封。发热恶寒配大椎、委中、合谷；腋下淋巴结肿大者配肩井、曲池。先用梅花针叩刺至微出血，后拔罐 10~15 分钟，配穴用三棱针点刺放血 3~4 滴，或再在大椎穴上拔罐。隔日治疗 1 次。（图 5-43）

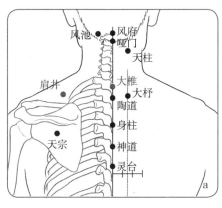
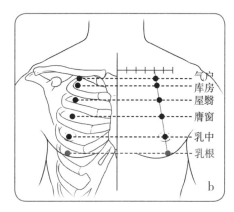

图 5-42　刺络拔罐法 2

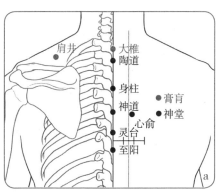
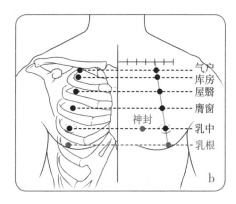
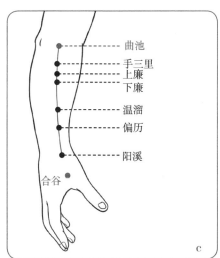
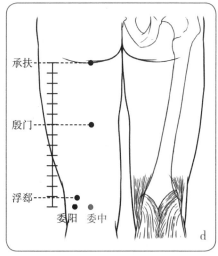

图 5-43　梅花针叩刺后拔罐 1

方法二： 分两组取穴，一为膈俞、膏肓、魄户、曲泽或背部反应点（多见于颈项之间，不高于皮肤，颜色鲜红，指压不褪色）1~3处，二为局部硬结处，或乳根、膻中、委中、期门、肩井等2~3处。第一组穴用三棱针点刺出血不拔罐，第二组用梅花针叩刺，以微出血为度，后拔罐5~10分钟，每日1次。（图5-44）

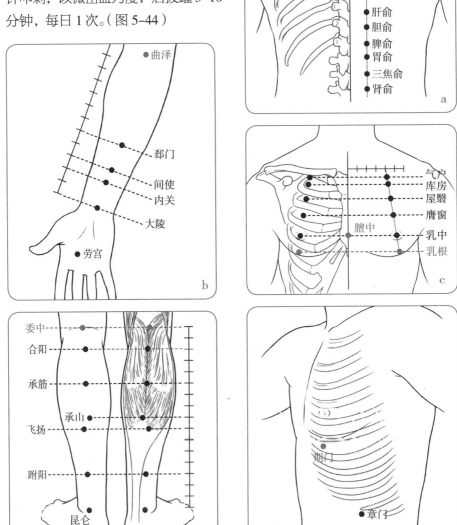

图 5-44　梅花针叩刺后拔罐法 2

【刺血拔罐法】

　　方法一： 取足太阳膀胱经上以肩胛骨内侧上缘为一点，下缘为一点两品连线之中点为穴。轻者只刺患乳对侧穴位，重者取双侧。取26号2寸毫针与皮肤呈45~75°角刺入，向脊柱方向斜刺1.5寸，快速捻转30~40次退针，并摇大针孔，退至皮下时针尖向上、向内下斜刺约1.5寸，得气后出针，迅速拔罐5~7分钟，针眼处拔出血数滴。每日1~2次。

　　方法二： 取患乳局部，膺窗、肺俞、乳根、心俞。用三棱针点刺患乳局部中心出血后，拔罐并留罐10~15分钟，吸出脓血，每次选2个穴位，点刺出血后拔罐。（图5-45）

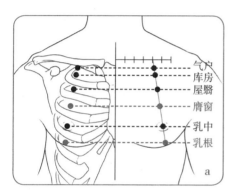 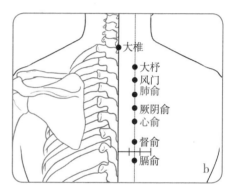

图 5-45　刺血拔罐法 2

【走罐法】

　　取穴：患侧乳房相对应的背部。在拔罐部位涂一些液状石蜡油，拔罐，沿背部上下移动4次，局部见瘀点后取下火罐，每日1次。（图5-46）

（三）注意事项

　　本病发病后应积极诊断和治疗，以防病情加重，必要时配服清热解毒中药和抗生素。产妇应养成定时哺乳的习惯，注意乳头清洁；当乳

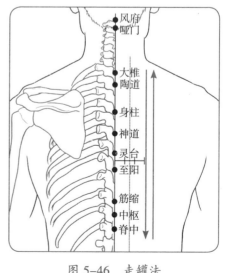

图 5-46　走罐法

汁过多，哺乳后尚未排尽时，可用吸乳器或用手挤压按摩，使乳汁排出，防止淤积。

二十、乳腺小叶增生症

（一）概述

乳腺小叶增生症是指乳腺小叶实质发生非炎症性散在的结节样良性增生病变。多见于中年妇女。本病在中医学中属于"乳癖"范畴。

（二）治疗

【孟氏中药拔罐疗法】

选穴：膻中、丰隆、太溪、肩井、天宗、肝俞、外关。拔罐之前和拔罐之后分别在拔罐的局部外涂中药拔罐液。（图5-47）

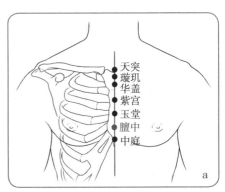

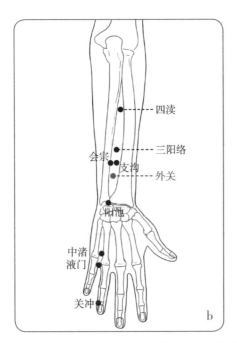

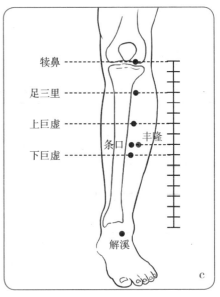

图 5-47　孟氏中药拔罐疗法

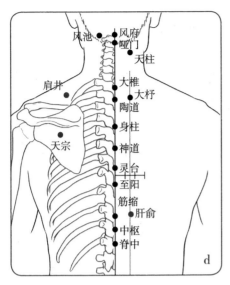
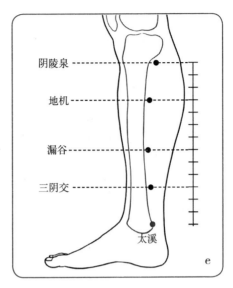

图 5-47　孟氏中药拔罐疗法

（三）注意事项

注意与乳腺恶性肿瘤鉴别，必要时进行细胞学或病理学检查以明确诊断。

二十一、手术后肠粘连

（一）概述

手术后肠粘连是一种腹腔手术后遗症，在临床上较常见。与本病形成有关的因素有腹腔手术止血不彻底而形成血肿。轻症肠粘连表现为腹胀、腹痛、便秘、恶心呕吐、食欲不振。肠梗阻时则出现阵发性腹部绞痛、恶心呕吐、腹胀、停止自肛门排便排气，查体腹部可见肠型及蠕动波，肠鸣音亢进，有气过水声。本病在中医学中属于"腹痛""呕吐"范畴。

（二）治疗

【闪罐法】

选穴：腹部四募穴（中脘、关元、天枢左右各 1 穴）。采用闪罐法，每次连续闪拔 15~20 下，然后留罐 5~10 分钟，每日 1 次。（图 5-48）

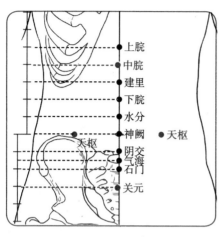

图 5-48　闪罐法

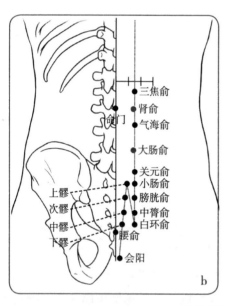

图 5-49　火罐法

【火罐法】

选穴：阿是穴（切口处，待伤口愈合后再行拔罐）、肾俞、大肠俞、中脘、足三里。采用火罐法，留罐10~15分钟，每日1次。（图5-49）

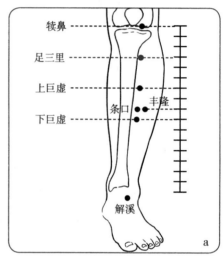

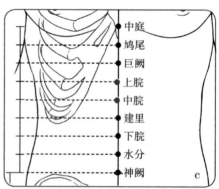

【刺络拔罐法】

取穴：①大椎、阿是穴；②身柱、阿是穴。先用三棱针在穴位上点刺，后拔罐，留罐10分钟，每次1组，每日或隔日1次。（图5-50）

【梅花针叩刺后拔罐法】

选穴：大肠俞、次髎。用梅花针叩刺后拔罐 20 分钟，待腹部胀满稍有缓解时，可加中脘、气海、天枢拔罐 20 分钟，每日 1 次，5 次为 1 个疗程。（图 5-51）

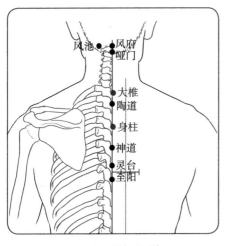

图 5-50 刺络拔罐法

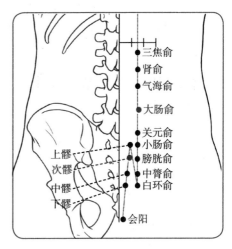

图 5-51 梅花针叩刺后拔罐法

（三）注意事项

肠粘连可用拔罐疗法。肠粘连引起梗阻时，应区分属单纯性肠梗阻还是绞窄性肠梗阻，如属前者可行拔罐治疗，后者应手术。中药拔罐的同时，也可配合行气活血药物治疗。

二十二、肋软骨炎

（一）概论

西医学称之为肋软骨痛性非化脓性肿胀，好发于青壮年，且女性多于男性。本病属中医学"骨痹"范畴。

（二）治疗

【刺络拔罐法】

选穴：①大椎、阿是穴。②身柱、阿是穴。先用三棱针点刺，后拔罐，留罐 10 分钟，每次选 1 组，每日 1 次，10 次为 1 个疗程。（图5-52）

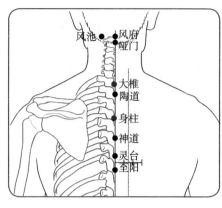

图 5-52　刺络拔罐法

【七星针刺加拔罐疗法】

选穴：主穴取阿是穴。配穴取大椎、膻中。常规消毒后用七星针轻叩局部，再行拔罐。留罐时间 10~15 分钟。辅以桃红四物汤。在阿是穴穴位注射。确炎舒松 –A10 毫克，加入 1% 普鲁卡因 2 毫升混合后注入阿是穴。隔日 1 次。（图 5-53）

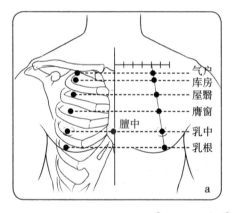
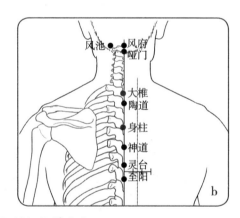

图 5-53　七星针刺加拔罐疗法

【围刺加拔罐疗法】

患者仰卧或侧卧，充分暴露患处，在软骨压痛敏感区（即阿是穴）四周常规消毒，用 1 寸毫针多针浅斜刺，一般 4~8 针，施捻转手法使患者有酸胀感，留针 25 分钟，取针后加拔火罐于疼痛处，留针 10 分钟。7 日为 1 个疗程。

（三）注意事项

拔罐治疗本病可取得一般的临床疗效，如配合外敷中药治疗则效果更佳。患者在治疗期间应注意休息，劳逸结合，避免扭、闪、碰、撞等伤害性动作，并要避免寒凉刺激，以免症状加重或复发。

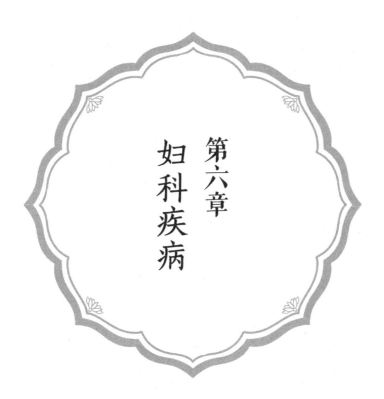

第六章
妇科疾病

一、闭经

（一）概述

闭经是妇科疾病中常见的一种症状。通常分为原发性和继发性两类。前者系指年满 18 岁或第二性征发育成熟两年以上尚未初潮者，后者则指以往曾建立正常月经，但以后因病理性原因而停经 3 个月以上者。根据发生原因，闭经又分为生理性和病理性，青春期前、妊娠期、哺乳期以及绝经期后的月经不来潮均属生理现象，不作病论。病理性闭经中，因先天发育异常如先天性无阴道及处女膜闭锁等，则非拔罐疗法所宜。本病在中医学中属"经闭""月水不通""女子不月"证的范畴。

（二）治疗

【火罐疗法】

肾阴不足取肾俞、志室、气海、三阴交穴。隔日 1 次。肾阳不足选肾俞、命门、关元、气海、归来。隔日 1 次。气血两亏选①足三里、三阴交、气海。②脾俞、胃俞、归来。每日 1 次，每次 1 组。气滞血瘀选三阴交、地机、血海、气冲。一侧穴位 1 日，两侧交替进行。寒凝胞宫选①天枢、关元、归来、三阴交。②腰阳关、关元俞。痰湿阻滞选①脾俞、三焦俞、次髎。②中脘、中极、三阴交、丰隆。每日 1 次，每次 1 组，两组交替进行。（图 6-1）

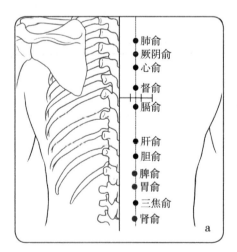
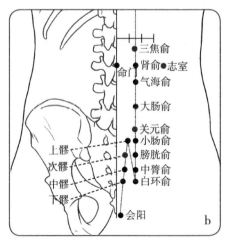

图 6-1 火罐疗法

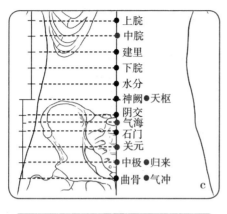

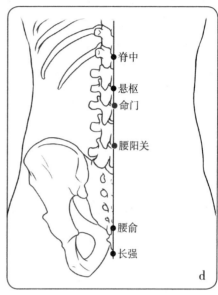

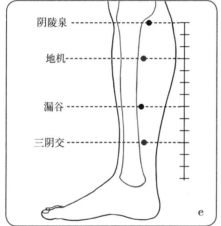

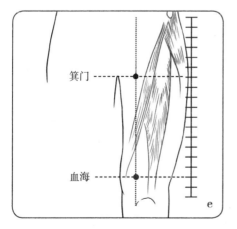

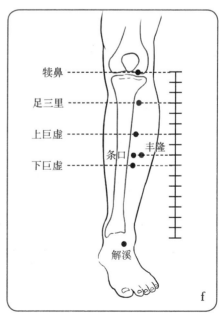

图 6-1　火罐疗法

【刺络拔罐法】

选穴：①大椎、肝俞、脾俞；②身柱、肾俞、气海、三阴交；③命门、关元。先用三棱针在穴位上点刺，后用罐吸拔在穴位上，留罐15分钟，每次1组穴，每日1次。（图6-2）

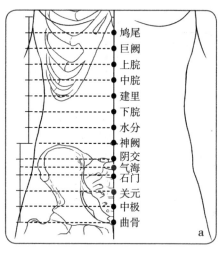

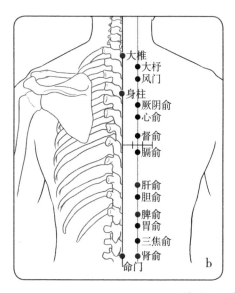

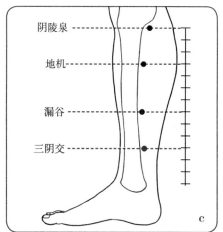

图 6-2　刺络拔罐法

（三）注意事项

拔罐疗法适用于功能性闭经，而继发性闭经应明确病因进行相应治疗。在治疗期间，患者要舒畅情志，避免紧张；加强体育锻炼，劳逸结合，避免过劳或剧烈运动。

二、痛经

（一）概述

痛经是指妇女在月经期间或行经前后，出现下腹部及腰部疼痛，甚则剧痛难忍，随着月经周期持续发作的病证。痛经有原发和继发之分。原发性痛经又叫功能性痛经，多见于未婚妇女，一般于来潮前数小时开始疼痛，月经开始时疼痛加重，历时数小时，有时可达数天。疼痛呈阵发性下腹部和腰骶部绞痛。继发性痛经多见于已婚妇女，具有原发痛经的症状且伴有原发性疾病（如盆腔子宫内膜异位症、子宫腺肌病、慢性盆腔炎、妇科肿瘤等）的病史及症状。功能性痛经容易痊愈，器质性病变导致的痛经病程较长，缠绵难愈。本病在中医学中属于"经行腹痛"范畴。

（二）治疗

【梅花针加拔罐疗法】

取次髎穴，俯卧位，常规消毒后，用梅花针对准穴位叩刺，轻度痛经者以叩刺局部皮肤略有潮红、患者无疼痛为度；中度以叩刺局部皮肤潮红无渗血、患者稍有疼痛为度；重度痛经以叩刺局部皮肤隐隐出血，患者有疼痛感为度。叩刺后用闪火法拔罐，每次留罐 15~20 分钟。一般在月经来潮前 3~5 日开始

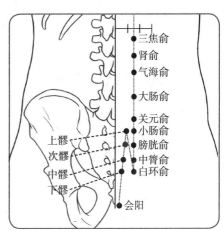

图 6-3　梅花针加拔罐疗法

治疗，每日 1 次，3 次为 1 个疗程。每个月经周期治疗 1 个疗程。（图 6-3）

【刺络拔罐法】

取穴：气海、关元、中极、归来。穴位常规消毒，右手以执笔式持斜口小刀中指靠近刀尖或三棱针，迅速点刺表皮(勿拖刀)。点刺范围应小于瓶口，深度以刺破表皮、略见血水样渗出物为度，顺皮纹或直刺，刀间距离 1 个米粒左右，点刺部位应避开血管。刺后将面饼（面粉用冷水调制而成）置于治疗部位周围。为防坠落，可将四边重叠，使饼粘住皮肤，然后将油纸折成三

角形，待其燃烧至 1/3 处时，把它送入选定的罐中，送入前必须深吸气，并将瓶倾斜接近治疗部位，立即向瓶内吹气送氧，不要中断吹气，见瓶中火苗发紫蓝色，并呼呼作响，迅速将瓶扣在置好面饼的治疗点上，动作要快要轻。10~15 分钟后取罐，并用草纸擦净血迹。每隔 3~10 日治疗 1 次。（图 6-4）

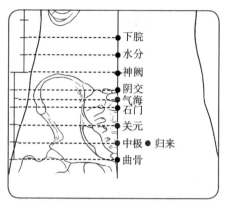

下脘
水分
神阙
阴交
气海
石门
关元
中极　归来
曲骨

图 6-4　刺络拔罐法

（三）注意事项

引起痛经的原因很多，拔罐疗法对于原发性痛经效果较好，对于子宫内膜异位症、子宫肿瘤及内生殖器异常引起的痛经效果较差。此外，患者应注意经期卫生，避免精神刺激，防止受凉和过食生冷。

三、更年期综合征

（一）概述

更年期是指妇女从性成熟期逐渐进入老年期（年龄一般在 45~52 岁）的过渡时期，包括绝经前期、绝经期、绝经后期。更年期妇女中，约 1/3 能通过神经内分泌的自我调节达到新的平衡而无自觉症状，2/3 妇女则可出现一系列因卵巢功能衰退甚至消失而引起性激素减少、内分泌失调和自主神经功能紊乱的症状，称为更年期综合征。本病属于中医学中"绝经前后诸证"范畴。

（二）治疗

【火罐疗法】

肾阴亏损型取肾俞、肝俞、心俞、三阴交，两侧穴位每日交替进行。脾肾双亏型取肾俞、脾俞、气海俞、足三里，两侧穴位每日交替进行。（图 6-5）

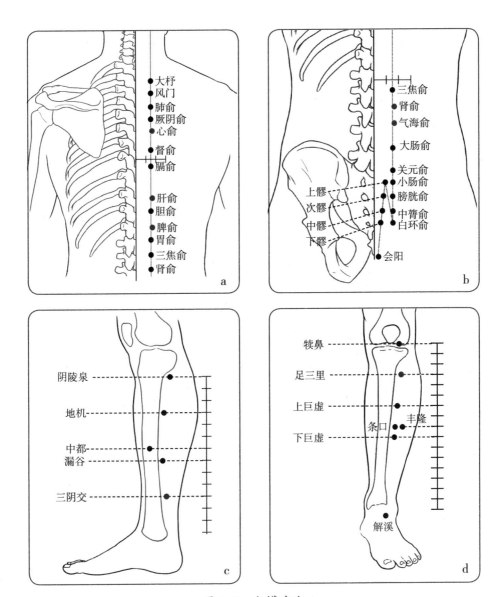

图 6-5　火罐疗法

【刺络拔罐法】

选穴：肝俞、肾俞、脾俞、太阳、关元、三阴交、太冲。常规消毒，用三棱针点刺 3~5 下，选择适当大小的罐，拔于所点刺的穴位上。留罐 10~15 分钟，拔出血量 3~5 毫升。隔日 1 次，10 次为 1 个疗程。经前 2~3 天开始治疗。（图 6-6）

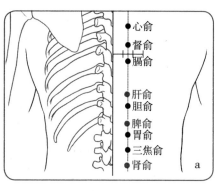

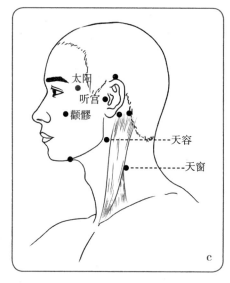

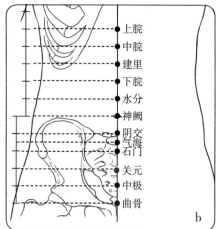

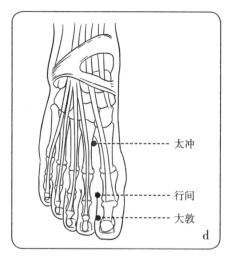

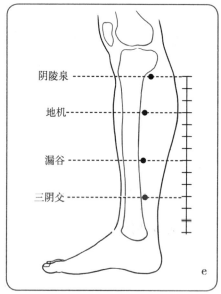

图 6-6　刺络拔罐法

【走罐法】

取背部腧穴：包括膀胱经、督脉在背部的腧穴及华佗夹脊穴。患者背部涂抹甘油，以闪火法拔罐，以大椎、厥阴俞、心俞、膈俞、肝俞、胆俞、脾俞、胃俞、肾俞作重点旋转，至皮肤潮红或紫色为度。虚证者负压稍小，实证者负压稍大。每次 10~15 分钟，隔日 1 次，5 次为 1 个疗程。（图 6-7）

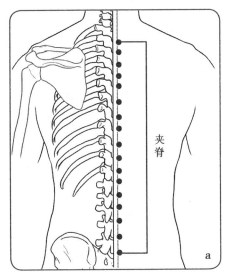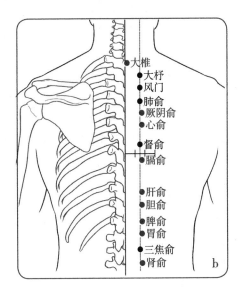

图 6-7　走罐法

【梅花针叩刺后拔罐法】

方法一：背部夹脊（大椎至骶尾端）中线两侧旁开各 0.5 寸。先用梅花针叩刺（重证 3 遍，轻证 2 遍）至微出血为度，然后依法用走罐法至皮肤紫红为度。3 日治疗 1 次，5 次为 1 个疗程。（图 6-8）

方法二：分两组选穴，一为大椎、三阴交、心俞、脾俞；二为风池、阳陵泉、肝俞、肾俞。每次选

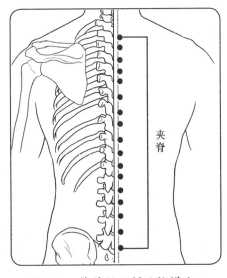

图 6-8　梅花针叩刺后拔罐法 1

用1组，梅花针叩刺后拔罐，留罐20分钟。每日1次，5次为1个疗程。（图6-9）

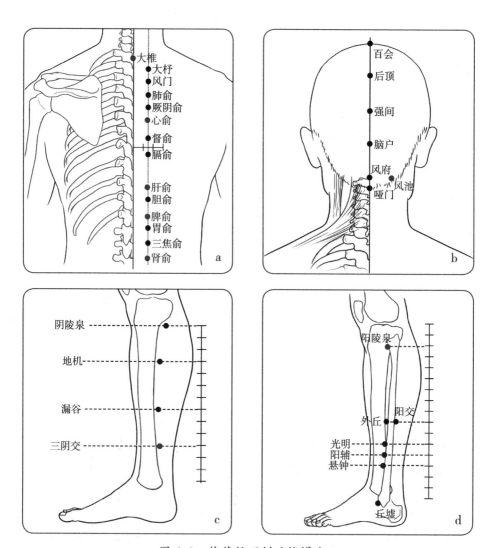

图 6-9　梅花针叩刺后拔罐法 2

（三）注意事项

在治疗期间，患者应做好心理调整，解除不必要的顾虑，保持精神愉快；注意加强营养，劳逸结合，必要时配合中西药治疗。

四、妊娠呕吐

（一）概述

妊娠呕吐是指妇女在怀孕 6 周左右出现不同程度的恶心呕吐综合征。本病在中医学中属于"人身恶阻""子病""阻病""病儿""病阻"等范畴。

（二）治疗

【火罐疗法】

方法一：中虚湿盛选中脘、足三里、阴陵泉，肝气郁滞选中脘、膻中、内关、足三里，胃热上攻选中脘、内关、内庭穴。内庭穴行针刺，余穴吸拔 10 分钟，每日 1 次。（图 6-10）

方法二：取中脘。采用单纯拔罐法，每次食前拔 15~20 分钟。（图 6-10）

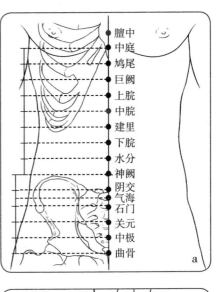

膻中
中庭
鸠尾
巨阙
上脘
中脘
建里
下脘
水分
神阙
阴交
气海
石门
关元
中极
曲骨

a

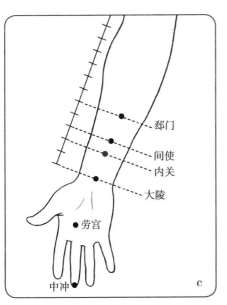

郄门
间使
内关
大陵
劳宫
中冲

c

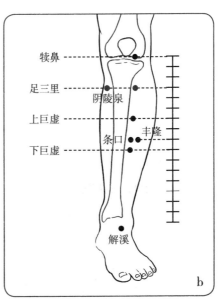

犊鼻
足三里
阴陵泉
上巨虚
条口
丰隆
下巨虚
解溪

b

图 6-10　火罐疗法

【刺络拔罐法】

取穴：①大椎、肝俞、脾俞。②身柱、胃俞。每次 1 组，轮流使用，用三棱针点刺 3 次，然后吸拔留罐 15 分钟，每日或隔日 1 次。（图 6-11）

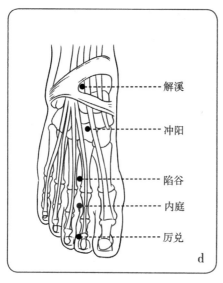

图 6-10　火罐疗法

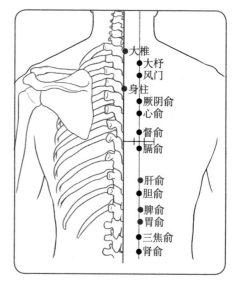

图 6-11　刺络拔罐法

（三）注意事项

病情重者应住院治疗，以防脱水及酸中毒。孕妇勿用中药拔罐液。在治疗期间，医生应给予患者安慰和帮助，使其解除思想顾虑，保证充分的休息和睡眠，饮食清淡，少量多餐。施行拔罐不宜过强，起罐不宜过猛。

五、产后缺乳

（一）概述

妇女产后乳汁分泌量少或全无，不能满足喂哺婴儿的需要，称为产后缺乳。本病在中医学中属于"缺乳""乳汁不行"范畴。

（二）治疗

【摇罐法】

选穴：膻中、关元、足三里、乳中、乳根、肝俞、脾俞。以上诸穴拔罐 10~15 分钟。膻中、乳中、乳根在留罐期间用力摇罐数次。（图 6-12）

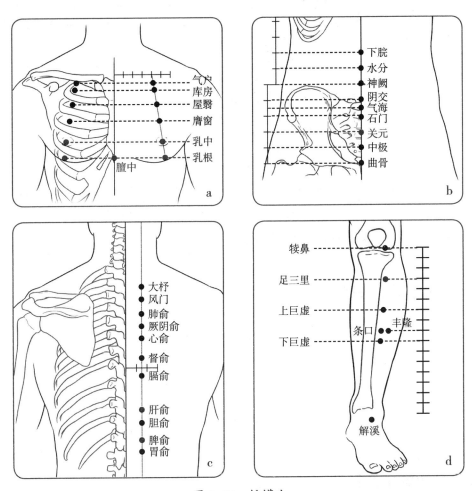

图 6-12　摇罐法

【刺络拔罐法】

选穴：天宗、肩井、膏肓、乳根、膻中。先用三棱针点刺以上诸穴，后拔罐，留罐 15~20 分钟。每日或隔日 1 次，5 次为 1 个疗程。（图 6-13）

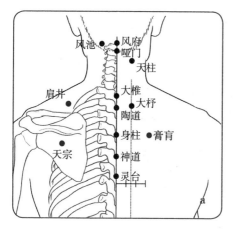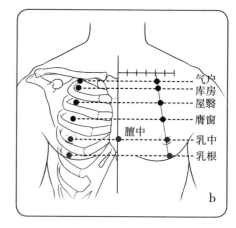

图 6-13 刺络拔罐法

（三）注意事项

治疗期间，患者应增加营养，多食含蛋白质丰富的食物和新鲜蔬菜；掌握正确授乳方法，按时哺乳，建立良好的泌乳反射；调节情志，劳逸适度，保持气血调和，促使乳汁恢复正常分泌。

六、产后身痛

（一）概述

本病类似于西医学风湿、类风湿引起的关节痛。出现关节酸痛、麻木、重著，关节活动不利，甚则关节肿胀等症状。病久不愈者可见肌肉萎缩、关节变形。

（二）治疗

【火罐疗法】

血虚型在背部督脉行走罐，由上至下，约20次，再于承山穴至委中穴走罐10次，皆用强手法，继取中极、气海留罐5分钟。寒凝型于脾俞至大肠俞区间行走罐，并在委中坐罐5分钟，次日在肾俞、命门留罐5分钟，起罐见二穴呈明显紫色印痕。（图6-14）

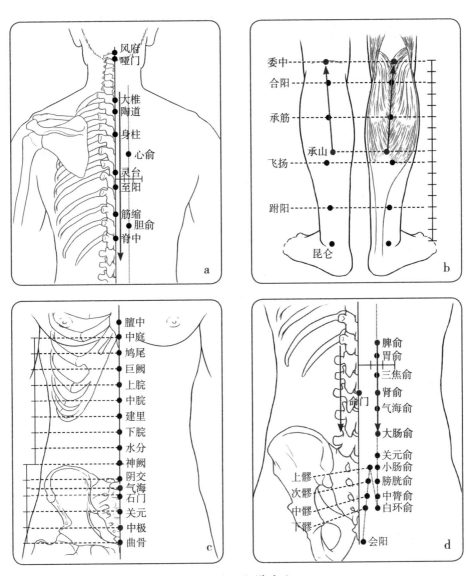

图 6-14 火罐疗法

（三）注意事项

产后感染而体温高者，应积极配合中西药治疗。

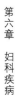

七、产后尿潴留

（一）概述

产后尿潴留是指妇女产后 8 小时尚不能正常排尿而使膀胱内潴留大量尿液的病证，是产后常见的并发症之一。临床表现为产后膀胱区有阵发性收缩性疼痛和高度尿意，但不能排尿。下腹中部隆起，膀胱充胀。本病在中医学中属于"癃闭"范畴。

（二）治疗

【火罐疗法】

取穴：中极、三阴交、阴陵泉。用单纯拔罐法，或留针留罐法，留罐 15 分钟，起罐后，自脐正中开始至耻骨联合处，沿腹正中线来回温灸，同时温灸三阴交、阴陵泉局部。每日 1 次。（图 6-15）

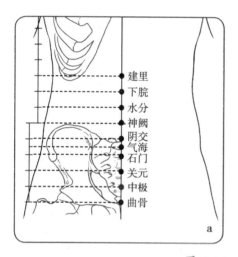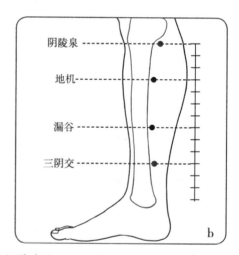

图 6-15　火罐疗法

【中极穴拔罐法】

辨证为气虚血瘀，治宜温阳化气，通调水道，散寒凉，调气血。取脐下 4 寸部位即中极穴，采用闪火法，用镊子或止血钳夹酒精棉球点燃，在罐内四壁转动数下，迅速取出，立即将罐吸在选定穴位，拔紧后，随即取

下再拔，每次稍移动所拔部位，至皮肤充血。每日 1 次。（图 6-16）

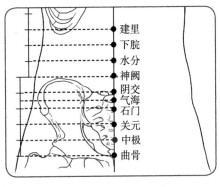

图 6-16　中极穴拔罐法

（三）注意事项

本病拔罐治疗效果较好。治疗后配合小腹部按摩及热敷效果更佳。

八、子宫脱垂

（一）概述

子宫脱垂是指子宫从正常位置沿阴道下降，宫颈外口达坐骨棘水平以下，甚至子宫全部脱出于阴道口以外，常合并有阴道前壁和后壁膨出。本病在中医学中属于"阴挺"范畴。

（二）治疗

【火罐疗法】

气虚者选穴气海、关元、足三里，操作时患者取坐位或仰卧位，选取中口径玻璃罐以闪火法吸拔诸穴 5~10 分钟，每日 1 次；肾虚者选穴关元、照海、太溪。操作时患者取坐位，照海、太溪行针刺，余穴选取中口径玻璃罐以闪火法吸拔 5~10 分钟，每日 1 次。（图 6-17）

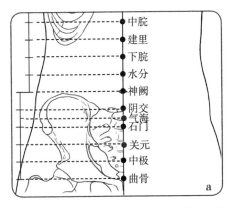
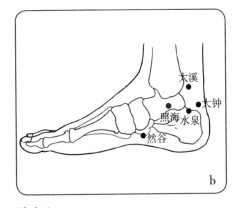

图 6-17　火罐疗法

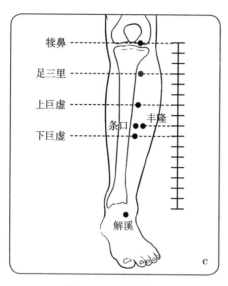

图 6-17　火罐疗法

【刺络拔罐法】

选穴分两组，一为第 12 胸椎至骶尾椎中线及两侧膀胱经内循线；二为天枢、中极、胞肓、脾俞。第一组穴用梅花针叩刺或用三棱针点刺后依法拔走罐，至皮肤潮红为度；第二组穴用单纯拔罐法，或罐后加灸，或用刺络拔罐法，留罐 15~20 分钟。隔日治疗 1 次，10 次为 1 个疗程。（图 6-18）

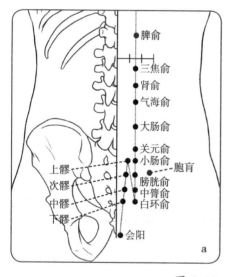

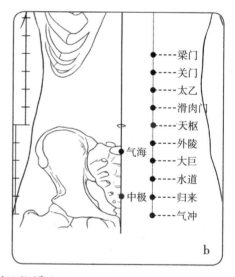

图 6-18　刺络拔罐法

（三）注意事项

患者应避免过劳；防风寒，忌食辛辣燥烈之物；注意小腹保暖、节房事。子宫脱垂严重者，应配合放置子宫托、膝胸卧式及提肛锻炼。

九、慢性盆腔炎

（一）概述

慢性盆腔炎是指盆腔内生殖器官（包括子宫、输卵管、卵巢）及盆腔周围结缔组织、盆腔腹膜的慢性炎症所形成的盆腔内瘢痕、粘连、充血，多因急性盆腔炎治疗不彻底迁延而致。本病归属于中医学的"癥瘕""痛经""月经不调""带下"等病证范畴。

（二）治疗

【火罐疗法】

湿热郁结型取次髎、白环俞、中极、水道、阴陵泉，先用三棱针点刺，再用闪火罐法在点刺穴上拔 5 分钟，隔日 1 次。寒湿凝滞型取关元、地机、归来、三阴交、中膂俞，用闪火罐法拔 10 分钟。瘀血内阻型分组取穴，①中极、次髎、胞肓；②地机、归来、中都。第一日选第①组穴，拔 10 分钟，第二日选第②组穴，两组交替进行。正虚邪恋型取关元、气海、足三里、三阴交、下髎、阴陵泉，拔 10 分钟，隔日 1 次。（图 6-19）

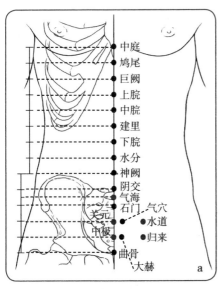
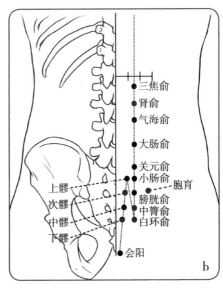

图 6-19　火罐疗法

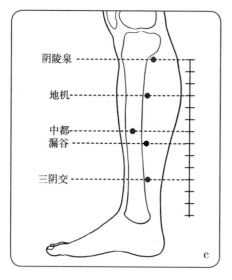
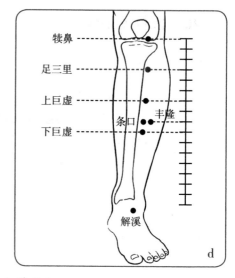

图 6-19　火罐疗法

【刺络拔罐法】

（1）气滞血瘀型取关元、三阴交、大椎、肾俞、第 17 椎下、腰眼穴等，采用先刺络、后拔罐，每日选两穴进行 1 次，10 日为 1 个疗程。

（2）寒凝湿滞型取肾俞、第 17 椎下、腰眼穴、关元、气海、三阴交等，采用先拔罐、后刺络，每日选两穴进行 1 次，14 日为 1 个疗程。（图 6-20）

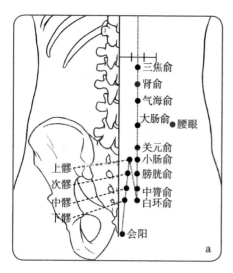
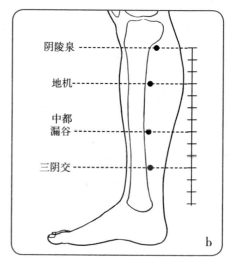

图 6-20　刺络拔罐法

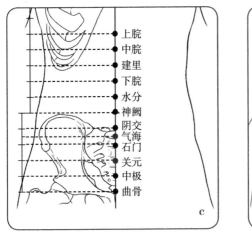
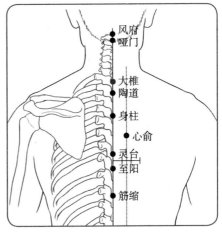

图 6-20　刺络拔罐法

（三）注意事项

本病病程较长，应争取早诊断早治疗，坚持较长时间拔罐治疗并配合药物积极内服外治，疗效更快捷。患者在平时要注意经期卫生，禁止在经期、流产后性交、盆浴。患病后要解除思想顾虑，保持心情舒畅，增强治疗信心。患者还应注意营养，劳逸结合，进行适当的体育锻炼，以增强体质和提高机体抗病能力。

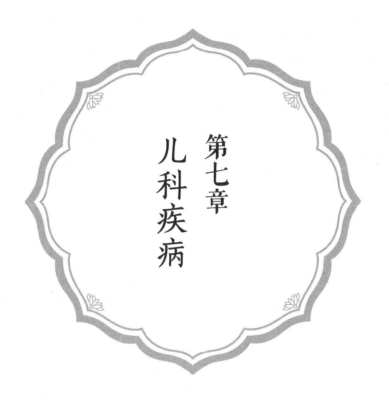

第七章

儿科疾病

一、小儿消化不良

（一）概述

小儿消化不良又称婴幼儿腹泻，是两岁以下的婴幼儿因胃肠道器官尚未发育完全，消化腺功能不全而发生的胃肠紊乱综合征，以厌食、呕吐、腹泻为主症。一年四季均可发病，以夏秋季节最多见。临床表现为大便次数增多，稀薄呈黄绿色，带有不消化乳食及黏液。西医学认为，本病与喂养不当、饮食不洁及免疫因素（如母乳）等有关，此外气候突变及卫生习惯不良等均与本病有密切的关系。小儿消化不良分为轻型（单纯性消化不良）和重型（中毒性消化不良）。拔罐疗法适用于单纯性消化不良。本病属于中医学的"泄泻"范畴。

（二）治疗

【火罐疗法】

伤食型选中脘、天枢、足三里、内关，留罐5分钟，每日1次；风寒型选大椎、天枢、上巨虚、三阴交留罐5分钟，每日1次。湿热型选天枢、足三里、曲池、阴陵泉，先用三棱针在天枢、曲池、阴陵泉点刺一下，再吸拔5分钟，在足三里吸拔5分钟；脾虚型选中脘、足三里、脾俞、关元俞留罐5分钟，每日1次；脾肾阳虚选肾俞、脾俞、命门、上巨虚，留罐5分钟，隔日1次。此外，日久不愈，可采用拔肚脐部3~5分钟，隔两口1次，连拔3次。（图7-1）

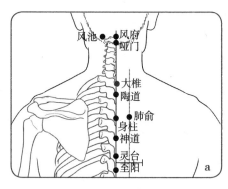

图7-1　火罐疗法

【推拿配刺络拔罐疗法】

患儿仰卧，术者以劳宫穴对准其神阙穴，按顺时针连续摩腹3~5分钟。患儿再俯卧，术者用右拇指腹推上七节骨（命门到长强），手法柔和，频率为70~80次/分，连续3分钟。然后用左手掌沿脊柱自上而下按揉3~5遍，再自龟尾至大椎捏脊3~5遍，对肾俞、脾俞、胃俞要点按、提拿3~5次。

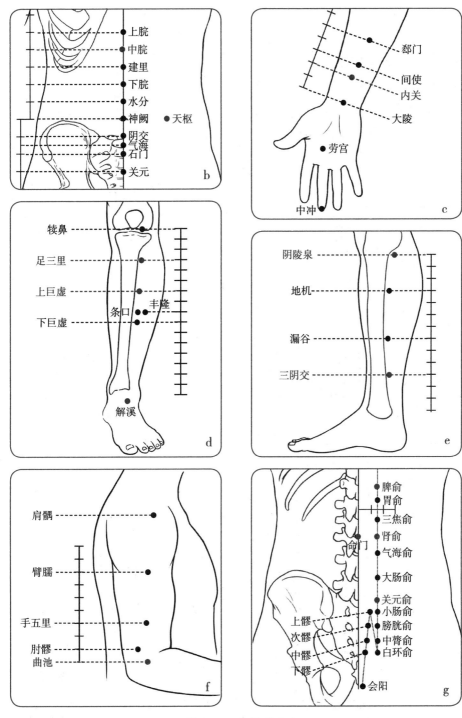

图 7-1　火罐疗法

最后用三棱针在龟尾穴刺络3~5下，紧接其后在龟尾至七节骨位拔罐，留置10分钟。腹泻伴呕吐加点按内关、足三里，腹痛加拿肚角3~5次；发热加退六腑、清天河水，三棱针点刺少商、十宣；久泄加点按关元3分钟，加刺四缝穴。每日1次，3次为1个疗程。（图7-2）

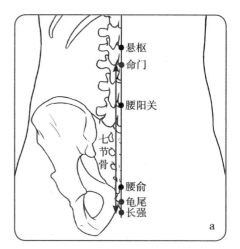

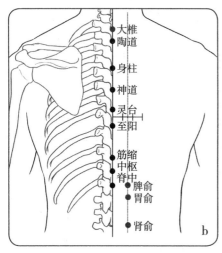

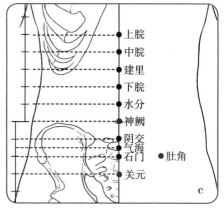

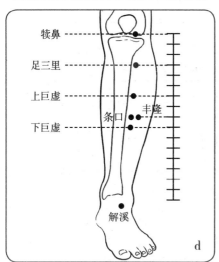

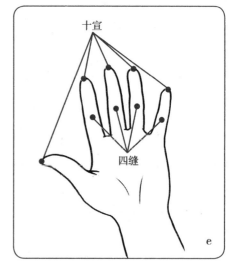

图7-2　推拿配刺络拔罐疗法

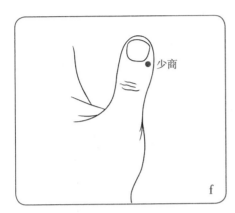

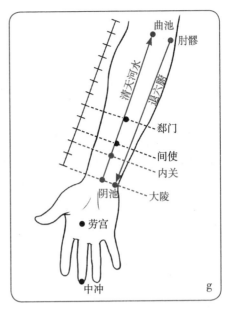

图 7-2　推拿配刺络拔罐疗法

（三）注意事项

对婴幼儿拔罐宜轻柔，勿使负压过大，重证应中西医结合治疗。治疗期间，应调整婴儿食物，减少其胃肠负担，轻证应停喂不易消化和脂类食物，重证应暂禁食，但不应超过 6~8 小时，以防失水和脱水，并积极行中西医结合治疗。

二、小儿疳积

（一）概述

小儿疳积即小儿营养不良症，是一种慢性营养缺乏病，又称蛋白质、热量不足性营养不良症。主要是由于喂养不当或某些疾病（如婴幼儿腹泻、先天幽门狭窄、腭裂、急慢性传染病、寄生虫病等）所引起。多发于 3 岁以下婴幼儿。临床上初期有不思饮食、恶心呕吐、腹胀或腹泻，继而可见烦躁哭闹、睡眠不实、喜欢俯卧、手足心热、口渴喜饮、午后颜面两颧发红、大便时干时稀、小便如淘米水样，日久则面色萎黄、机体消瘦、头发稀少结如穗状、头大颈细、腹大肚脐突出、精神萎靡不振等。

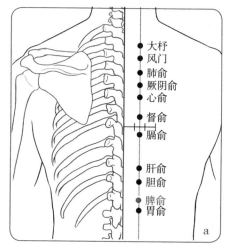

（二）治疗

【刺络拔罐法】

方法一：取下脘、足三里、脾俞、四缝。先将下脘、足三里、脾俞穴常规消毒，每穴用毫针或三棱针轻轻点刺 1~3 下，以微见出血为度，然后立即在所点刺的部位拔火罐，拔出血量 1~2 毫升，或皮肤出现红色瘀血为止。每周治疗 1 次，6 次为 1 个疗程。四缝穴为奇穴，以刺出黄水为度，是治疗疳积的经验穴。（图 7-3）

方法二：选穴为上脘、四缝、鱼际穴以及背部膀胱经循行路线。先取上脘穴施以单纯罐法，将罐吸拔于穴位上，留罐 5~10 分钟，然后用三棱针点刺四缝、鱼际穴至微出血，再用梅花针重刺背部脊柱两侧膀胱经循行路线；亦可在背部脊柱两侧施以走罐，以皮肤潮红为度。以上方法，隔日 1 次。（图 7-3）

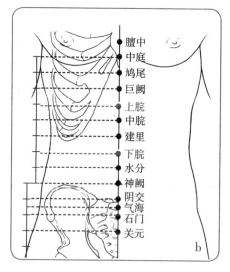

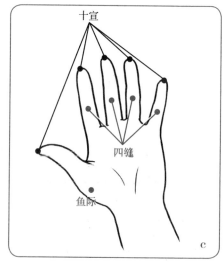

图 7-3 刺络拔罐法

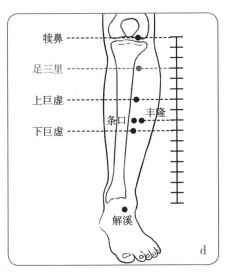

图 7-3　刺络拔罐法

止，起罐后擦净皮肤上的油迹。每周治疗 1 次，6 次为 1 个疗程。拔罐 5~10 分钟，至皮肤出现瘀血起罐，用同样的方法在足三里、中脘穴拔罐。每次选择 1 组穴位，每日治疗 1 次，10 次为 1 个疗程。（图 7-4）

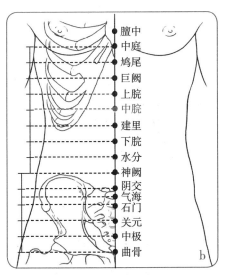

【走罐法】

取穴：足太阳膀胱经的大杼至膀胱俞。患儿俯卧位，充分暴露背部，将背部涂适量润滑油，选择口径小的火罐，用闪火法将罐拔于背部（注意小儿皮肤娇嫩，负压不宜太大），然后沿着膀胱经轻轻地来回走罐，至皮肤出现红色瘀血现象为

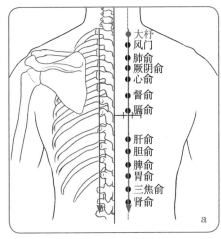

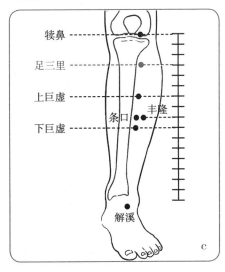

图 7-4　走罐法

（三）注意事项

疳积患儿饮食须定时定量，不宜过饥、过饱或过食香甜油腻之品。婴儿脾胃娇嫩，忌乳时应给予适量营养丰富、易于消化的食物。凡因肠道寄生虫病或结核病引起的小儿疳积，须及时治疗原发病。家长应多带婴儿去户外活动。

三、小儿感染性腹泻

（一）概述

小儿感染性腹泻又称小儿肠炎，是由细菌、病毒或不明原因的感染所致的以腹泻为主的胃肠道功能紊乱综合征。临床以大便次数增多，粪质稀或如水样，带有不消化食物或黏液为主症。本病在中医学中属"泄泻"范畴。

（二）治疗

【火罐疗法】

取穴：大肠俞、天枢、足三里、内关。伤食型配中脘、胃俞；湿热型配大椎、风池；风寒型配上巨虚、三阴交；脾虚型配脾俞、关元；肾虚型配脾俞、命门、肾俞。留罐5分钟，每日或隔日1次。（图7-5）

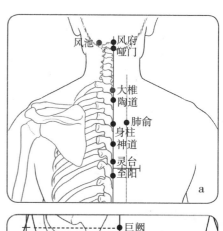

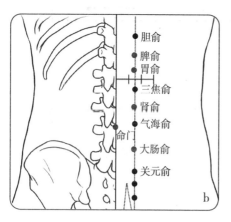

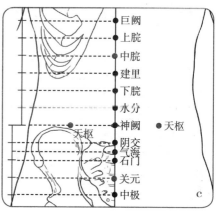

图7-5　火罐疗法

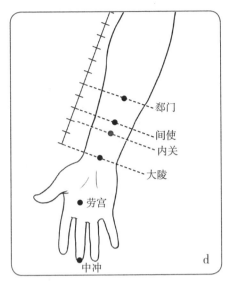

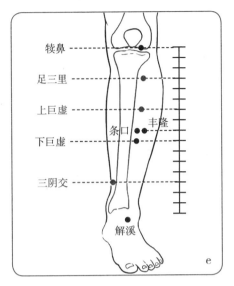

图 7-5 火罐疗法

【刺络拔罐法】

伤食型选中脘、下脘、足三里，点刺中脘、下脘，吸拔诸穴 5 分钟。风寒型选大椎、天枢、大肠俞，点刺大椎、天枢，吸拔诸穴 5 分钟。湿热型选天枢、上巨虚、大肠俞，点刺天枢、大肠俞，吸拔诸穴 5 分钟。脾虚型选中脘、气海、脾俞，肾虚型选脾俞、肾俞、大肠俞、足三里，以上采用单纯火罐法，吸拔 5 分钟，每日 1 次。（图 7-6）

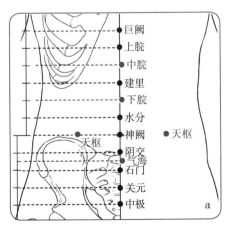

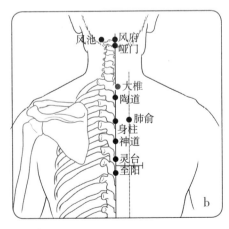

图 7-6 刺络拔罐法

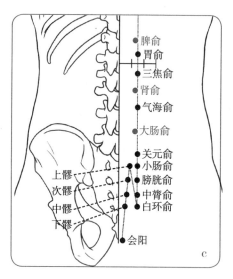
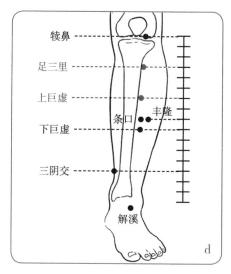

图 7-6 刺络拔罐法

【推拿配刺络拔罐疗法】

患儿仰卧，术者以劳宫穴对准其神阙穴，按顺时针连续摩腹 3~5 分钟。

患儿再俯卧，术者用右拇指腹推上七节骨（命门到长强），手法柔和，频率为 70~80 次 / 分，连续 3 分钟。然后用左手掌沿脊柱自上而下按揉 3~5 遍，再自龟尾至大椎捏脊 3~5 遍，对肾俞、脾俞、胃俞要点按、提拿 3~5 次。最后用三棱针在龟尾穴刺络 3~5 下，紧接其后在龟尾至七节骨位拔罐，留置 10 分钟。腹泻伴呕吐加点按内关、足三里，腹痛加拿肚角 3~5 次；发热加退六腑、清天河水，三棱针点刺少商、十宣；久泄加点按关元 3 分钟，加刺四缝穴。每日 1 次，3 次为 1 个疗程。（图 7-7）

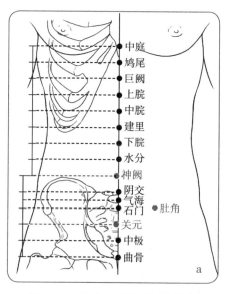

图 7-7 推拿配刺络拔罐疗法

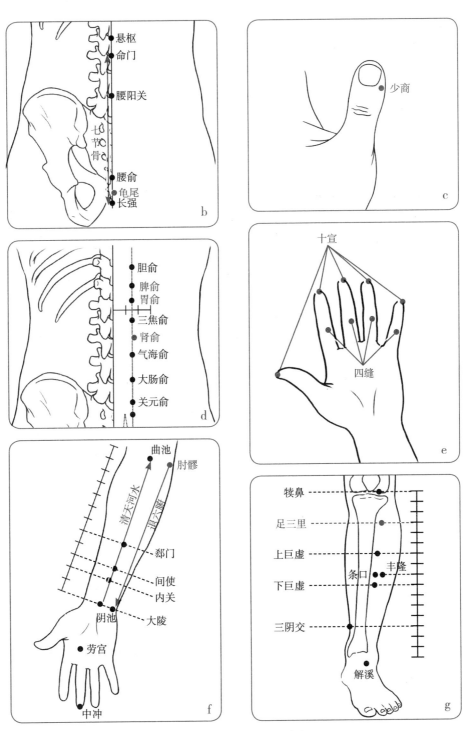

图 7-7 推拿配刺络拔罐疗法

（三）注意事项

拔罐疗法治疗本病可取得较好的疗效，如配合针灸、药物疗法，则疗效更佳。在治疗的同时，家长应注意患儿的饮食调养，少食肥甘厚腻及生冷食品，以增强抗病能力。便后及时清理臀部，勤换尿布，防止发生红臀。

四、小儿厌食症

（一）概述

小儿厌食症是指小儿除外其他急、慢性疾病的较长时间的（最少10日以上）食欲不振或减退，见食不贪甚至拒食的病证。临床表现为患儿长期食欲不振，食欲减退，见食不贪，甚至拒食，大便或干或稀，病初精神状态尚可，日久则体重减轻，面色萎黄，发育迟缓，精神疲乏，抗病能力低下。本病起病缓慢，病程较长，一般1个月以上，多见于1~6岁，以城市居多。本病在中医学中属于"小儿厌食""恶食"等病证的范畴。

（二）治疗

【火罐疗法】

脾失健运选脾俞、章门、足三里；胃阴不足选胃俞、内庭、足三里；脾胃气虚选脾俞、胃俞、中脘、足三里。除内庭针刺外，余穴吸拔5分钟，每日1次。（图7-8）

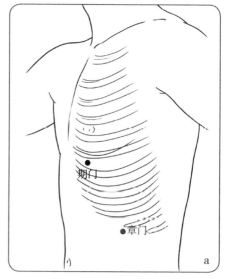

图7-8　火罐疗法

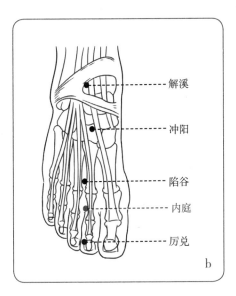

解溪

冲阳

陷谷

内庭

厉兑

b

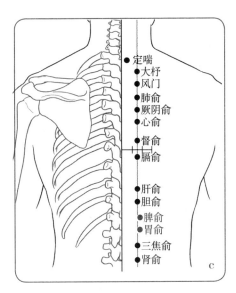

定喘
大杼
风门
肺俞
厥阴俞
心俞
督俞
膈俞

肝俞
胆俞
脾俞
胃俞
三焦俞
肾俞

c

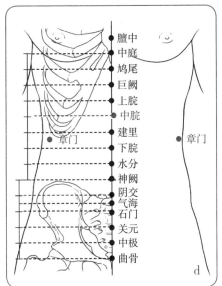

膻中
中庭
鸠尾
巨阙
上脘
中脘
建里
下脘
水分
神阙
阴交
气海
石门
关元
中极
曲骨

章门

章门

d

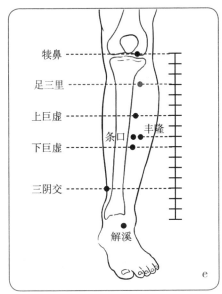

犊鼻

足三里

上巨虚

下巨虚

条口

丰隆

三阴交

解溪

e

图 7-8　火罐疗法

【刺络拔罐法】

取穴：中脘、天枢、建里、气海、脾俞、胃俞、足三里。用刺络拔罐法。留罐 10 分钟，隔日 1 次，5 次为 1 个疗程。（图 7-9）

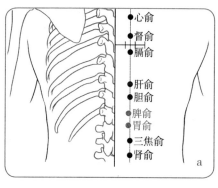

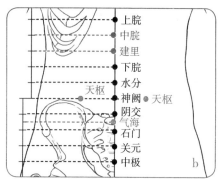

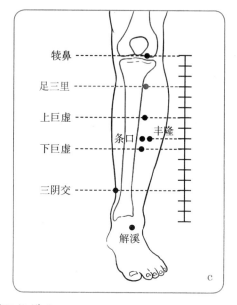

图 7-9　刺络拔罐法

【刺血拔罐法】

先于上脘穴拔罐 10 分钟，然后用梅花针叩刺脊柱两旁，以出血为度，并在膈俞、肝俞、胃俞上拔罐 10 分钟。可配合三棱针点刺四缝、足三里、内关，以出血为度。隔日 1 次。（图 7-10）

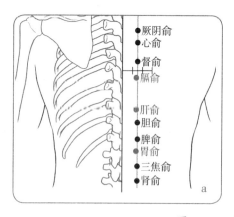

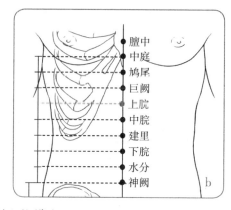

图 7-10　刺血拔罐法

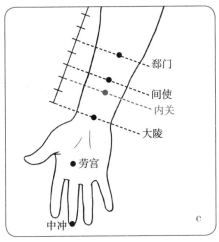

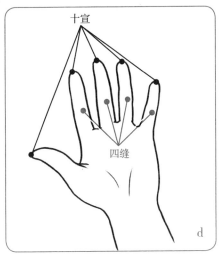

（三）注意事项

本病拔罐疗效好，配合针灸、中药治疗效果更佳。注意调节患儿的饮食，少食肥甘厚腻及生冷食品，多食蔬菜、水果，保持大便通畅，纠正偏食，限制零食，以防影响食欲。

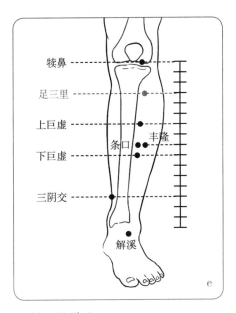

图 7-10　刺血拔罐法

五、遗尿症

（一）概述

遗尿症又称尿床，是指小儿在 3 周岁以后不能控制排尿，睡眠中小便自遗，醒后方觉的一种病证。本病在中医学中属"遗尿"范畴。

（二）治疗

【火罐疗法】

下元虚寒选关元、中极、肾俞、三阴交；脾肺气虚选肺俞、脾俞、气海、足三里，吸拔诸穴 5 分钟，每日 1 次。肝经湿热选中极、肝俞、三阴交、阴陵泉，先点刺肝俞，后吸拔诸穴 5 分钟，每日 1 次。或只取神阙。留罐 3 分钟，隔日 1 次。（图 7-11）

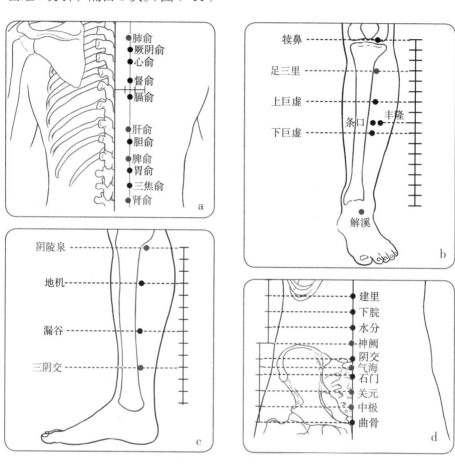

图 7-11 火罐疗法

【刺络拔罐法】

取穴：大椎、肾俞、膀胱俞、身柱、关元俞、关元。采用刺络拔罐法，每日或隔日 1 次。（图 7-12）

【针刺后拔罐法】

方法一： 主穴取百会、关元、

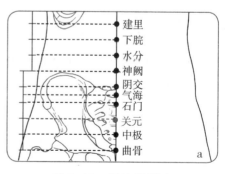

图 7-12 刺络拔罐法

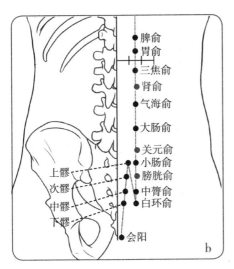

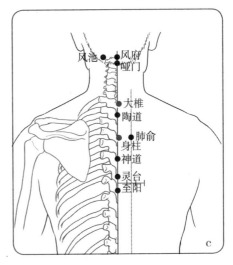

图 7-12　刺络拔罐法

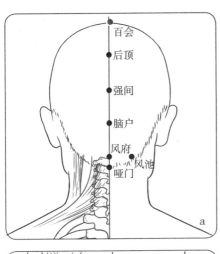

气海、三阴交、足三里；配穴取水道、太溪、太冲、中极、利尿（脐下 2.5 寸）等。留针 20 分钟。并取双肾俞，留罐 15 分钟。（图 7-13）

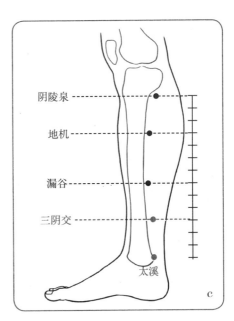

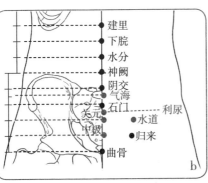

图 7-13　针刺后拔罐法 1

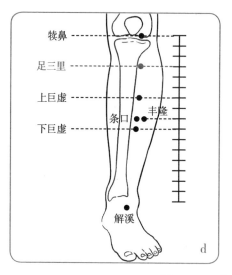

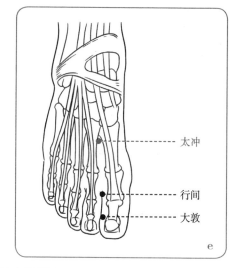

图 7-13 针刺后拔罐法 1

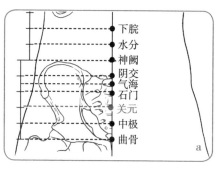

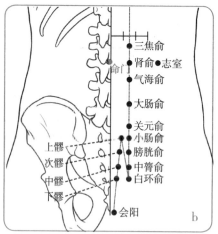

方法二：取华佗夹脊 11~17、关元、命门。留罐 10 分钟，隔日 1 次，10 次为 1 个疗程。（图 7-14）

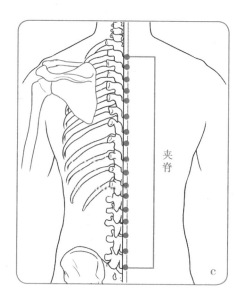

图 7-14 针刺后拔罐法 2

（三）注意事项

治疗期间积极培养患儿按时排尿的习惯，夜间家长应定时叫醒患儿起床排尿，有助于提高疗效。家长应消除患儿的紧张心理，树立信心和勇气，不要因尿床而打骂患儿。如有器质性病变应积极治疗原发病。

六、小儿肺炎

（一）概述

小儿时期最常见的是支气管肺炎，又称小叶性肺炎，系由不同病原体或其他因素（如吸入羊水、动植物油和过敏反应物等）引起的肺部炎症性疾病。引起肺炎的病原体细菌性占多数（多为小叶性），其中肺炎双球菌最多见，其次为金黄色葡萄球菌、链球菌，而少数由病毒引起（多为间质性）。在基本原因的基础上，气候骤变、过度疲劳、营养不良、长期胃肠功能紊乱、急性传染病等，常为本病的诱发因素。本病四季均可发病，以冬春季节最多见。婴幼儿多发。本病在中医学中属于"肺热喘嗽""外感咳喘""风温"等范畴。

（二）治疗

【刺络拔罐法】

取穴：大椎、风池、肺俞、肺热（胸椎 3~4 间旁开 0.5 寸）、肺部啰音明显处。用三棱针点刺后留罐10分钟，每日1次，5次为1个疗程。（图 7-15）

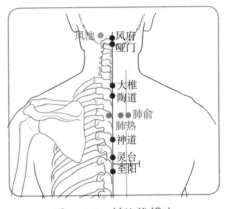

图 7-15　刺络拔罐法

【梅花针叩刺后拔罐法】

主穴：中府、定喘、肺俞、风门。高热配大椎、曲池；胸痛配内关；腹胀配足三里。用梅花针叩刺后拔罐，留罐5分钟，每日1次，5次为1个疗程。（图 7-16）

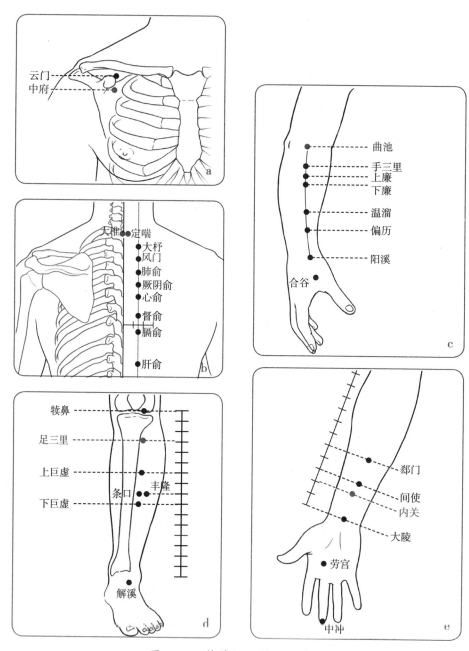

云门
中府
a

天椎 定喘
大杼
风门
肺俞
厥阴俞
心俞
督俞
膈俞
肝俞
b

曲池
手三里
上廉
下廉
温溜
偏历
阳溪
合谷
c

犊鼻
足三里
上巨虚
条口 丰隆
下巨虚
解溪
d

郄门
间使
内关
大陵
劳宫
中冲
e

图 7-16　梅花针叩刺后拔罐法

（三）注意事项

病情严重者积极配合药物治疗。在治疗期间，患者应保证营养和水分，饮食清淡，保持大便通畅。

七、小儿支气管炎

（一）概述

支气管炎是指支气管受细菌病毒感染或理化因素的刺激或素体为过敏体质等引起的炎症性疾病，常由上呼吸道感染发展而来。支气管炎在临床上有急、慢性之分。急性支气管炎一般起病急骤，先有发热、恶寒、咽痛、鼻塞等上呼吸道感染症状，继而咳嗽、咳吐白色稀痰，伴胸骨后不适或疼痛；慢性支气管炎则以咳痰或伴喘息为主症，每年发病持续3个月以上，历时两年或以上。本病在中医学属于"咳嗽"范畴。

（二）治疗

【火罐疗法】

方法一：选肺俞、神藏、灵墟。第一天拔双肺俞，第二天拔双神藏，第三天拔双灵墟。3次为1个疗程。（图7-17）

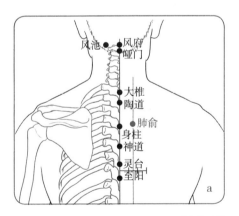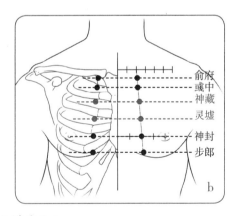

图 7-17　火罐疗法 1

方法二：肺俞、风门、大椎、身柱、合谷、曲池。吸拔诸穴5分钟。高热者用梅花针叩大椎、曲池，微出血后拔罐，留罐5分钟。（图7-18）

【梅花针叩刺后拔罐法】

取穴：肺俞、心俞、肾俞、膈俞、定喘、脾俞、中府、云门、膻中。

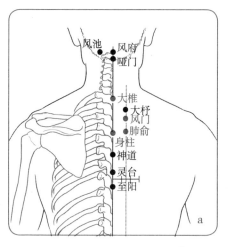

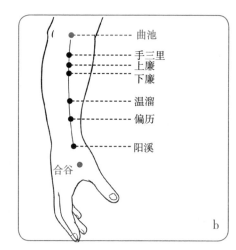

图 7-18　火罐疗法 2

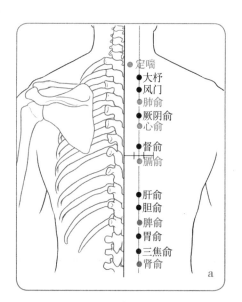

叩刺以上诸穴至潮红，每日 1 次；刺毕用闪火法拔火罐 5 分钟，隔日 1 次。7 日为 1 个疗程。（图 7-19）

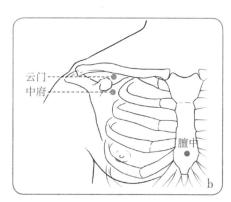

图 7-19　梅花针叩刺后拔罐法

（三）注意事项

症状较重，明显呼吸困难者，应积极配合中西药物治疗。

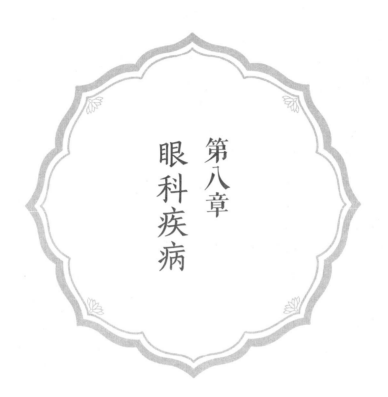

第八章
眼科疾病

一、结膜炎

（一）概述

结膜炎是眼结膜的炎症性疾病，大多由细菌或病毒感染而引起，具有传染性或流行性。结膜炎为眼科常见病之一，有急、慢性之分，急性结膜炎潜伏期一般为 1~2 日，自觉异物感和烧灼感，分泌物增多，初为清晰，随之变为黏液脓性，常使上、下睑睫毛粘集成束，可有疼痛、畏光、流泪、视力障碍等症状；慢性结膜炎临床表现为眼目干涩，有异物感，眼睑沉重，不耐久视，无明显分泌物。本病在中医学中属于"天行赤眼""赤丝虬脉""暴风客热""红眼病"等范畴。

（二）治疗

【刺络拔罐法】

方法一：急性结膜炎取穴为①大椎、心俞、肝俞；②身柱、膈俞、胆俞。慢性结膜炎取穴为①大椎、左心俞、右肝俞；②身柱、右心俞、左肝俞。每次选 1 组，用刺络拔罐法，留罐 15~20 分钟。急性期每日治疗 1 次，慢性期隔日治疗 1次，5 次为 1 个疗程。（图 8-1）

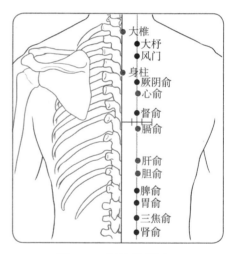

图 8-1　刺络拔罐法 1

方法二：取穴为大椎及其两侧旁开 0.5 寸处（即定喘）、太阳、印堂、阳白。采用刺络拔罐法、留罐15~25 分钟，每日 1 次，症状缓解后改隔日 1 次。（图 8-2）

方法三：取穴为肩髃、大椎、肩井。用三棱针点刺后拔罐 10~15 分钟，以吸出暗红色血液为佳，每日 1 次。（图 8-3）

方法四：取穴为大椎、少泽（双）、眼（耳穴）。用三棱针点刺出血，大椎穴再拔罐 15~20 分钟。每日 1 次。（图 8-4）

方法五：取穴为肝俞、大椎及两侧旁开 0.5 寸处（即定喘）、太阳（患

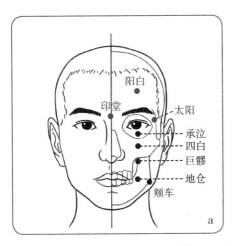
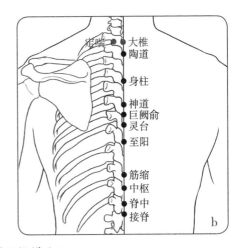

图 8-2　刺络拔罐法 2

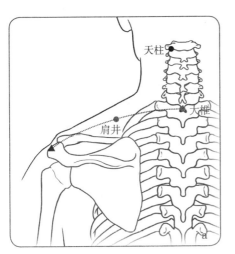
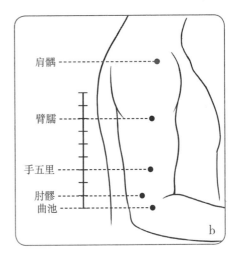

图 8-3　刺络拔罐法 3

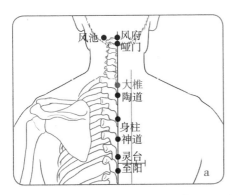
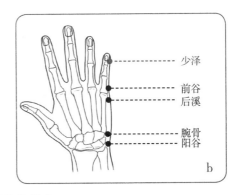

图 8-4　刺络拔罐法 4

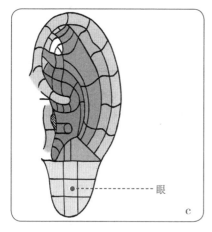

图 8-4　刺络拔罐法 4

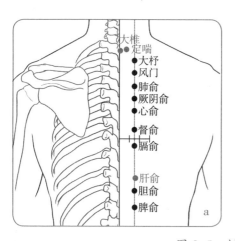

侧）。用刺络拔罐法。先用三棱针点刺，微出血，然后拔罐 15~20 分钟。每日治疗 1 次，待症状缓解后改为隔日治疗 1 次。（图 8-5）

　　方法六： 主穴取大椎、太阳、大肠俞、肝俞，配穴取少泽（双）、百会、攒竹。用刺络拔罐法。先在

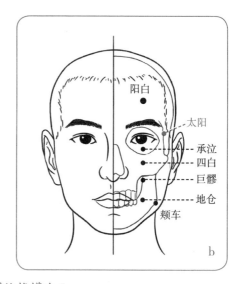

图 8-5　刺络拔罐法 5

主穴和配穴均用三棱针点刺，以出血 1~2 滴为度，然后在主穴上拔罐 10~15 分钟。每日或隔日 1 次。（图 8-6）

　　方法七： 取穴为大椎、风池、耳尖。将大椎、风池穴进行常规消毒，每穴用三棱针点刺 2~3 下，或用梅花针叩刺至微出血，选择大小适宜的火罐立即拔于所点刺的穴位

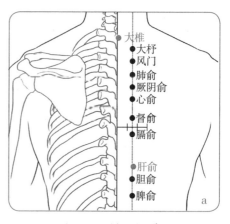

图 8-6　刺络拔罐 6

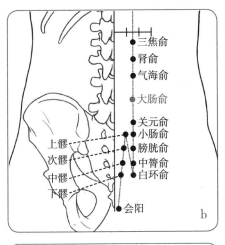

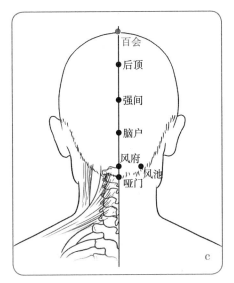

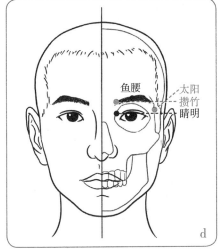

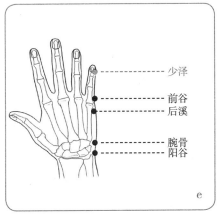

图 8-6　刺络拔罐 6

上，留罐 10~15 分钟，拔出毒血 1~5 毫升或皮肤出现紫红色瘀血为度，起罐后擦净皮肤上的血迹。然后用手揉捏耳郭至发红充血，将耳尖进行消毒，用三棱针点刺耳尖穴 1~2 下，挤出数滴血液。每日治疗 1 次，3 次为 1 个疗程。（图 8-7）

　　方法八：取太阳穴。常规消毒后，用三棱针点刺太阳穴 2~3 下（尽量点刺穴位处怒张的静脉），然后选择小号火罐立即拔于所点刺的穴位，留罐 10~15 分钟，拔出毒血 1~5 毫升或使皮肤出现紫红色瘀血为止，起罐后擦净皮肤上的血迹。每日治疗 1 次，3 次为 1 个疗程。（图 8-8）

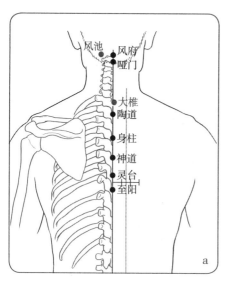

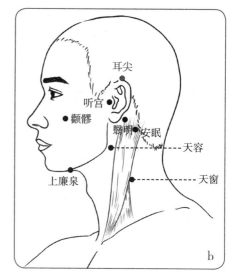

图 8-7　刺络拔罐 7

（三）注意事项

　　拔罐治疗急性结膜炎效果较好，慢性结膜炎坚持治疗亦有一定疗效。拔罐刺血治疗本病疗效显著，尤其对于缓解畏光、流泪、异物感、眼痛等症状有罐到病除之功。对于一些传染性结膜炎应加强预防，毛巾、脸盆等物应专人专用，用后严格消毒。治疗期间患者应忌食辛辣刺激性食物。

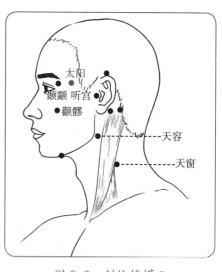

图 8-8　刺络拔罐 8

二、睑腺炎

（一）概述

　　睑腺炎是由细菌感染引起的眼睑部急性化脓性炎症。病变在睫毛根部皮脂腺为外睑腺炎；病变在睑板腺者称睑板腺炎，即内睑腺炎。临床表现为眼睑局限性红肿、硬结、疼痛、触痛。外睑腺炎先在眼睑边缘红肿疼痛，可触有硬结并触痛，数日后有脓点，一般溃脓后疼痛消失。内睑腺炎初起眼睑微红肿及触痛，疼痛剧烈，患处睑结膜局限性充血，继之有脓点，亦可溃破。本病属于中医学"针眼""土疡"等范畴。

（二）治疗

【刺络拔罐法】

方法一：取太阳穴。将太阳穴常规消毒，用三棱针或毫针点刺 1~3 下，然后选择小号拔火罐立即拔于太阳穴上，留罐 5~10 分钟，拔出数滴瘀血或使皮肤出现红色瘀血为止，起罐后擦净皮肤上的血迹。每日 1 次，3 次为 1 个疗程。（图 8-9）

方法二：取穴为大椎、印堂、太阳。将以上穴位常规消毒，每穴用三棱针点刺 2~3 下或用梅花针叩

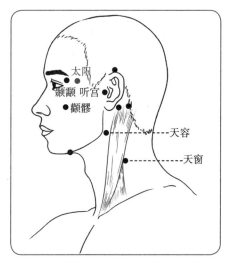

图 8-9　刺络拔罐法 1

刺至微出血，选用大小适当的火罐拔于所点刺的穴位上，留罐 10~15 分钟，拔出血量 1~5 毫升，使皮肤拔出紫红色瘀血为度，起罐后擦净皮肤上的血迹。每日治疗 1 次，3 次为 1 个疗程。（图 8-10）

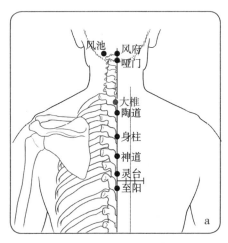

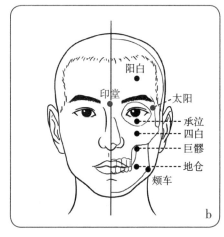

图 8-10　刺络拔罐法 2

　　方法三： 取穴为委中、阳白、耳尖。将委中、阳白穴常规消毒，每穴用三棱针点刺 1~3 下，立即用小号拔火罐拔于所点刺的穴位，留罐 10~15 分钟，拔出血量 1~3 毫升，或使皮肤出现紫红色瘀血为度，起罐后擦净皮肤上的血迹。然后用手揉捏耳郭至充血发红，将耳尖穴进行消毒，用三棱针点刺耳尖穴，挤出数滴血液。每日治疗 1 次，3 次为 1 个疗程。（图 8-11）

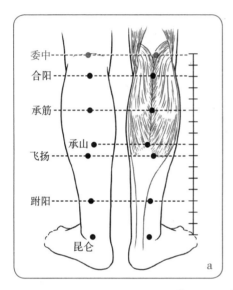
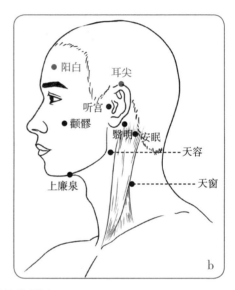

图 8-11　刺络拔罐法 3

　　方法四： 取穴身柱、肺俞、肝俞、脾俞、胸椎 1~12 两侧。用梅花针叩刺至皮肤微出血，然后拔罐 10~20 分钟。2~4 日治疗 1 次。（图 8-12）

　　方法五： 取穴为大椎、风池、合谷、胸椎 1~7 两侧的皮疹反应点。用梅花针叩刺至微出血，然后拔罐 10~15 分钟。每日 1 次。（图 8-13）

　　方法六： 在背部胸椎 1~12 至腋后线范围内找粟粒大小淡红色皮疹，或皮下小结节、压痛点。用三棱针

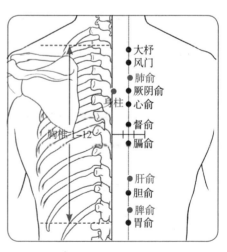

图 8-12　刺络拔罐法 4

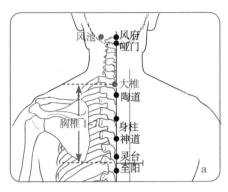

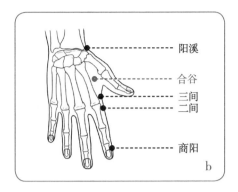

图 8-13　刺络拔罐法 5

点刺出血，然后拔罐 15~20 分钟。每日 1 次。(图 8-14)

方法七： 分组取穴，①风门、合谷、两肩胛区及胸椎 1~7 两旁的淡红色疹点；②胸椎 1~12 两侧，肺俞、心俞、脾俞。第①组适用于急性期，采用梅花针重叩刺后拔罐 15 分钟；第②组适用于反复发作者及调理治疗。采用梅花针中度叩刺后拔罐 20 分钟。急性期每日治疗 1 次，慢性期 2~4 日治疗 1 次。(图 8-15)

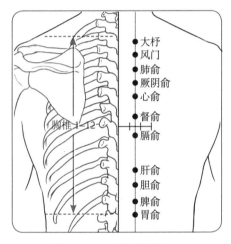

图 8-14　刺络拔罐法 6

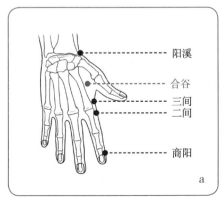

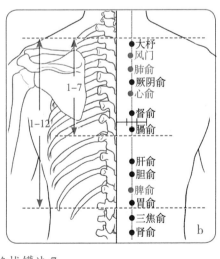

图 8-15　刺络拔罐法 7

方法八：风热客睑型取大椎、风池、风府、太阳。脾胃热盛型取太阳、曲池、支沟、阴陵泉。脾胃气阴两虚型取大椎、曲池、三阴交、足三里。脾胃气血虚弱型取足三里、脾俞、胃俞、中脘、章门。先用三棱针点刺诸穴，风池、风府挤出少量血，余穴再取口径 1.5 厘米的玻璃罐，用闪火法在点刺穴位上拔 5 分钟。每日 1 次。（图 8-16）

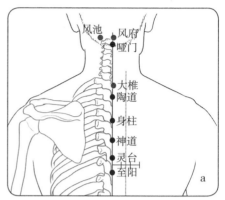

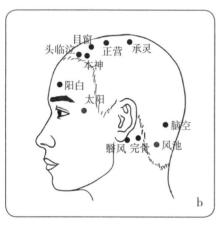

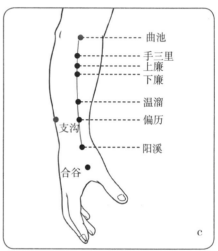

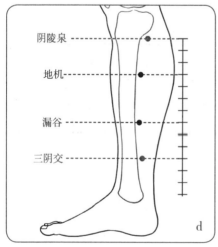

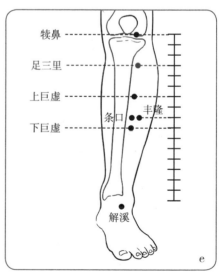

图 8-16　刺络拔罐法 8

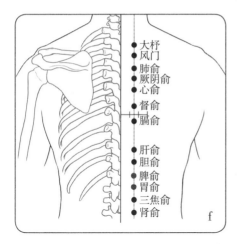

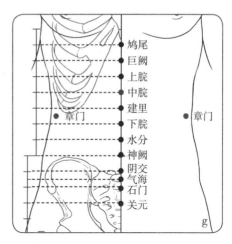

图 8-16　刺络拔罐法 8

【胸背部挑刺放血配合拔罐法】

患者将一侧上肢（男左女右）上举，置于对侧肩后，手心向背，伸直手指，中指所指的地方即为挑刺放血的部位。用 75% 酒精棉球消毒，再用消毒三棱针将找到的脓包、丘疹、红点或变形的毛孔挑破出血，然后拔罐 15~20 分钟。每日 1 次。

【耳穴刺血配合拔罐法】

取耳穴眼、肝、胆、脾、胃、耳尖。按揉耳郭，使其充血，消毒后用三棱针点刺穴区，使之出血，再挤捏 3~5 下。大椎穴如上法点刺放血加拔罐。每日 1 次，一般 1~3 次治愈。（图 8-17）

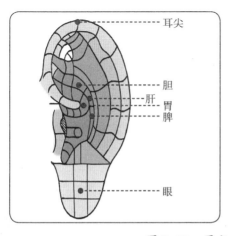

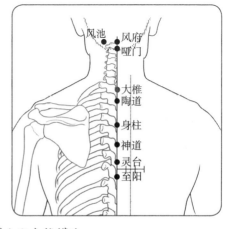

图 8-17　耳穴刺血配合拔罐法

【刺血拔罐法】

选穴：大椎。患者取坐位或俯卧位，局部常规消毒，医者右手拇、食、中指持笔式执三棱针，在大椎穴中心点进行快速点刺，病情较重或双眼发病者作一线三点法，即在穴位中心点及左右两侧各 1 厘米处各点刺一针，用大号或中号火罐闪火法迅即扣在点刺处，留罐 3~5 分钟，拔出血液约 1~3 毫升，起罐后用酒精棉球消毒，擦净血迹，每日 1 次，3 次为 1 个疗程。

（三）注意事项

拔罐疗法对于睑腺炎早期局部红肿硬结尚未成脓者效果显著，往往治疗 1~2 次即痊愈；对于已成脓者拔罐刺血治疗也有很好的效果；对于脓肿严重者，应配合眼科综合治疗。本病初起至化脓切忌挤压，以免细菌进入血流，造成感染。在治疗期间至睑腺炎痊愈 10 日内，忌食辣椒、大蒜、白酒等刺激性食物，以免影响疗效。保持大便通畅，亦十分重要。

三、溢泪症

（一）概述

溢泪症，是由于泪液的排出系统如同下水道出现障碍一样，泪液不能顺利地排到鼻腔，不由自主地经常有眼泪流出的眼病。中医学称之为"迎风冷泪""迎风流泪"。

（二）治疗

【刺络拔罐法】

取穴：主穴取大椎、肺俞、肝俞、肾俞；配穴取睛明、承泣。先用梅花针叩刺至微出血，后拔罐 5 分钟，同时以毫针针刺配穴，不留针，不拔罐。隔日治疗 1 次。（图 8-18）

【针罐法】

方法一：取穴为睛明、承泣、风池、肝俞、肾俞。先用毫针刺睛明、

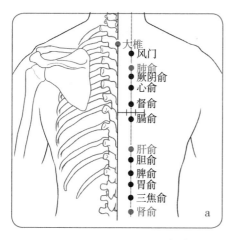

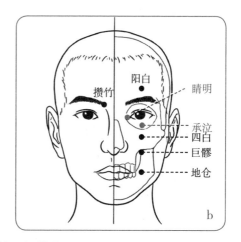

图 8-18　刺络拔罐法

承泣、风池穴，不留针；然后用梅
花针叩刺肝俞、肾俞，用闪火法拔
罐 15 分钟，隔日 1 次。（图 8-19）

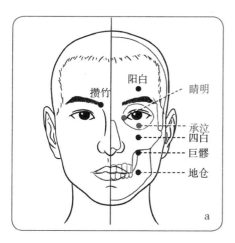

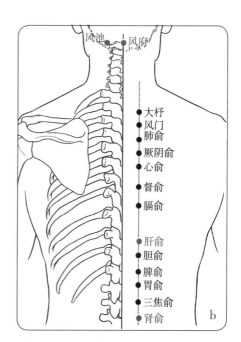

图 8-19　针罐法 1

　　方法二： 取患侧太阳穴，用毫针直刺约 1 寸，留针 20~30 分钟，起针
后拔罐 10~15 分钟，起罐后再贴伤湿止痛膏。1~5 天治疗 1 次。（图 8-20）

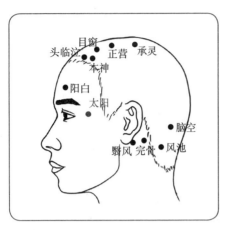

图 8-20　针罐法 2

（三）注意事项

拔罐治疗本病可取得一定的临床效果，如配合以药物及针灸治疗，则疗效更佳。在治疗的同时，要注意以治疗眼科原发病为原则，帮助疾病的治愈。

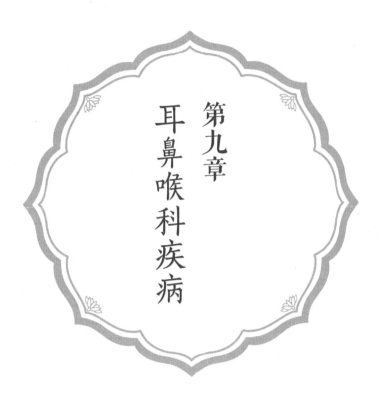

第九章
耳鼻喉科疾病

一、耳鸣

（一）概述

耳鸣是指患者在耳部或头部的一种声音感觉，但周围环境中并无相应的声源存在，是多种耳部病变和全身疾病的症候群之一，以耳鸣为主症者作为疾病对待。本病在中医学中属于"耳鸣"范畴。

（二）治疗

【刺络拔罐法】

方法一：分两组取穴，一为耳门、听宫、翳风、外关、肝俞；二为听会、风池、三阴交、肾俞。每次选1组。耳周诸穴用毫针针刺20分钟，余穴用三棱针点刺2~3下，吸拔留罐10~15分钟，至皮肤淤血或拔出瘀血1毫升。每日1次，10次为1个疗程。（图9-1）

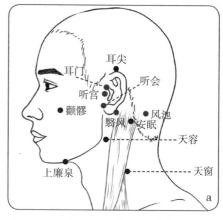

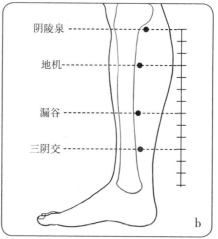

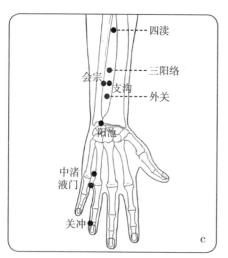

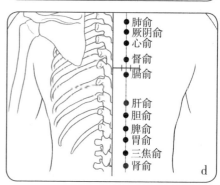

图9-1　刺络拔罐法1

方法二：主穴取胆俞、听宫、行间、外关。配穴取太冲、丘墟、耳门、听会、翳风。先用三棱针在主穴、配穴上点刺放血 1~3 滴，在胆俞上拔罐 5 分钟，隔日 1 次，5 次为 1 个疗程。（图 9-2）

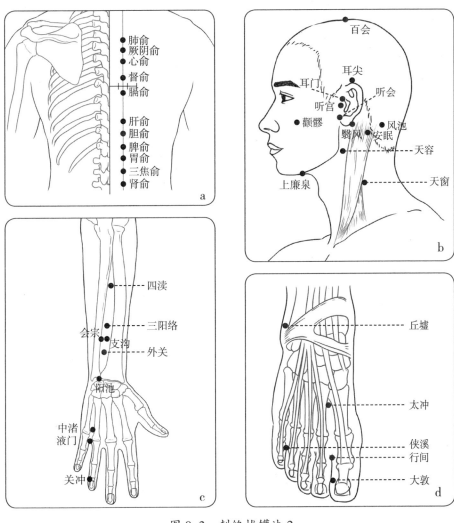

图 9-2　刺络拔罐法 2

【针罐法】

主穴取听宫、中渚。新病配听会、率谷、翳风、侠溪；久病配耳门、百会、肾俞、照海。先用毫针刺（新病用泻法，久病用补法），针后肾俞拔

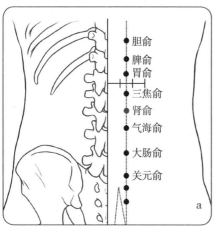

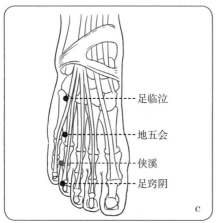

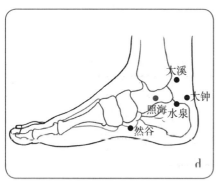

罐10分钟，每日1次，5次为1个
疗程。（图9-3）

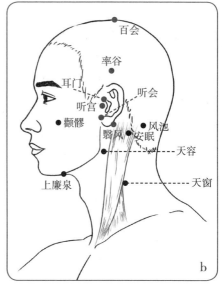

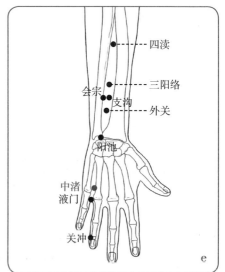

图9-3 针罐法

【走罐法】

足太阳膀胱经的大杼至膀胱俞，督脉的大椎至腰俞，沿两条经脉来回

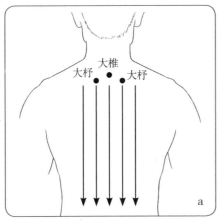

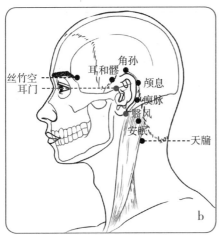

推罐，至皮肤发红。耳门、翳风、中诸穴毫针针刺20分钟。(图9-4)

（三）注意事项

治疗期间注意休息，避免过劳

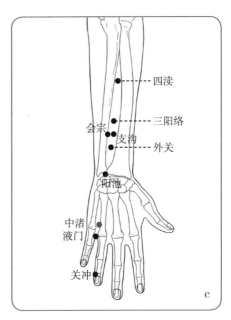

图 9-4　走罐法

和精神刺激。本法对神经性耳鸣效果好，对于顽固性耳鸣应积极寻找病因，对因治疗。

二、耳聋

（一）概述

耳聋是各种听力减退症状的总称，可由多种疾病引起，为耳科临床常见症。临床上常将耳聋分为轻度、中度、重度和全聋四级。轻度耳聋者，远距离听话或听一般距离低声讲话感到困难，纯音语言频率的气导听阈在10~30分贝；中度者，近距离听话感到困难，纯音语言频率的气导听阈在

30~60分贝；重度者，只能听到很大的声音，可听见在耳边喊叫的高声，纯音语言频率的气导听阈在60~90分贝；全聋者，完全不能听到声音，纯音听阈在90分贝以上。

（二）治疗

【火罐法】

选穴：脾俞、肾俞、外关、曲池、足三里、阳陵泉、三阴交。以上诸穴采用单纯拔罐法，留罐10~15分钟，听宫、耳门、听会毫针刺，每日1次。（图9-5）

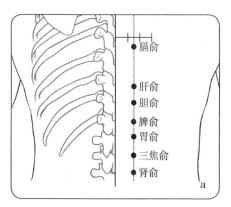

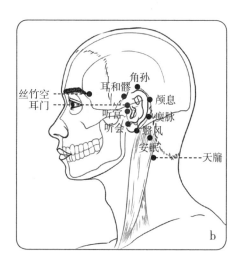

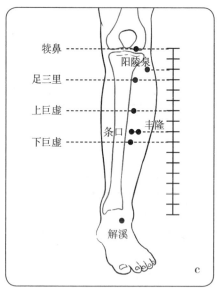

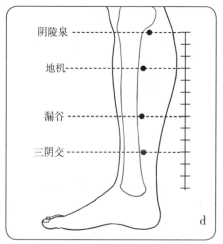

图 9-5　火罐法

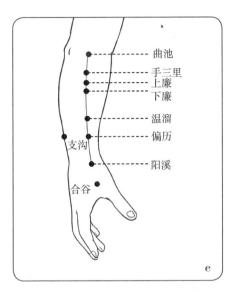

e

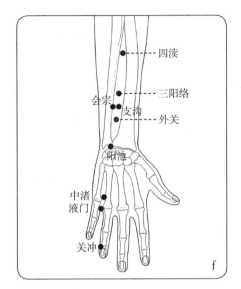

f

图 9-5 火罐法

【针罐法】

方法一： 取穴为翳风、支沟、肝俞、中渚。实证加外关、行间；虚证加肾俞、关元、太溪，实证采用刺络拔罐法，以拔出血为佳，每日1次。虚证采用针刺后拔罐法，隔日1次。（图9-6）

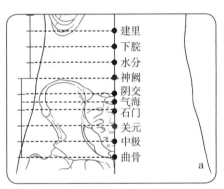

建里
下脘
水分
神阙
阴交
气海
石门
关元
中极
曲骨

a

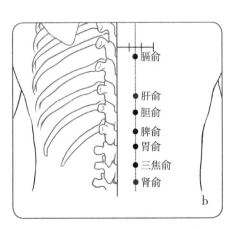

膈俞
肝俞
胆俞
脾俞
胃俞
三焦俞
肾俞

b

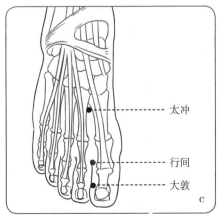

太冲
行间
大敦

c

图 9-6 针罐法 1

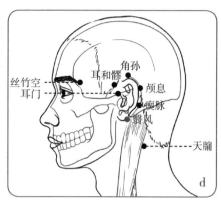

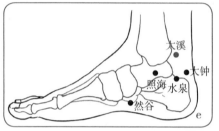

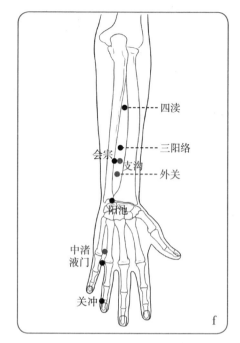

图 9-6　针罐法 1

方法二： 取穴为大椎、肝俞、胆俞、身柱，针刺后拔罐 15 分钟，起罐后三棱针点刺中渚、侠溪、太冲、丘墟穴出血，每日或隔日治疗 1 次。（图 9-7）

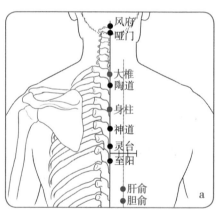

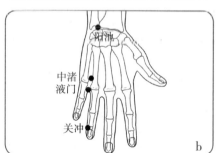

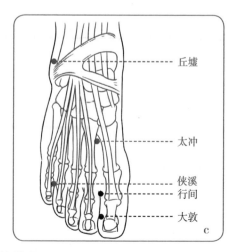

图 9-7　针罐法 2

方法三： 主穴取听宫、中渚。新病配听会、率谷、翳风、侠溪；久病配耳门、百会、肾俞、照海。先用毫针刺（新病用泻法，久病用补法），针后拔罐 10 分钟，每日 1 次，5 次为 1 个疗程。（图 9-8）

【刺络放血法】

在太阳、耳门、听宫、曲泽穴附近寻找暴涨的血络，用三棱针点刺出血，然后拔火罐 5~15 分钟，隔日治疗 1 次。（图 9-9）

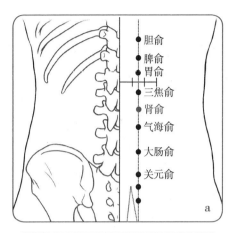

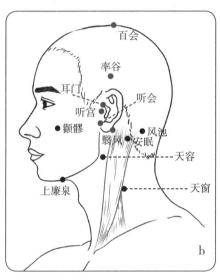

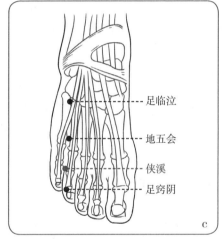

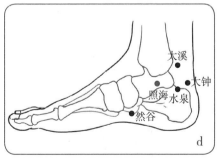

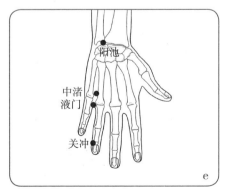

图 9-8　针罐法 3

第九章　耳鼻喉科疾病

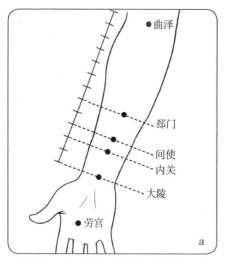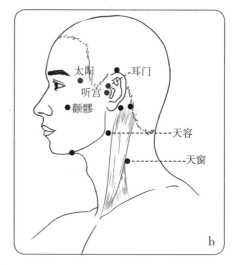

图 9-9　刺络放血法

（三）注意事项

耳聋是临床较为顽固的一种病证，引起本病的原因很多，拔罐疗法对于神经性耳聋效果较好，但本病容易反复，需要坚持治疗，以巩固疗效。在临床上应尽可能查清本病的病因，针对病因治疗。对顽固性耳聋，应采用中西医结合的方法综合治疗。患者应注意休息，避免过劳和精神刺激。

三、耳源性眩晕

（一）概述

耳源性眩晕又称内耳眩晕症、梅尼埃病。其特点为阵发性眩晕，波及耳鸣及耳聋。本病在中医学中属于"眩晕"范畴。

（二）治疗

【火罐疗法】

主穴取风池、翳风、支沟。肝阳上亢加肝俞、肾俞、三阴交、太冲；气血亏虚加脾俞、膈俞、气海、关元、足三里、曲池；肾精不足加肾俞、肝俞、关元、太溪、三阴交；痰浊中阻加脾俞、中脘、丰隆、足三里。风池、翳风、太冲针刺，余用单纯罐法。肝阳上亢与痰浊中阻亦可用刺络拔罐法，气血亏虚与肾精不足可用罐后加温灸。（图 9-10）

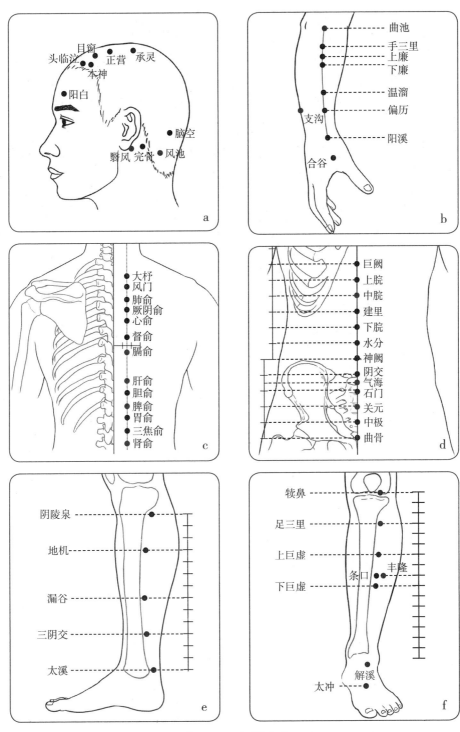

图 9-10　火罐疗法

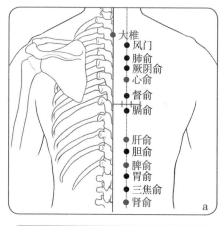

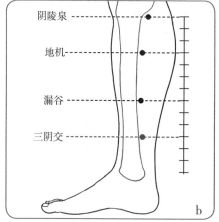

【刺络拔罐法】

取穴：①大椎、心俞、肝俞、三阴交。②脾俞、肾俞、足三里、丰隆。每次选1组穴位，先用三棱针点刺穴位，后用罐吸拔点刺穴位，留罐10分钟，每日1次。（图9-11）

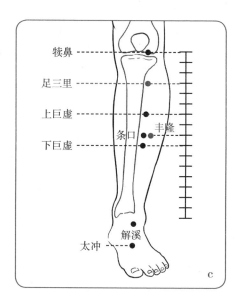

图9-11　刺络拔罐法

（三）注意事项

本病发作期间患者应注意休息，加强营养，低盐饮食，消除紧张、恐惧心理。呕吐严重出现脱水者，可输液治疗。平日患者应保持生活规律，劳逸结合，以减少复发机会。其他原因导致的眩晕，也可参考本病辨证治疗。

四、慢性鼻炎

（一）概述

慢性鼻炎是一种常见的鼻腔黏膜和黏膜下层的慢性炎症，常伴有功能障碍，通常包括慢性单纯性鼻炎和慢性肥厚性鼻炎，后者常由前者发展、转化而来，但也可经久不发生转化，或开始即呈肥厚性改变。本病在中医学中属于"鼻窒"范畴。

（二）治疗

【刺络拔罐法】

分3组取穴，一为大椎、合谷；二为肺俞、足三里；三为风池、曲池。每次取1组穴位，用三棱针点刺后加罐吸拔，留罐10~15分钟，每周2次，症状缓解后每周1次。（图9-12）

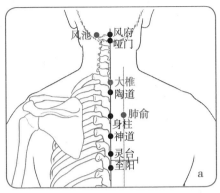

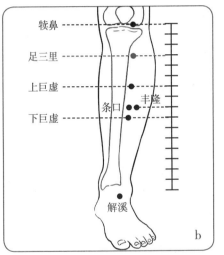

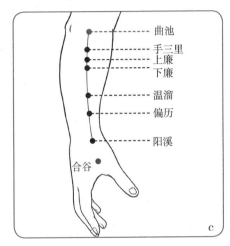

图 9-12　刺络拔罐法

【梅花针叩刺拔罐法】

主穴取大椎、肺俞、脾俞、足三里、膈俞；配穴取迎香。主穴用梅花针叩刺后拔罐20分钟，配穴只用毫针针刺，不拔罐，不留针。隔日1次。（图9-13）

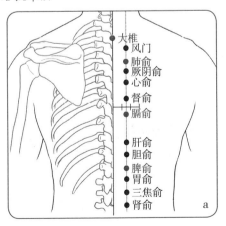

图 9-13　梅花针叩刺拔罐法

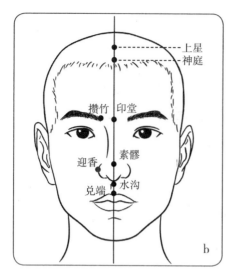

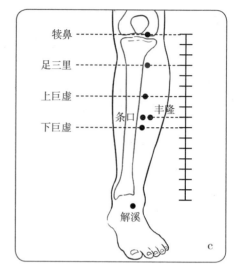

图 9-13　梅花针叩刺拔罐法

（三）注意事项

患者应坚持治疗，增强体质，少食辛辣厚味。本病需明确病因，综合治疗。

五、过敏性鼻炎

（一）概述

过敏性鼻炎，又称变应性鼻炎，是发生在鼻黏膜的变态反应性疾病，以鼻痒、喷嚏、鼻分泌亢进、鼻黏膜肿胀等为主要特点。本病相当于中医学中的"鼻鼽"。

（二）治疗

【针刺拔罐法】

取穴分3组：①印堂、迎香、口禾髎、风池、合谷、足三里、三阴交；②肺俞、脾俞、肾俞、命门；③神阙。先针刺第①组穴位，用平补平泻法，得气后，留针30分钟。起针后再针第②组穴位，得气后，用捻转补泻法，行针2~3分钟，留针30分钟。第③组穴位拔罐，患者仰卧位，暴露腹部，

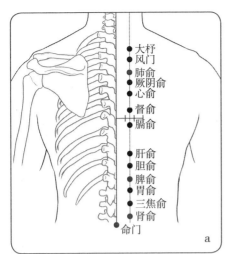

大杼
风门
肺俞
厥阴俞
心俞
督俞
膈俞
肝俞
胆俞
脾俞
胃俞
三焦俞
肾俞
命门

a

用闪火法，在神阙穴连拔 3~5 下，再留罐 5 分钟。每周 3 次，10 次为 1 个疗程。（图 9-14）

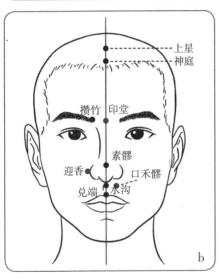

上星
神庭
攒竹　印堂
素髎
迎香　　口禾髎
兑端　水沟

b

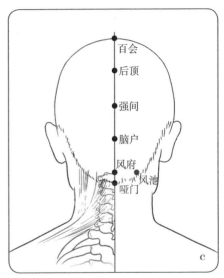

百会
后顶
强间
脑户
风府
哑门　风池

c

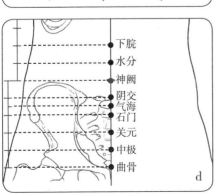

下脘
水分
神阙
阴交
气海
石门
关元
中极
曲骨

d

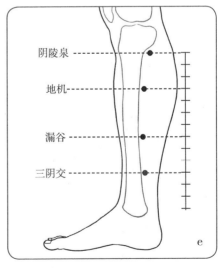

阴陵泉
地机
漏谷
三阴交

e

图 9-14　针刺拔罐法

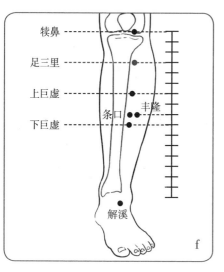
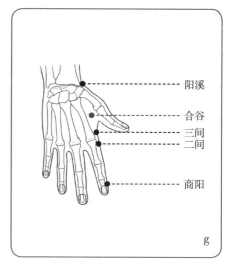

图 9-14　针刺拔罐法

（三）注意事项

患者应避免接触过敏原，增强体质，严重者积极配合中西药行脱敏疗法。

六、鼻窦炎

（一）概述

鼻窦炎是鼻窦黏膜的一种非特异性炎症。其有急、慢性之分。急性鼻窦炎可发生在一个鼻窦，慢性鼻窦炎可累及多个鼻窦。各窦中以上颌窦的发病概率最高。症状特点为鼻塞、多脓涕和头痛。急性感染者可出现畏寒、发热等全身症状。慢性鼻窦炎多因急性鼻窦炎反复发作未能得到适当的治疗所致。局部症状为多涕、鼻塞，或有头痛、嗅觉减退或消失，可伴失眠、记忆力减退等精神症状。检查可见中鼻甲肥大或有息肉样变，中鼻道变窄。本病在中医学中属于"鼻渊"范畴。

（二）治疗

【火罐疗法】

肺经郁热选风门、风池、合谷，先点刺诸穴，后吸拔 5 分钟，每日 1 次。胆腑郁热选风池、印堂、阳陵泉；脾经湿热选脾俞、中脘、公孙、阳陵泉；以上两型拔罐 5 分钟，每日 1 次。肺气虚寒选穴肺俞、太渊、四白，先温灸诸穴，后吸拔 5 分钟，每日 1 次。脾气虚弱选穴脾俞、中脘、足三里、三阴交，吸拔 5 分钟，每日 1 次。（图 9-15）

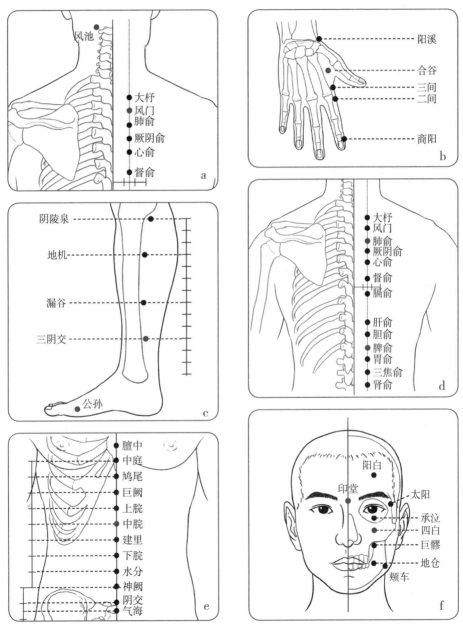

图 9-15　火罐疗法

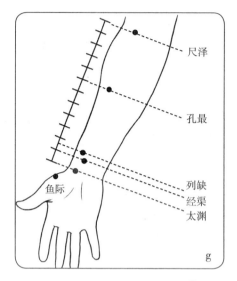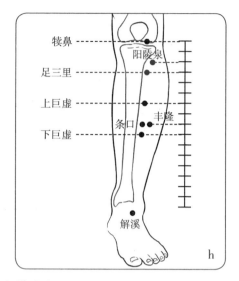

图 9-15　火罐疗法

（三）注意事项

积极治疗急性鼻窦炎，注意用鼻卫生，坚持治疗，预防慢性鼻窦炎。

七、鼻出血

（一）概述

鼻出血是一种常见症状，可出现于各种年龄、时间和季节，多由局部病变（如炎症、外伤、鼻中隔偏曲、肿瘤等）和全身性疾病（如引起动、静脉压增高的疾病，出凝血功能障碍，血管张力改变等）引起。前者引起的鼻出血多发生于单侧鼻腔，出血量不多，后者引起的鼻出血多为双侧交替性或同时出血，出血量多，时间长，难以遏止。临床表现轻者涕中带血，重者可引起失血性休克，反复出血则导致贫血。本病在中医学中属于"鼻衄"范畴。

（二）治疗

【针罐法】

取穴：太冲、内庭、涌泉、合谷、大椎。用三棱针点刺诸穴 2~3 下，大椎吸拔留罐 10~15 分钟，其余穴位针刺，每日 1 次，6 次为 1 个疗程。（图 9-16）

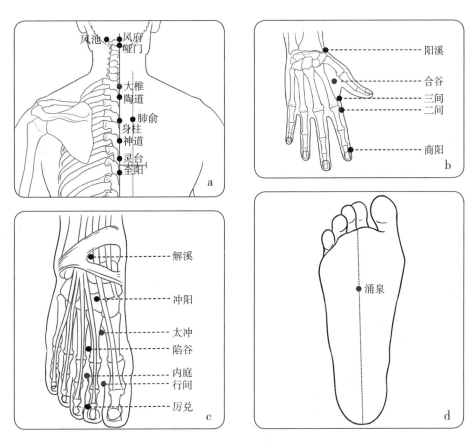

图 9-16 针罐法

【刺络拔罐法】

取穴：大椎、关元。以皮肤针重叩至出血，然后吸拔留罐 10~15 分钟，复发每周 2 次。（图 9-17）

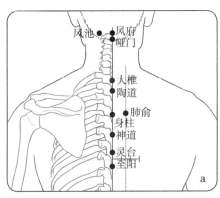
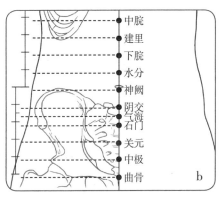

图 9-17 刺络拔罐法

（三）注意事项

急性大量出血者积极配合中西医药物治疗，消除紧张恐惧，疑有休克倾向，积极抗休克治疗。拔罐时配合原发病的治疗，患者应忌食辛辣，改变挖鼻习惯，避免鼻孔损伤。

八、急性咽炎

（一）概述

急性咽炎是咽黏膜和黏膜下组织及淋巴组织的急性炎症。本病起病较急，初觉咽部干燥、灼热、发胀、粗糙、微痛，继而咽痛加重，以致吞咽时痛剧，痛感常可放射到两侧耳部及颈部。重症患者，可有发热、畏寒、头痛、四肢酸痛、食欲不振、口渴、口臭、便秘等全身症状。

（二）治疗

【刺络拔罐法】

方法一：取大椎、肺俞、肝俞、少商、商阳。先将大椎、肺俞、肝俞穴常规消毒，每穴用三棱针点刺后，立即在所点刺的穴位拔罐，留罐 10~15 分钟，拔出毒血 1~5 毫升，起罐后擦净皮肤上的血迹。然后将少商、商阳穴常规消毒，每穴用三棱针点刺数下，挤出毒血 6~12 滴，至挤出的血液由紫红色变为淡红色为止。隔日治疗 1 次，6 次为 1 个疗程。（图 9-18）

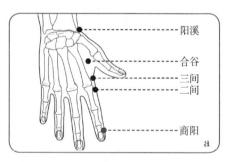

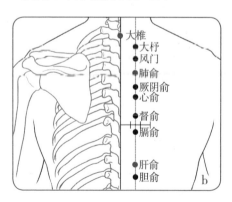

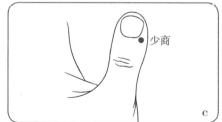

图 9-18　刺络拔罐法 1

方法二：将太阳、天突穴常规消毒，每穴用三棱针点刺 3~5 下，选用小号火罐，立即拔于所点刺的部位，留罐 10~15 分钟，至皮肤出现红色瘀血或拔出毒血 1~5 毫升，起罐后擦净皮肤上的血迹，隔日治疗 1 次，6 次为 1 个疗程。（图 9-19）

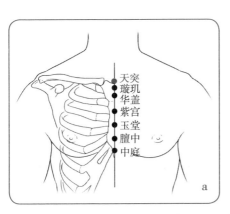

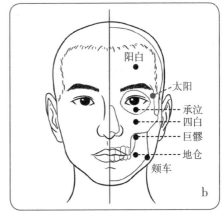

图 9-19　刺络拔罐法 2

方法三：取穴为大椎、耳尖。先将大椎穴常规消毒，用 1.5 寸的毫针刺之，采用强刺激泻法，取得针感后在针上拔火罐，留罐 10~15 分钟，至皮肤出现紫红色瘀血后起罐拔针。然后用手揉捏耳郭至充血发红，将耳尖常规消毒，用三棱针点刺后，挤出数滴毒血。每日或隔日治疗 1 次，6 次为 1 个疗程。（图 9-20）

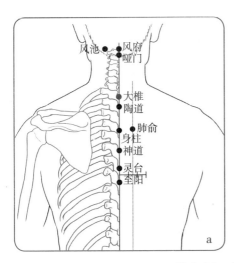

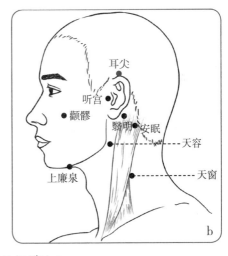

图 9-20　刺络拔罐法 3

（三）注意事项

拔罐刺血疗法治疗本病效果较好，尤其对于急性咽喉肿痛效果显著，往往可以立即缓解疼痛，局部炎症亦随之消失，体温自然下降，一般治疗1~2次即可痊愈。在治疗期间，患者应忌食辛辣刺激性食物及戒烟酒等。

九、慢性咽炎

（一）概述

慢性咽炎是指咽黏膜、黏膜下组织和淋巴组织的慢性弥漫性炎症，多发于成年人，有时症状顽固，不易治愈，常由反复上呼吸道感染或长期的理化刺激（如化学气体，粉尘，辛辣饮食，烟酒等）所造成。临床表现为咽部的多种不适，如异物感、灼热感、干燥感、刺激感、咽痒及微痛感等。患者常做清嗓动作，讲话多则症状加重，有时可发生短促而频繁的咳嗽，咳出黏液物则症状减轻。本病在中医学中属于"虚火喉痹"范畴。

（二）治疗

【刺络拔罐法】

主穴取大椎，配穴取定喘。先用三棱针点刺大椎1~2分深，再以大椎穴为中心拔罐10~15分钟，每日1次，3日为1个疗程。（图9-21）

【梅花针叩刺后走罐法】

取颈椎及其两侧、第1~3胸椎两侧，肘至腕部之大肠经线上、足踝部之肾经线上。先在应拔部位用梅花针叩刺（依次从颈椎→胸椎→肘腕部→足踝部）2~3遍，再依次用走罐法至皮肤潮红，亦可任选数穴（在上述范围内）用留罐法留罐。隔日1次，10次为1个疗程。（图9-22）

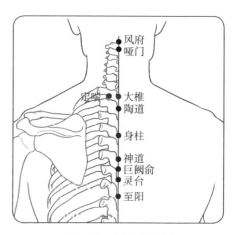

图9-21　刺络拔罐法

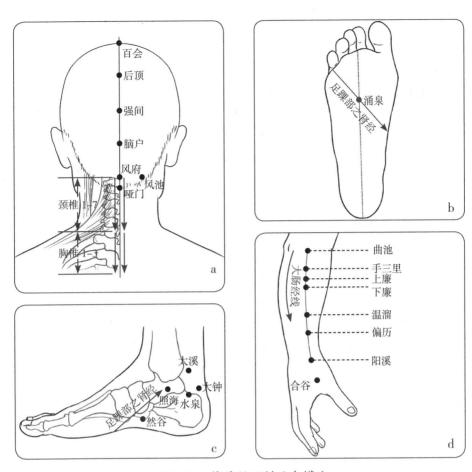

图 9-22　梅花针叩刺后走罐法

（三）注意事项

本病应注意预防反复感染。患者感冒后应少说话，减少烟酒、辛辣及粉尘刺激；可用生理盐水漱口，保持口腔卫生。

十、扁桃体炎

（一）概述

扁桃体炎是腭扁桃体的一种非特异性的炎症，常伴有程度不等或范围不一的咽黏膜和其他淋巴组织的炎症，但以腭扁桃体的炎症为主，多见于儿童和青年。本病有急、慢性之分。西医学认为本病主要由溶血性链球菌感染所致，可通过飞沫或食物直接接触而传染。在劳累、受凉后机体抵抗力降低时亦可引起本病。

（二）治疗

【刺络拔罐法】

方法一： 取穴为大椎、内关。用三棱针点刺出血后拔罐，留罐 10~15 分钟，起罐或重拔 1 次。（图 9-23）

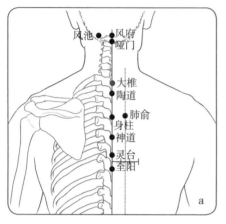
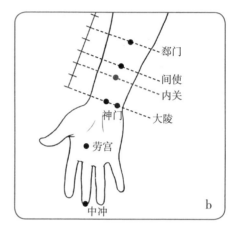

图 9-23　刺络拔罐法 1

方法二： 取穴为大椎、耳尖。先用三棱针点刺大椎出血，后拔罐 10~15 分钟，然后用手揉捏耳郭至充血发红，将耳尖进行常规消毒，用三棱针点刺后，挤出数滴毒血。每日 1 次或隔日 1 次。（图 9-24）

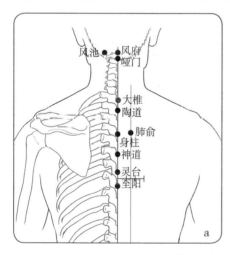
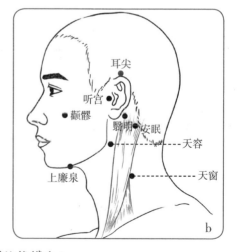

图 9-24　刺络拔罐法 2

方法三：分两组取主穴，①胃俞、肝俞、风门；②身柱、肺俞、内关。风热外袭配大椎、风池、曲池；肺胃热盛配内庭、十宣、少商。实证用刺络拔罐法，虚证用单纯拔罐法。（图9-25）

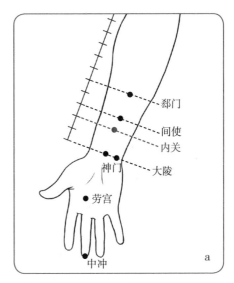

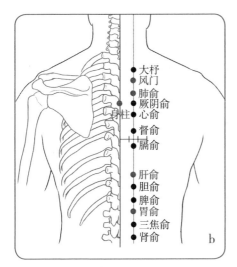

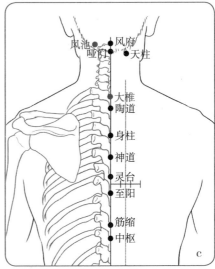

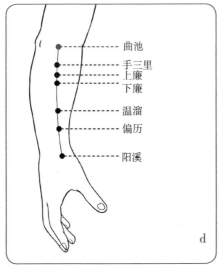

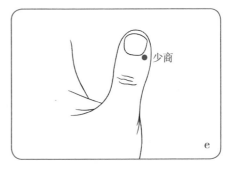

图 9-25　刺络拔罐法 3

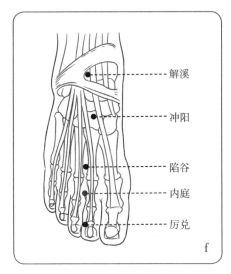

解溪

冲阳

陷谷

内庭

厉兑

f

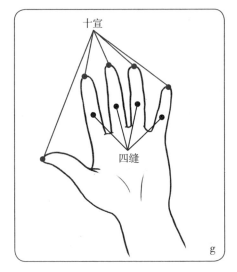

十宣

四缝

g

图 9-25　刺络拔罐法 3

（三）注意事项

在拔罐治疗期间，严重者配以药物治疗则效果更佳。患者应注意咽部卫生，常用清喉利咽之剂含漱，避免过食辛辣肥腻之品，饮食清淡，保持大便通畅，以免症状加重或复发。

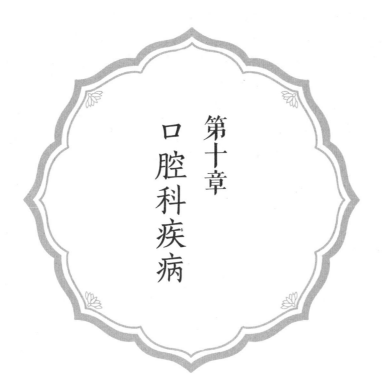

第十章

口腔科疾病

一、牙痛

（一）概述

牙痛是由多种牙体和牙周组织疾病引起的常见症状之一。常见的疾病有龋齿、急性牙髓炎、急性根尖周炎、牙周炎、牙本质过敏、牙齿折裂等。此外，颌骨的某些病变，如急性化脓性上颌窦炎、颌骨骨髓炎及三叉神经痛等常伴发或诱发牙痛。其主要临床表现为牙齿疼痛，咀嚼困难，遇冷、热、酸、甜疼痛加重或自发性剧痛，夜间尤甚，部位不定。本病在中医学中属于"齿痛"范畴。病因病机为风火毒邪，滞留脉络，胃火素盛又食辛辣厚味或风热邪毒外犯引动胃火，循经上损龈肉脉络，或肾阴不足，虚火上炎灼伤牙龈，齿失肾精荣养而引发牙痛。

（二）治疗

【刺络拔罐法】

方法一： 风火证选风池、大椎。胃火证选胃俞、颊车、下关、支沟、承山。肾虚证选肾俞、志室、颊车、下关。先用针点刺上穴，后吸拔诸穴5~10分钟。每日1次。（图10-1）

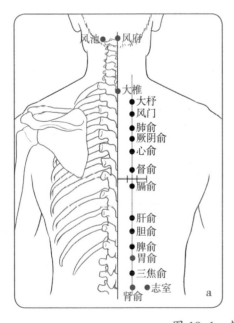
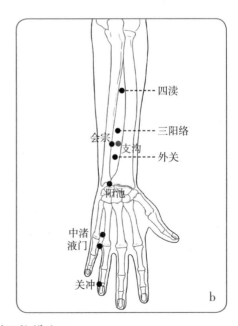

图 10-1　刺络拔罐法 1

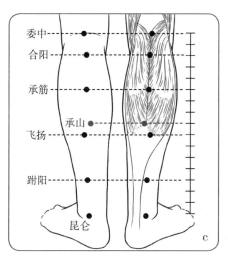

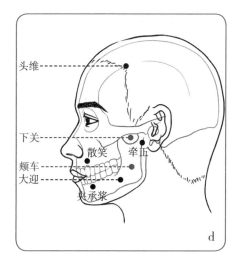

图 10-1　刺络拔罐法 1

方法二：取穴为大杼、胃俞、颊车、内庭。颊车、内庭用三棱针点刺，颊车吸拔 15 分钟，以出血为度。大杼、胃俞拔罐 20 分钟。每日1 次，5 次为 1 个疗程。（图 10-2）

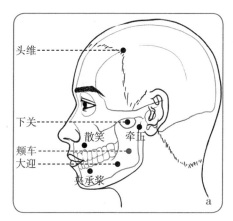

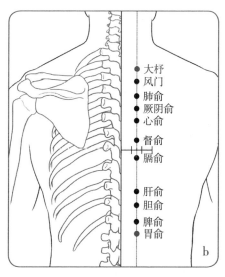

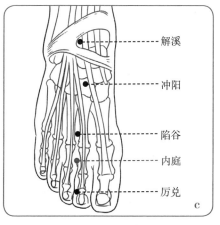

图 10-2　刺络拔罐法 2

【刺血拔罐法】

取穴：胃俞、大椎、合谷、内庭、行间、颊车、下关。每穴用三棱针点刺 2~3 下至出血（尽量点刺皮肤浅静脉怒张处），胃俞、大椎、颊车、下关吸拔 10~15 分钟，至皮肤出现紫红色瘀血或拔出毒血 1~5 毫升，以皮肤穴位不再出血为度。隔日 1 次，6 次为 1 个疗程。（图 10-3）

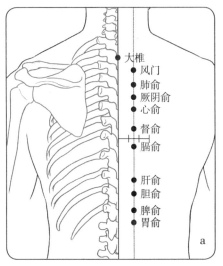

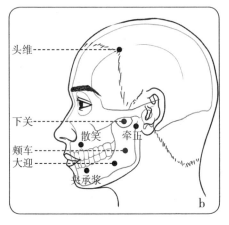

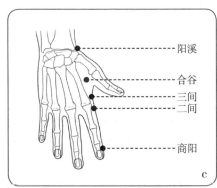

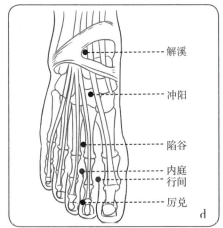

图 10-3　刺血拔罐法

【梅花针叩刺后拔罐法】

主穴取压痛点（患部阿是穴）、颊车（健侧）、合谷（健侧）。风火证配曲池、大椎；胃火证配内庭、胃俞；肾虚证配太溪、肾俞。内庭、太溪叩刺出血不拔罐。其余穴位适当叩刺后拔罐，留罐 10~20 分钟，每日 1 次。（图 10-4）

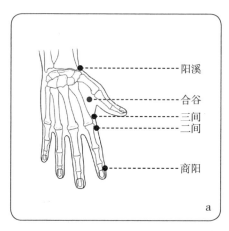

阳溪

合谷

三间
二间

商阳

a

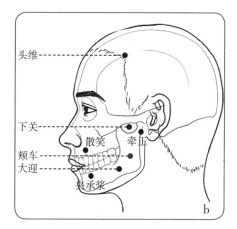

头维

下关

散笑　牵正

颊车
大迎

夹承浆

b

（1）主穴

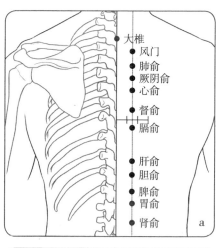

大椎
风门
肺俞
厥阴俞
心俞
督俞
膈俞
肝俞
胆俞
脾俞
胃俞
肾俞

a

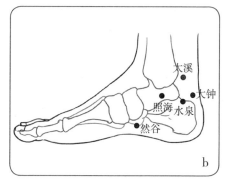

太溪

大钟

照海　水泉

然谷

b

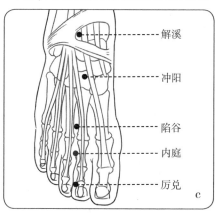

解溪

冲阳

陷谷

内庭

厉兑

c

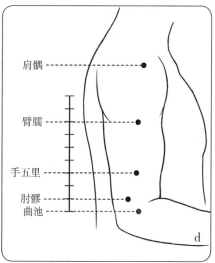

肩髃

臂臑

手五里

肘髎
曲池

d

（2）配穴

图 10-4　梅花针叩刺后拔罐法

（三）注意事项

患者应讲究口腔卫生，早晚刷牙，少食辛辣厚味。在牙痛缓解后，根据不同牙病加以彻底治疗。

二、复发性口腔溃疡

（一）概述

复发性口腔溃疡，又称复发性阿弗他溃疡、复发性口疮，是口腔黏膜反复发作的大小不等的圆形或椭圆形溃疡，有灼痛感，多发于唇内侧、舌尖、舌缘、舌腰、颊部、腭弓等部位。本病以周期性反复发作为特点。一般 7~10 天愈合，病史长可达一二十年之久，好发于青壮年。其发病与中枢神经系统紊乱及内分泌障碍有关。诱发因素有睡眠不足、精神紧张、消化不良、便秘等。初期患部黏膜稍隆起，1 天后破溃成圆形或椭圆形，直径 2~5 毫米，溃疡底部有坏死的组织形成的黄白色的假膜，边缘整齐，周围绕以充血带，严重者伴颌下淋巴结肿大而压痛，咽喉痛等症状。本病在中医学中属于"口疮""口疳"范畴。

（二）治疗

【刺血拔罐法】

取穴：大椎、太阳、足三里、合谷、少海。先用三棱针点刺 2~3 下，至皮肤出血，吸拔留罐 10~15 分钟，拔出毒血 1~5 毫升，1 周两次，6 次为 1 个疗程。（图 10-5）

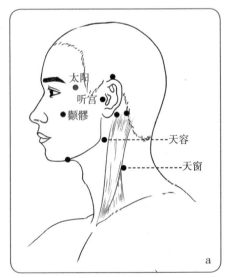

图 10-5　刺血拔罐法

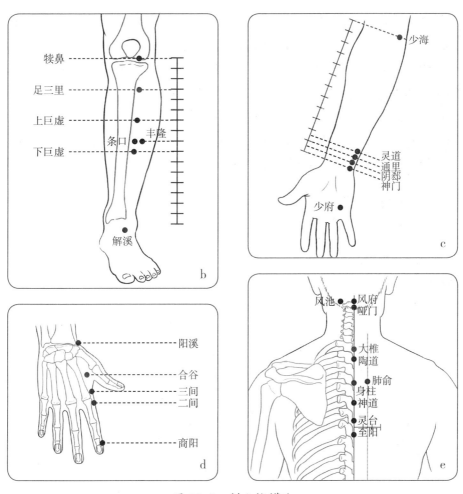

图 10-5　刺血拔罐法

（三）注意事项

患者应节制饮食，少食辛辣厚味及醇酒肥甘之品，调情志，保证充足睡眠，锻炼身体，增强体质。

三、颞下颌关节功能紊乱综合征

（一）概述

颞下颌关节功能紊乱综合征是由于颞下颌关节功能失调引起的下颌关

节运动障碍，开口过小或闭口绞锁，活动时关节区及周围肌群疼痛，关节运动时发出弹响声。青年女性较多见。西医学认为，本病可能与情绪不稳定、体质虚弱、咬合关系紊乱及下颌关节解剖异常、寒冷刺激、关节挫伤、肌肉拉伤等有关。其主要临床表现为关节区疼痛，每因咀嚼、讲话而加重；下颌运动障碍，常可伴轻重不等的弹响；两侧咀嚼肌、下颌角、下颌骨发育不对称，有压痛；部分患者伴有耳鸣、耳闷、眩晕等症状。本病在中医学中属于"痹症""颊车骱痛"范畴。

（二）治疗

【刺络拔罐法】

取穴：硬结点或压痛点、外关或合谷。用三棱针点刺后拔罐15分钟。（图10-6）

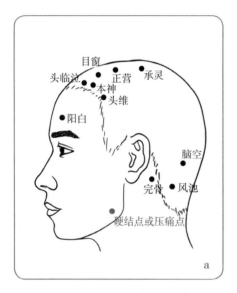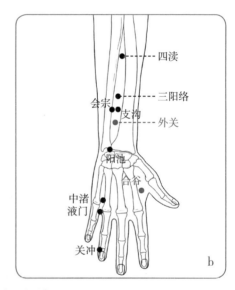

图 10-6　刺络拔罐法

【梅花针叩刺后拔罐法】

取患处痛点和外关穴。用梅花针叩刺微出血后拔罐，并留罐2~5分钟。

（三）注意事项

在治疗期间患者应保持心情舒畅，饮食以稀软食物为主，忌咀嚼过硬食物，增加营养，增强抗病能力。

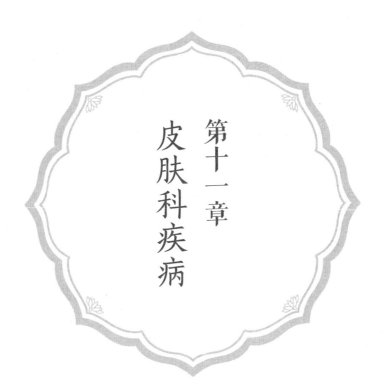

第十一章
皮肤科疾病

一、白癜风

（一）概述

白癜风是一种后天性的局限性皮肤色素脱失病，以皮肤出现大小不同、形态各异的局限性白色斑片而得名。临床表现皮损为白色斑片，境界明显，周边与健康皮肤交界处皮色较深，新发生损害周围常有暂时性炎症性星轮，单发或多发，形态各异，可互相融合成片，患处毛发可变白。多发于面颈、手背和额部。皮损处暴晒后可引起灼痛、红斑及水疱。本病在中医学中属于"白驳风"范畴。病因病机为风夹湿热，壅滞肌肤，或情志内伤，肝气郁结，可导致局部气血失和或气滞血瘀，肌肤滋养受阻而发病。

（二）治疗

【刺络拔罐法】

方法一：选背部胸椎 3~12 两旁的小丘疹。用三棱针挑刺放血，拔罐 10~15 分钟，3 日治疗 1 次，10 次为 1 个疗程。（图 11-1）

方法二：选皮损局部。用三棱针由外向内浅刺，以出血为度，后拔罐 20 分钟，或在皮损区涂补骨酯酊，后拔罐 15~20 分钟。隔日 1 次，10 次为 1 个疗程。（图 11-1）

【梅花针叩刺后拔罐法】

方法一：选病损局部。先取一片白斑，用梅花针叩刺至微出血，后用电动拔罐仪吸附 15 分钟，每周治疗 1 次。（图 11-2）

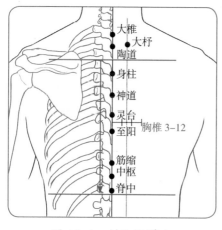

图 11-1　刺络拔罐法

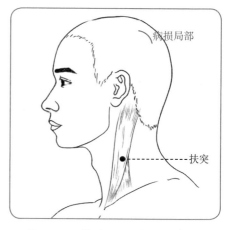

图 11-2　梅花针叩刺后拔罐法 1

方法二：选穴为肺俞、心俞、膈俞、肝俞、侠白、三阴交、血海。用梅花针叩刺皮损局部，再配两个穴位叩刺出血，拔罐并留罐10~15分钟。（图11-3）

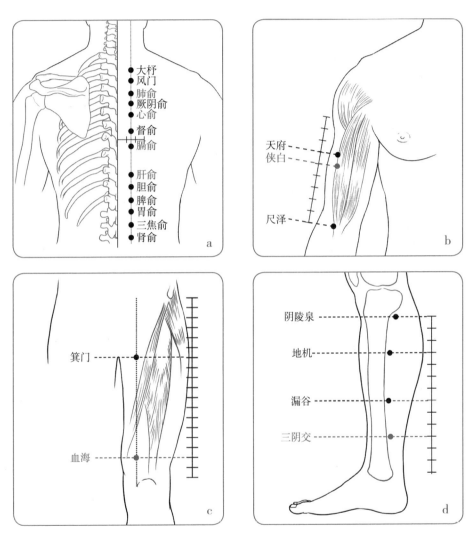

图11-3　梅花针叩刺后拔罐法2

方法三：选穴为病变部位、脾俞、中脘。病变部位用梅花针叩刺，后旋转移动罐至皮肤发红；脾俞、中脘用单纯拔罐法，留罐15~20分钟。起罐后，均用艾条温灸5~10分钟。每日1次，5次为1个疗程。（图11-4）

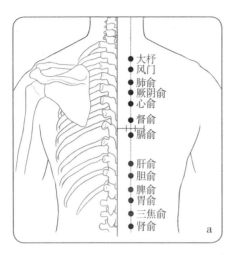
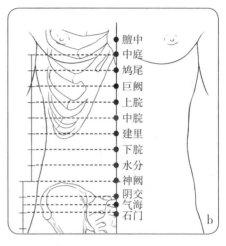

图 11-4　梅花针叩刺后拔罐法 3

【刺血灸罐法】

选穴：侠下穴（肱二头肌外侧缘中 1/3 与下 1/3 交界处稍上方）、瘈风穴（中指末节鱼腹下缘正中之指间关节横纹稍上方）。取侠下穴，局部消毒后，以三棱针点刺，然后立即拔罐，以出血为宜。每周 1 次，两侧交替进行。每次治疗后灸单侧瘈风穴，1 次灸 3 壮，不发疱。灸药处方：五倍子、桑叶、威灵仙、当归、川芎、白蔻仁各 100 克，石菖蒲、白芥子各 30 克，全蝎 10 克，共研细末。（图 11-5）

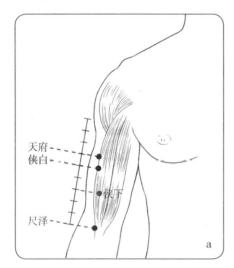
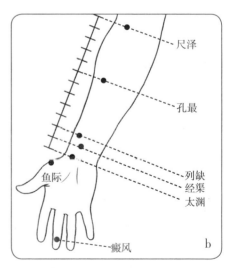

图 11-5　刺血灸罐法

（三）注意事项

拔罐治疗本病效果一般，如配合以药物外敷则疗效较佳。在治疗期间，患者应根据情况注意忌口，忌食辛辣及腥发食物，并避免高温作业及日晒，避免恼怒急躁，保持情绪舒畅，并在痊愈后持续治疗一段时间，以防疾病复发。

二、湿疹

（一）概述

湿疹是由多种内外因素引起的过敏性、炎症性皮肤病。其特点为多形性皮疹，有渗出倾向，对称分布，病情易于反复和慢性化，自觉剧烈瘙痒。好发部位为面部、肘窝、四肢屈侧及躯干等处。急性湿疹表现为红斑、皮疹、水疱、糜烂、渗液、结痂，皮屑脱掉后无痕迹遗留；慢性湿疹表现为皮肤增厚，纹理加深，结痂，边缘清晰，呈苔藓样，经久不愈；亚急性湿疹是介于急、慢性之间的阶段，患者自觉症状为明显瘙痒，阵发性加剧，甚至奇痒难忍。本病在中医学中相当"浸淫疮"范畴。

（二）治疗

【刺络拔罐法】

选穴：大椎、曲池、血海、委中、病变局部。将穴位常规消毒，每穴用三棱针点刺 3~5 下，选择适当大小火罐拔罐，留罐 10~15 分钟，起罐后擦净血迹。然后在皮损局部用三棱针散刺数下，立即拔罐，至拔出适量的瘀血及渗液，起罐后擦净血迹。每周治疗 2~3 次，10 次为 1 个疗程。（图 11-6）

【针刺配合刺络拔罐疗法】

方法一： 主穴取曲池、百虫窝、合谷、三阴交、行间、内庭，梅花针叩刺皮疹部位。湿热内蕴型配蠡沟、丰隆、血海、肺俞、大椎交替刺络拔罐。血虚风燥型配膈俞、脾俞、大椎、足三里，膈俞与大椎刺络拔罐。曲池、合谷、三阴交均直刺，用平补平泻法；百虫窝、行间、内庭均直刺，

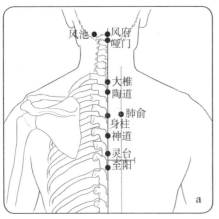

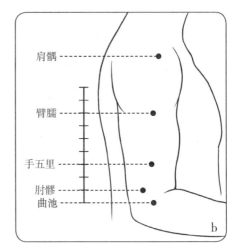

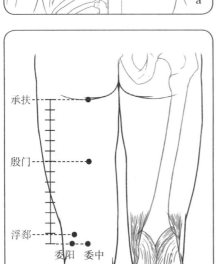

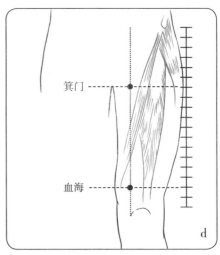

图 11-6 刺络拔罐法

用捻转泻法。梅花针叩刺皮疹，以中度出血为止。蠡沟与皮肤呈 45°角斜刺 0.5~1 寸，行迎随补泻之泻法。丰隆直刺，提插泻法。血海直刺，施提插捻转补法。脾俞向脊椎方向斜刺，捻转补法。每日 1 次。（图 11-7）

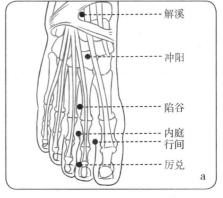

图 11-7 针刺配合刺络拔罐疗法 1

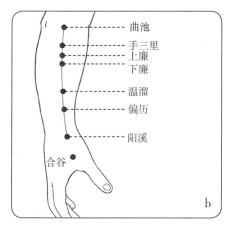

曲池

手三里
上廉
下廉

温溜

偏历

阳溪

合谷

b

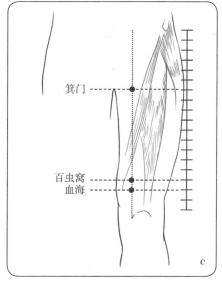

箕门

百虫窝
血海

c

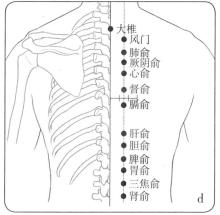

大椎
风门
肺俞
厥阴俞
心俞

督俞
膈俞

肝俞
胆俞
脾俞
胃俞
三焦俞
肾俞

d

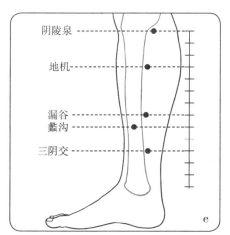

阴陵泉

地机

漏谷
蠡沟

三阴交

e

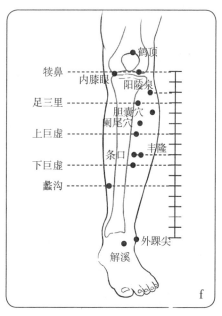

鹤顶

犊鼻
内膝眼
阳陵泉
足三里
胆囊穴
阑尾穴
上巨虚
条口
丰隆
下巨虚
蠡沟

外踝尖
解溪

f

图 11-7　针刺配合刺络拔罐疗法 1

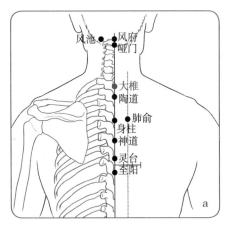

方法二： 选穴为大椎、三阴交、曲池、病变局部。以上穴位用毫针针刺，大椎用中等强度刺激，三阴交、曲池用强刺激手法，感应最好能向四周扩散。病变局部常规消毒后，用皮肤针叩刺，使之出血，然后拔罐5~10分钟，每周治疗2~3次。（图11-8）

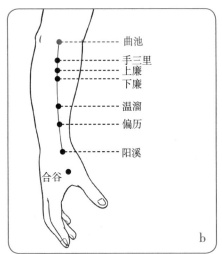

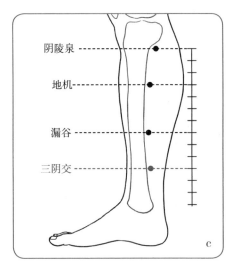

图 11-8　针刺配合刺络拔罐疗法 2

【梅花针加火罐疗法】

用梅花针均匀叩刺患处，以局部渗血为度，并在患处行走罐疗法，隔日1次，7次为1个疗程。（图11-9）

（三）注意事项

急性期皮损要避免局部刺激，如搔抓、肥皂水洗或用力搓擦等。

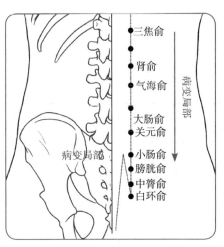

图 11-9　梅花针加火罐疗法

三、痤疮

（一）概述

痤疮又名寻常性痤疮，是毛囊皮脂腺结构的慢性、炎症性疾病。中医称之为"粉刺"，是发生于颜面、胸、背等处的一种毛囊、皮脂腺的慢性炎症。其特点是多发生于青年男女，皮损丘疹如刺，可挤出白色碎米样粉汁。

（二）治疗

【刺络拔罐法】

方法一： 取大椎穴。先用三棱针点刺，后于出血处拔火罐5~10分钟.每周1次，连续3~4次。（图11-10）

方法二： 取双侧肺俞、膈俞、脾俞、胃俞、大肠俞，背部小红点（在脊柱和膀胱经循行于背部的第二行之间部位选取）。每次取背俞穴4

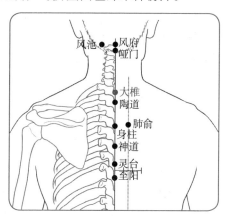

图 11-10　刺络拔罐法 1

个，小红点2个，如无小红点则取背俞穴6个。局部消毒后，用三棱针刺破皮肤，再将4号火罐用闪火法在上述部位拔罐，吸出血液0.5~1毫升。每周2次，1个月为1个疗程。也可配合服用中药。脾胃积热用三黄丸；痤疮感染用连翘败毒丸；肝经风热用桑皮、金银花、黄芩、枇杷叶、海浮石各10克，黄连3克，生甘草6克，夏枯草12克，每日1剂水煎服。治疗1~2个疗程。（图11-11）

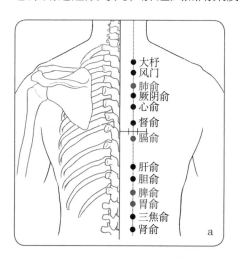

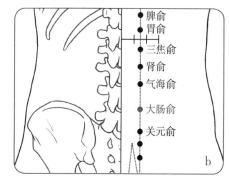

图 11-11　刺络拔罐法 2

方法三：取神阙、大椎。神阙穴用大号火罐拔罐，留罐 10 分钟。大椎揉捏至皮肤发红，用三棱针点刺 4~5 次，挤出血液数滴，再在该穴拔罐，留罐 5~10 分钟，4~5 日 1 次，3 次为 1 疗程，共治 3 个疗程。（图 11-12）

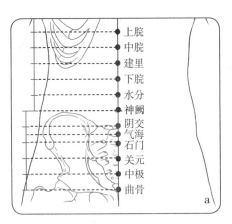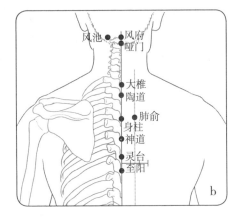

图 11-12　刺络拔罐法 3

方法四：取大椎、肺俞、膈俞穴，用三棱针点刺出血少许，用大号玻璃罐，以闪火法迅速拔在穴位上，留罐 15~20 分钟，3 日 1 次，7 次为 1 个疗程。（图 11-13）

方法五：第一组取大椎、至阳和二穴两侧夹脊穴；第二组取身柱、筋缩和二穴两侧夹脊穴；第三组取神道、脊中和二穴两侧夹脊穴。用三棱针点刺第一组穴后，再用闪火法将玻璃火罐 2 个分别拔在大椎穴、至阳穴上，留罐 5 分钟后去罐，擦净血迹；第 2 次治疗时取第二组穴，第 3 次治疗取第三组穴，方法同上。隔 3 日行第 2 次治疗，10 日为 1 个疗程。（图 11-14）

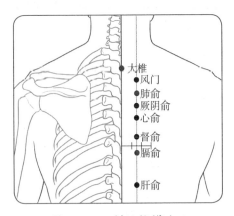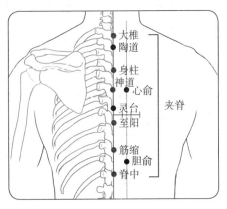

图 11-13　刺络拔罐法 4　　　　图 11-14　刺络拔罐法 5

方法六：辨证取穴，肺热型取肺俞、合谷；胃热型取胃俞、足三里；血热型取肝俞、太冲。用三棱针快速点刺穴位 3~5 次，然后用闪火法拔罐于其上，使其适量出血。同时配合针刺合谷、足三里、太冲穴，采取疾刺疾出针法，隔日 1 次，10 次为 1 个疗程。（图 11-15）

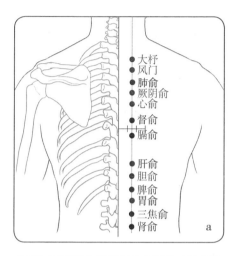

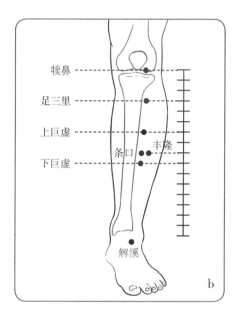

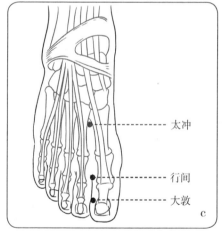

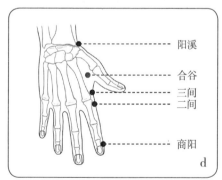

图 11-15　刺络拔罐法 6

【梅花针叩刺拔罐】

背俞穴取肺俞、胃俞、脾俞。用梅花针叩刺，从轻到重，至微出血，然后在各穴拔火罐，留罐 10~15 分钟。再用三棱针点刺耳尖穴挤出血液 3~5

滴。拔罐每日1次，叩刺和耳尖放血每2~3日1次，10日为1个疗程，共治2个疗程。（图11-16）

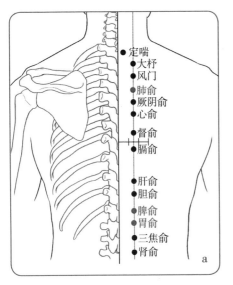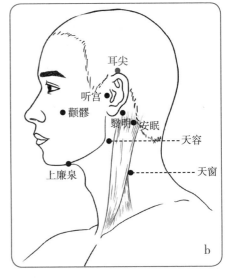

图 11-16　梅花针叩刺拔罐 2

【拔罐与挑治疗法】

方法一： 先行拔罐治疗，取大椎穴，针刺得气后用大号拔火罐拔于穴位20~30分钟，每日1次。病情顽固者，配合膀胱经走罐、耳尖放血、耳穴压豆。然后进行挑治治疗，在胸椎1~7棘突旁开5厘米内找阳性点（灰白色、棕色、暗红色、褐色针帽大小压之不褪色的丘疹），如无阳性点可直接在督脉或膀胱经上挑治。用尖端钩的三棱针将皮肤挑破，钩断皮下白色纤维组织，剪断暴露在外的纤维组织，闪火法拔罐，拔出少许血液，消毒棉球覆盖，固定。每次挑2点，每周2次。均10次为1个疗程。（图11-17）

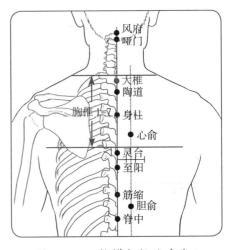

图 11-17　拔罐与挑治疗法 1

方法二：取穴分两组，一为肺俞、膈俞、脾俞；二为心俞、肝俞、胃俞。均为双侧取穴。患者俯卧于床，消毒背部腧穴，术者执三棱针对准所选穴位快速挑刺，以微出血为度。继用闪火法分别在所选穴位上拔罐，留罐10分钟。起罐后擦净血迹，轻抹抗生素以防感染。两组穴交替使用，隔日1次，10次为1个疗程。（图11-18）

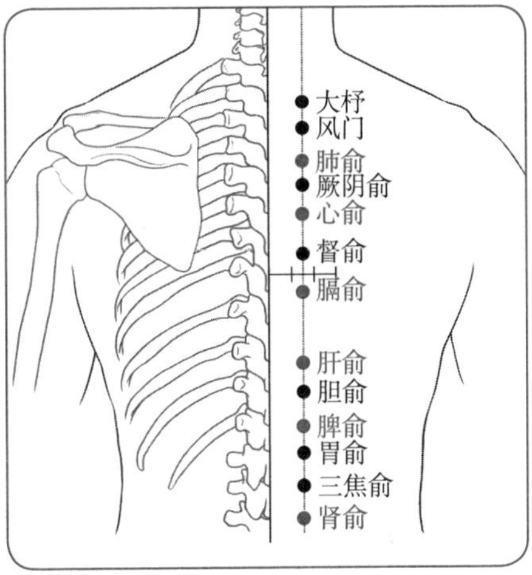

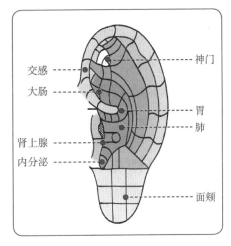

图11-18　拔罐与挑治疗法2

【锋勾针配合火罐疗法】

取第10胸椎以上肩背部选压痛觉最敏感或呈棕褐色的1~2疹点（先按摩，可促使疹点出现），行锋勾针勾刺。出针后再拔火罐，使出血1~2毫升，起罐。隔日1次，10次为1个疗程，疗程间隔3~4日。

【耳穴贴压加叩刺拔罐疗法】

取耳穴面颊、肺、胃、神门、交感、大肠、内分泌、肾上腺。将王不留行籽贴于上述穴位上，嘱患者每日按压耳穴3次，每次5~10分钟，每3日贴1次，两耳交替使用，10次为1个疗程。（图11-19）

图11-19　耳穴贴压疗法

【神阙穴拔罐加自血穴位注射疗法】

（1）拔罐：取神阙穴拔罐约10分钟，起罐后，该穴有黄水流出，用棉球擦干，并用另一干棉球敷脐上，8小时取下。

（2）自血穴位注射：取双侧足三里穴，在常规消毒下用5毫升注射器，抽取肘静脉血4毫升，再刺入另一侧足三里穴，如法操作。每周1次，2次为1个疗程。（图11-20）

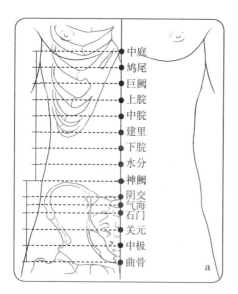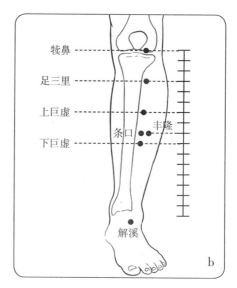

图 11-20　神阙穴拔罐加自血穴位注射疗法

（三）注意事项

拔罐治疗本病有较好的效果，但患者必须坚持治疗 1~2 个疗程才能收到较满意的效果。在治疗期间，患者应禁忌辛辣刺激性食物，切忌挤压尚未成熟的痤疮。切忌用刺激性较强的香皂洗脸。

四、酒渣鼻

（一）概述

酒渣鼻是一种以鼻部发红，上起丘疹、脓疱及毛细血管扩张，形似酒渣为特征的皮肤病。由于本病皮损常呈玫瑰红色，且形似痤疮，故又有"玫瑰痤疮"之名。

（二）治疗

【针刺火罐法】

取穴：印堂、迎香、承浆、列缺、合谷、血海、足三里、三阴交。以上诸穴采用毫针刺法，血海、足三里针后留罐 10~15 分钟，每日 1 次。（图 11-21）

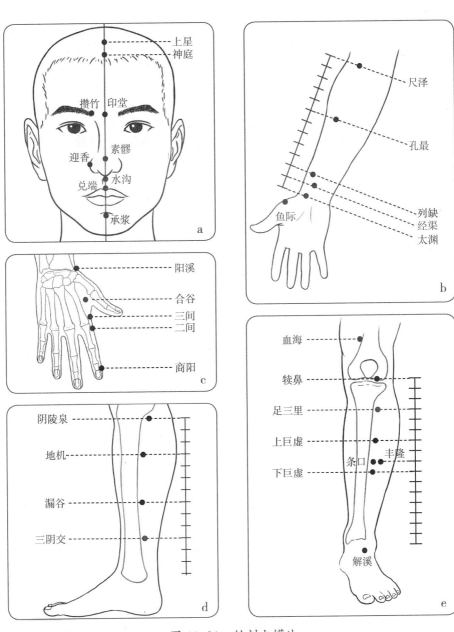

图 11-21　针刺火罐法

【刺络拔罐法】

取穴：①迎香、印堂、素髎。上穴交替使用，用三棱针点刺出血。②大椎、肺俞、肝俞、身柱、膈俞、胃俞，用闪火法拔罐15分钟，隔日1次。（图 11-22）

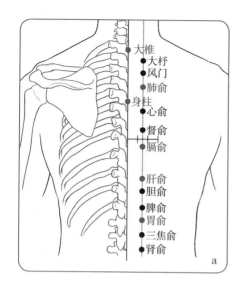
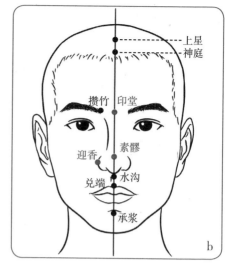

图 11-22　刺络拔罐法

（三）注意事项

患者平时应注意节制辛辣饮食，保持情绪愉快。

五、银屑病

（一）概述

本病病因及发病机制尚不清楚，目前多认为本病是在遗传基础上受到各种因素激发而引起的自身免疫性疾病。又称牛皮癣，因其以患处表面覆盖银白色的鳞屑为主要症状，故名银屑病。

（二）治疗

【刺络拔罐法】

选穴：①大椎、风门、肝俞、膈俞；②肺俞、脾俞、身柱、血海。每次选 1 组穴位，先用三棱针点刺穴位，然后拔罐，留罐 15~20 分钟。每日或隔日 1 次。（图 11-23）

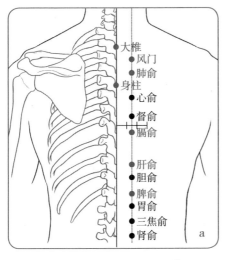
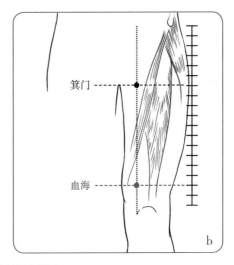

图 11-23　刺络拔罐法

【挑刺拔罐配合针刺疗法】

　　主穴取脾俞、肺俞、膈俞；病在面部配合谷；病在腰背及颈部配委中；病在头部配百会；病在上肢配曲池、外关等；病在下肢配血海、风市等。每次取 1 个主穴，局部常规消毒后，用三棱针挑刺，出血后，用消毒干棉球擦去血迹，取中号玻璃火罐，在针刺穴处拔罐，可从针孔拔出血液 10~15 毫升，再用棉球擦去即可。再取配穴，常规消毒后，用 30 号毫针刺入，得气后行捻转手法，短促行针。每日 1 次，10 日为 1 个疗程，疗程间隔 5 日。（图 11-24）

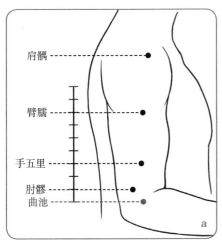
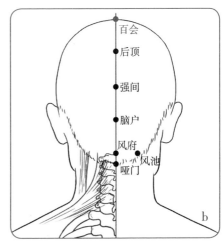

图 11-24　挑刺拔罐配合针刺疗法

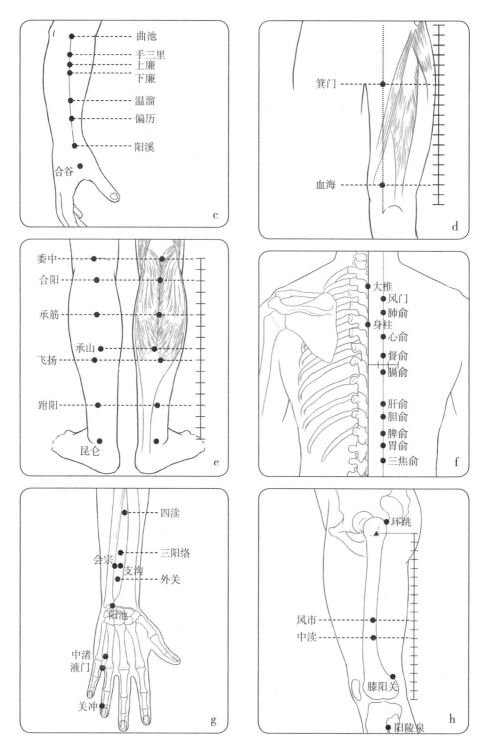

曲池
手三里
上廉
下廉
温溜
偏历
阳溪
合谷

c

箕门
血海

d

委中
合阳
承筋
飞扬
承山
跗阳
昆仑

e

大椎
风门
肺俞
身柱
心俞
督俞
膈俞
肝俞
胆俞
脾俞
胃俞
三焦俞

f

四渎
三阳络
会宗
支沟
外关
阳池
中渚
液门
关冲

g

环跳
风市
中渎
膝阳关
阳陵泉

h

图 11-24　挑刺拔罐配合针刺疗法

（三）注意事项

本病为慢性顽固性疾病，宜坚持治疗。拔罐治疗本病可起到部分疗效，如配合其他疗法，如药物外敷、内服、针刺等方法，则疗效更佳。患者在治疗期间应避免寒冷潮湿及感冒，适应气候变化，加强保护，忌食辛辣腥膻之品，沐浴适度，切忌烫洗，防止病情加重。

六、荨麻疹

（一）概述

荨麻疹，俗称"风疹块""风疙瘩""风包"等，它即可是一个独立的疾病，又可为许多疾病的症状，其基本特征为全身起红色或苍白色风团，发生消退都较快，消退后无任何痕迹，起疹时伴瘙痒。本病相当于中医学的"瘾疹"。

（二）治疗

【刺络拔罐法】

选穴：大椎、血海、肺俞。先用三棱针点刺至出血，然后拔罐，留罐15~20分钟。隔日1次。（图11-25）

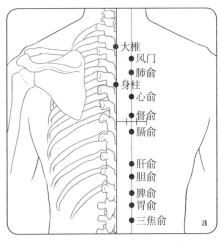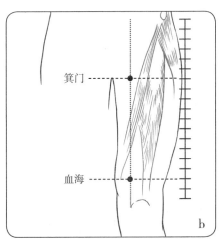

图 11-25　刺络拔罐法

第十一章　皮肤科疾病

【针刺拔罐疗法】

主穴取神阙，配穴取曲池、血海。顽固者配风池、大椎、肺俞等。每次配穴 2~3 个，最多不超过 4 个。用闪火法将大号或中号火罐迅速扣在神阙穴上，5 分钟后取下，以同样方法连拔 3 回为 1 次治疗，余穴针刺并拔罐，每日 1 次，10 次为 1 个疗程。疗程间休息 3 天。（图 11-26）

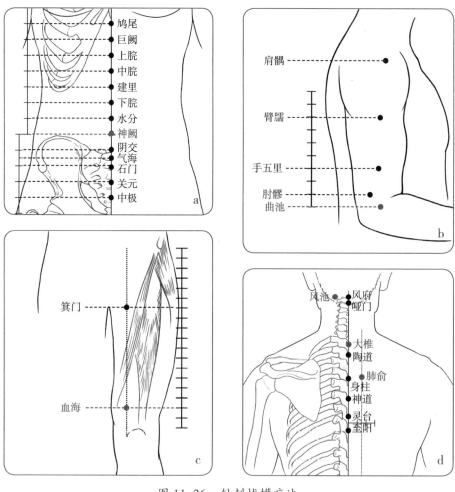

图 11-26　针刺拔罐疗法

【梅花针叩刺拔罐法】

方法一：取曲池、足三里、血海。血虚受风加三阴交，素体湿盛加阴陵泉，血热受风委中放血，胃肠滞热加天枢穴。梅花针叩刺大椎穴及脊柱两旁，使皮肤微微出血。闪火法背部拔罐并走罐，使梅花针叩刺过的部位拔吸出少量血液。同时配合口服西药氯苯那敏 10 毫克，每日 3 次；泼尼松 15 毫克，每日 1 次。3 次为 1 个疗程，隔日 1 次。（图 11-27）

方法二：取伏卧位，予双侧五脏背腧穴依次采用闪罐，每穴约 2 分钟，再留罐 8~10 分钟。最后在双侧膈俞穴局部常规消毒，用梅花针叩刺至隐隐出血状，再用火罐闪罐 5~10 下，吸出 1 毫升左右的血液，将血液擦干净后留罐 5 分钟。（图 11-27）

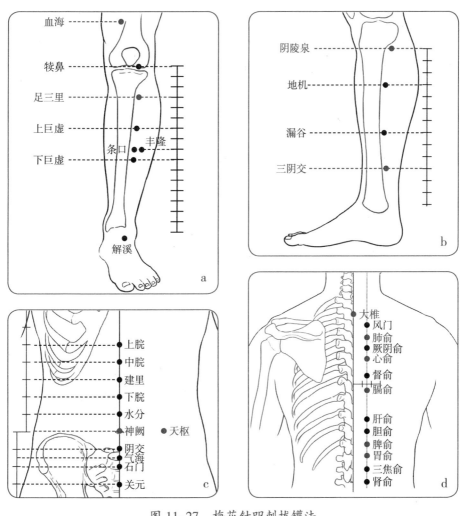

图 11-27　梅花针叩刺拔罐法

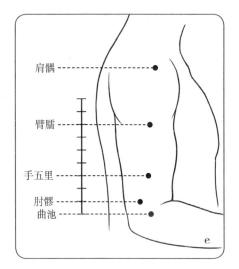

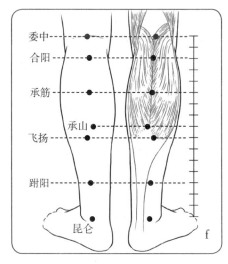

图 11-27　梅花针叩刺拔罐法

（三）注意事项

患者要节制饮食，忌鱼、虾、蛋、牛奶等食物，注意休息，避免外界风、寒、湿、热邪侵袭。若荨麻疹出现喉头水肿、胸闷、呼吸困难者应中西医结合抢救。

七、足癣

（一）概述

足癣，又名湿脚气、脚气，是致病性真菌在足部感染后引起的皮肤病。本病好发于趾间或趾下，初起损害常有浸渍，轻微脱屑，在足趾有明显的小片状脱屑，呈弧形或环状附于皮损的边缘，患者自觉瘙痒，在足底和趾间常发生较大的水疱，疱壁较厚，不易自行破溃，水疱往往可聚集成群，患者多有剧烈瘙痒。此外可发生红斑、糜烂、破裂，好发于第三、四趾间，奇痒难忍，往往夏季加重，冬季减轻。此外，在足跟、足底和足旁常表现为皮肤角化过度，粗糙无汗，寒冷季节致皮肤皲裂，严重者可波及整个足跟和足背。本病在中医学中属于"脚湿气""臭田螺"等病证范畴。

（二）治疗

【孟氏中药拔罐疗法】

选穴：合谷、外关、曲池、涌泉、足三里、三阴交。拔罐之前和拔罐之后分别在拔罐的局部外涂中药拔罐液。还可在发病部位每天涂中药拔罐液3次。（图11-28）

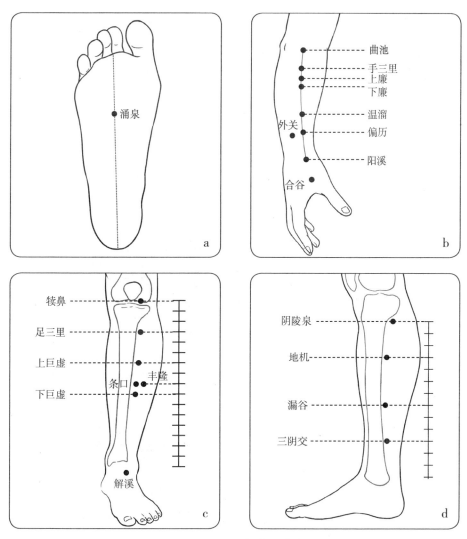

涌泉

a

曲池
手三里
上廉
下廉
温溜
外关
偏历
阳溪
合谷

b

犊鼻
足三里
上巨虚
条口　丰隆
下巨虚
解溪

c

阴陵泉
地机
漏谷
三阴交

d

图 11-28　孟氏中药拔罐疗法

（三）注意事项

患者应注意保持足部的清洁干燥，夏天尽可能不穿胶鞋，多穿布鞋或凉鞋。

八、神经性皮炎

（一）概论

神经性皮炎是一种常见的慢性皮肤神经功能障碍性皮肤病。本病常发于颈后及两侧肘后、骶尾等部位，以皮肤剧烈瘙痒及皮肤苔藓样变为特征。中医学称之为"牛皮癣""摄领疮"。

（二）治疗

【刺络拔罐疗法】

方法一： 先用梅花针对患处由内至外，由轻至重叩打，有微血渗出，拔火罐 15 分钟，随后用艾炷灸 1~5 炷，再涂敷蜈矾膏。最后取双侧耳背近耳轮处的静脉割刺放血，1 周 1 次。

方法二： 选阿是穴、大椎、风门。先用梅花针由里向外叩刺阿是穴，用三棱针点刺大椎、风门穴，均以微出血为度，后拔罐 5~10 分钟，隔日 1 次，5 次为 1 个疗程。（图 11-29）

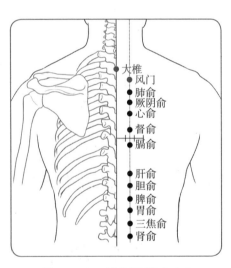

图 11-29　刺络拔罐疗法 2

方法三： 选穴为病灶局部、耳背静脉。先用梅花针在病灶局部弹刺数下，至皮肤出现散在出血点，立即在局部拔罐，留罐 10~15 分钟，拔出瘀血 1~10 毫升。揉搓耳郭至充血发红，用三棱针点刺耳背静脉 2~3 下，挤出数滴瘀血。每周治疗 2~3 次，10 次为 1 个疗程。（图 11-30）

方法四： 局部皮肤用 75% 酒精消毒，小面积用七星针在患部叩打，大面积用滚筒式皮肤针在局部滚，至局部微出血或出血，较平的部位加拔火罐，隔日 1 次，5 次为 1 个疗程。

【火针加火罐疗法】

以病变皮损区域为治疗点。先消毒皮肤，取中等火针在酒精灯上烘至通红，迅速刺入皮损皮肤，约一二分深。留针 2 秒左右出针。相距 1.5 厘米左右刺 1 针，留数视皮损大小而定，在皮损内刺遍。针后用火罐部位吸附，使其出血，每罐出血 5~10 毫升。初次治疗每隔两天 1 次，缓解后每隔 3~5 天 1 个疗程。5 次 1 个疗程。

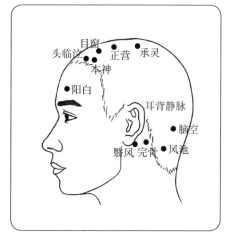

图 11-30　刺络拔罐疗法 3

（三）注意事项

患者应调节情绪，保持心情舒畅；忌辛辣腥膻、醇酒厚味。皮损处尽量避免日晒、瘙抓、摩擦、肥皂等酸碱物的刺激。

九、带状疱疹

（一）概述

带状疱疹是水痘 - 带状疱疹病毒感染所致，在机体免疫功能低下时，病毒繁殖活动，导致受侵的神经节发炎、肿胀、坏死，产生神经痛及沿神经分布的群集性丘疹、水疱。中医学称之为"蛇串疮"，是因为肝脾内蕴湿热，兼感邪毒所致，以成簇水疱沿身体一侧呈带状分布，排列宛如蛇行，且疼痛剧烈为特征的皮肤病。

（二）治疗

【刺络拔罐法】

方法一： 以疱疹皮损部位的边缘为准取穴，热甚者加用双侧阳陵泉，湿热型配用双侧阴陵泉，气滞血瘀型者可配用局部阿是穴，或在皮损周围进行三棱针围刺艾灸。每日 1 次，10 次为 1 个疗程。（图 11-31）

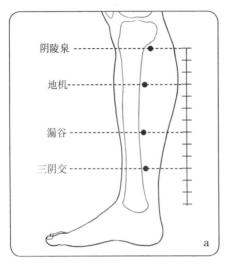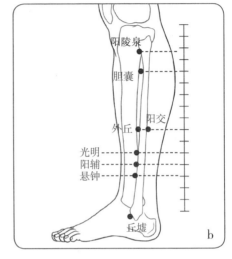

图 11-31　刺络拔罐法 1

方法二： 疮面常规消毒，毫针快速针刺疮面，微微出血为度，拔罐约 15 分钟，拔出污黑血水，再用雄蜈散（蜈蚣、雄黄、冰片、明矾各等份，研成极细末）酒调成糊状敷于疮面，每日 1 次。

方法三： 常规消毒，用三棱针点刺，将带状疱疹的小疱全部刺破，放出疱内液体，再用闪火拔罐法将罐留于患处 15 分钟，使其出血，取罐后，再用消毒棉球擦净，治疗后患处不需消毒和上药处理，视其轻重，1~2 日 1 次。

【皮肤针叩刺与拔罐疗法】

用皮肤针七星针头沿皮损带往返叩刺，先轻手法叩刺至局部皮肤发红，再用重手法着重叩刺皮损局部，使水疱破裂，局部出血为止。然后立即拔火罐于皮损部，不足于着火罐者，可用抽气罐吸拔于局部。留罐 10~15 分钟。隔日 1 次。

【粗针透刺加拔罐法】

首诊取督脉大椎至中枢，用梅花针自上向下重叩 3 遍，使皮肤微出血。然后自上向下走罐，使出血 5~10 毫升；次日用直径 1 毫米的粗针刺神道透至阳，留针 1 小时，每 10 分钟捻 1 次，泻法，强刺激。除第一次治疗外均单用粗针透刺，每日 1 次。（图 11-32）

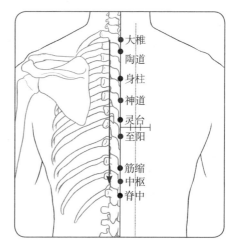

图 11-32　粗针透刺加拔罐法

【紫草膏加点刺拔罐法】

在病灶四周消毒，以疱疹皮损部位的边缘为准刺点，点刺完毕，在其上用闪火拔罐法拔罐，留罐 10~15 分钟，并拔出少量血液，起罐后用干棉球将血污擦净，搽上紫草膏（紫草 50 克，丹皮、黄连各 30 克，水煎取液 300 毫升，滤净后加入芒硝 20 克，冰片、青黛各 10 克，调成糊状，再辅以蜜、蜡制成膏剂），每日 1 次。

【点刺拔罐加药物法】

疼痛点常规消毒，用三棱针点刺 10~20 次，点刺出血，再用火罐于点刺区域拔罐 20 分钟，每次以拔出紫暗色血液约 10 毫升为宜。并用龙胆泻肝汤加味：龙胆草、茯苓、车前子、大青叶、金银花各 15 克，栀子 12 克，黄芩、泽泻、柴胡、连翘各 10 克，甘草 6 克。随症加减，每日 1 剂水煎服。外用二味拔毒散（白矾、雄黄等份研末），用生理盐水清洁局部，用冷茶水调成糊状，直接涂于患处；损伤有渗出者用药粉直接撒于患处。

【围针刺叩刺拔罐法】

取穴：原发病灶疼痛部位，或疼痛涉及所循经脉部位。经严格消毒后，在疼痛部位外围 2~3 厘米处，用 30 号 2 寸毫针，针呈 40~15° 方向斜刺，针尖指向疼痛部位中心区，用 4~8 根针呈圈状，双手捻转运针泻法，轮流运针 10 分钟后起针；再在疼痛部位用七星针叩刺后拔火罐，胸背头面及腋部，应注意针刺深度，以免损伤脏器血管等。头面部配百会、列缺穴；上肢配曲池、外关穴；下肢配阳陵泉、阴陵泉、三阴交；腰背部配大椎、肝俞穴；胸腹部配膻中，关元穴。2 日 1 次，5 次为 1 个疗程。

十、斑秃

（一）概述

斑秃是指头皮部突然发生局限性斑状脱发，多见于青壮年。主要表现为头部出现圆形或椭圆形斑状脱发，境界清楚，脱发部皮肤光滑，无任何异常，无任何症状，常在无意中被发现。重者继续发展或相互融合，于短期内大片或全头毛发脱落，称为全秃。更甚时眉毛、胡须、腋毛、阴毛等均可脱落，称普秃。西医学认为本病可能与高级神经活动障碍有关，如长期强烈的精神创伤及过度紧张，亦可与内分泌障碍、局部病灶感染、中毒、肠寄生虫或其他内脏疾病有关。本病在中医学中属于"油风"范畴。

（二）治疗

【孟氏中药拔罐疗法】

血虚风盛选风池、心俞、膈俞、脾俞、足三里；肝肾不足选肝俞、肾俞、膈俞、三阴交；气滞血瘀选风池、肺俞、肝俞、膈俞、血海。拔罐之前和拔罐之后分别在拔罐的局部外涂中药拔罐液。还可每日在患处外涂中药拔罐液 3 次。（图 11-33）

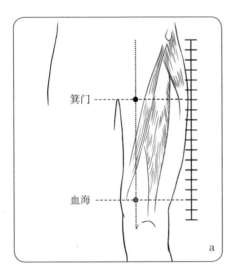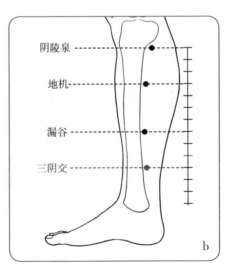

图 11-33　孟氏拔罐疗法

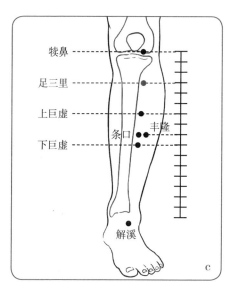

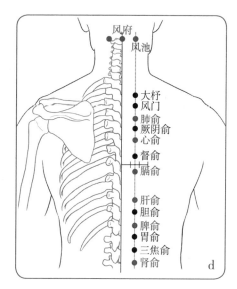

图 11-33　孟氏拔罐疗法

【火罐疗法】

血虚风燥选心俞、膈俞、脾俞、风池、足三里。肝肾气虚选肝俞、肾俞、膈俞、关元、三阴交。气滞血瘀选肺俞、肝俞、膈俞、风池、血海。以上先同一侧诸穴，留罐 5~10 分钟，第二天吸拔另一侧诸穴，留罐 5~10 分钟，双侧交替进行，每日 1 次。（图 11-34）

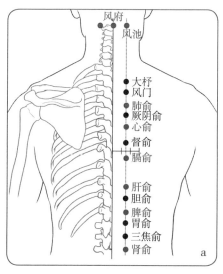

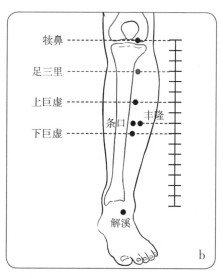

图 11-34　火罐疗法

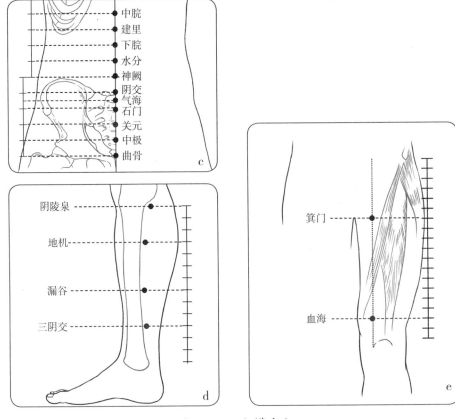

图 11-34　火罐疗法

（三）注意事项

本病应讲究头皮卫生，不用碱性强的药物洗发，以免加重病情。在治疗期间，患者应保持情志舒畅，切忌烦恼，忧伤和动怒；饮食多样化，纠正偏食的不良习惯。

十一、黄褐斑

（一）概述

黄褐斑俗称"肝斑""妊娠斑"，是一种以面部发生黄褐斑片为特征的色素代谢异常的皮肤病。妊娠 3~5 个月的妇女尤为多见。临床表现皮损为淡褐色、深褐色或黑褐色斑片，多对称分布于额、眉、颊、鼻、上唇等处，大小不等，形状不规则，无自觉症状。本病在中医学中属于"黛黑斑""面尘"等范畴。病因病机为情志失调，化火伤阴；饮食失节，湿热熏蒸头面；劳欲过度，虚火上炎。

（二）治疗

【针刺后拔罐法】

选穴：气海、肾俞（双）、肝俞（双）。先用毫针平补平泻法针刺，得气后不留针。起针后，拔罐 10~15 分钟。起罐后，再用艾条温灸 5~10 分钟，同时再用毫针针刺迎香（双），留针 15~30 分钟，艾炷灸患部中央 3~7 壮(无瘢痕灸)。每日或隔日 1 次，7 次为 1 个疗程。(图 11-35)

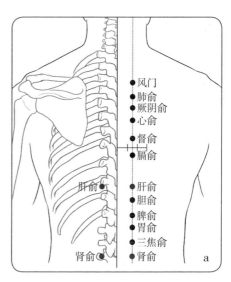

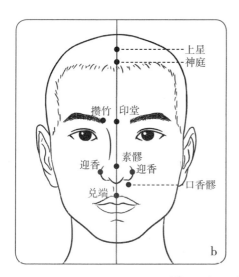

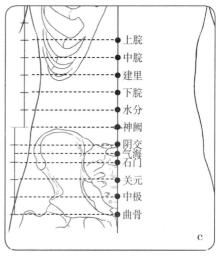

图 11-35　针刺后拔罐法

【刺络拔罐及耳压疗法】

（1）刺络拔罐：取耳背部静脉用眼科手术刀点刺出血 3 滴；用梅花针在大椎和两个肺俞三角区内叩刺，每次选 1~2 个叩刺点形成 15 个出血点，叩刺后用 2 号玻璃罐闪火法拔罐，出血量小于 1 毫升。(图 11-36)

（2）耳穴贴压：用王不留行籽贴压于耳穴卵巢、子宫、神门、大肠、肝、内分泌、皮质下、肾上腺、枕、褐斑点（颈椎与枕之中点），每日按压 3~4 次，每次取 6~7 穴，两耳交替。均隔日 1 次，10 次为 1 个疗程。（图 11-37）

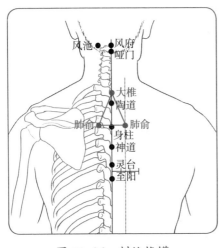

图 11-36　刺络拔罐

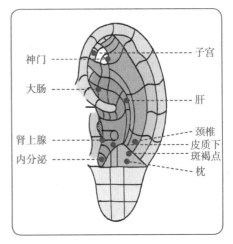

图 11-37　耳压疗法

【梅花针叩刺加拔罐疗法】

取穴：华佗夹脊穴、督脉大椎~命门 11 穴、膈俞、肺俞。用梅花针沿华佗夹脊穴叩刺由上至下，手法由轻至重，由慢到快，以局部皮肤潮红为度。然后再从大椎叩至命门。接着用小号玻璃罐用闪火法沿华佗夹脊以及大椎至命门上下游走拔罐 1~2 次。肺俞与膈俞用梅花针治疗后拔罐 15 分钟。每日 1 次，10 次为 1 个疗程。（图 11-38）

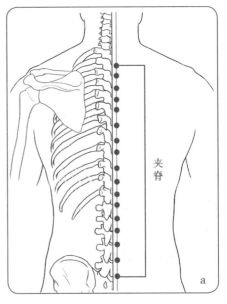

图 11-38　梅花针叩刺加拔罐疗法

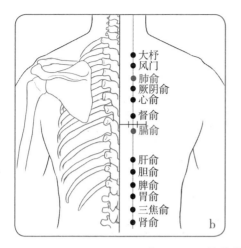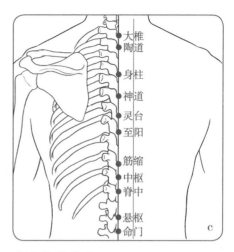

图 11-38　梅花针叩刺加拔罐疗法

（三）注意事项

继发于其他疾病的黄褐斑，应积极治疗原发病。

十二、雀斑

（一）概述

雀斑是常见的黑色素增多而形成的淡褐色米粒大小的斑点皮肤病，好发于面部。本病常发生于暴露部位，如颜面、颈部、手背或前臂，对称分布。皮损为淡褐色、深褐色或日晒后呈淡黑色的针头至绿豆大斑点，圆形或椭圆形，表面光滑无鳞屑，境界清楚，斑点疏密不一，但不融合，夏季因日晒而变深，冬季避晒减轻，无痒痛，是本病的主要特点。本病较多见于皮肤较白的女性，男性也有发生。本病病因病机是先天肾水不足，阴虚火邪上炎，日晒热毒内蕴，郁于皮内所致。

（二）治疗

【孟氏中药拔罐疗法】

选穴：阴陵泉、足三里、悬钟、风池、血海、肾俞、三阴交、曲池、大椎。拔罐之前和拔罐之后分别在拔罐的局部外涂中药拔罐液。（图 11-39）

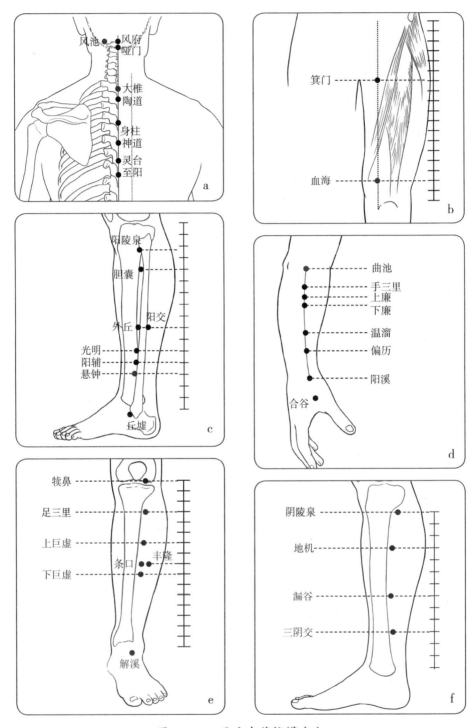

风池　风府
　　　哑门

大椎
陶道

身柱
神道

灵台
至阳

a

箕门

血海

b

阴陵泉

胆囊

阳交
外丘

光明
阳辅
悬钟

丘墟

c

曲池
手三里
上廉
下廉

温溜

偏历

阳溪

合谷

d

犊鼻

足三里

上巨虚

条口　丰隆

下巨虚

解溪

e

阴陵泉

地机

漏谷

三阴交

f

图 11-39　孟氏中药拔罐疗法

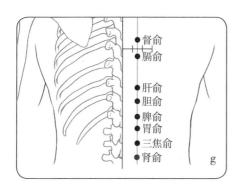

图 11-39　孟氏中药拔罐疗法

【火罐疗法】

选穴：肺俞、风池、肾俞、血海、三阴交、阴陵泉、足三里。以上诸穴拔罐 5~10 分钟，每日 1 次。（图 11-40）

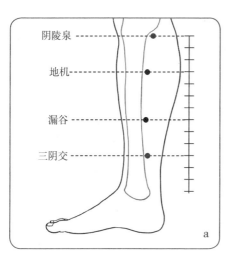

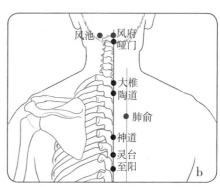

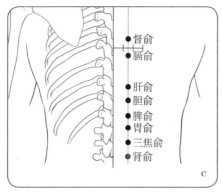

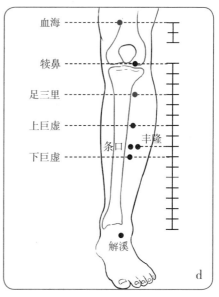

图 11-40　火罐疗法

（三）注意事项

本病治疗时间应足够长，以求巩固疗效。避免日光直接照射患处。

十三、脂溢性皮炎

（一）概述

脂溢性皮炎又称脂溢性湿疹，是在皮肤溢出症的基础上，由于内、外因素刺激而造成的皮肤炎症性反应。本病好发于皮脂腺丰富的部位，常先自头部开始，逐渐向下发展，重者泛发全身。往往在皮脂溢出的基础上，出现黄白色或淡红色红斑，多数有不同程度的炎症，并伴油脂状鳞屑。红斑可互相融合成片，出现渗出和结痂，重者形成湿疹样糜烂面。3 个月内的婴儿发生脂溢性皮炎多无皮脂溢出的表现，主要损害为红斑，表面有黏着性鳞屑，边缘清楚。本病病程长，常反复发作，多年不愈。严重者可继发皮脂溢出性红皮症，自头部开始，逐渐波及全身，皮肤呈弥漫性潮红、脱屑。本病在中医学中属于"白屑风""油风""面游风"等病证范畴。

（二）治疗

【孟氏中药拔罐疗法】

取穴：风池、百会、四神聪、完骨。拔罐之前和拔罐之后分别在拔罐的局部外涂中药拔罐液。（图 11-41）

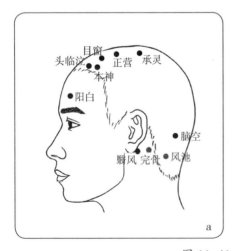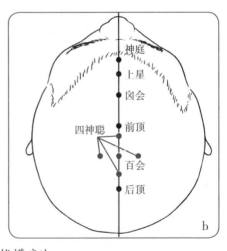

图 11-41　拔罐疗法

（三）注意事项

患者应注意局部卫生，防止烫洗和搔抓。感染严重者可配合中西药物。

十四、玫瑰糠疹

（一）概述

玫瑰糠疹是一种以好发于躯干、四肢近端，疹色紫红，略起白屑为特征的皮肤病。由于其皮损多呈玫瑰红色，其上鳞屑如糠似秕，故称为玫瑰糠疹。皮损多发于躯干和四肢近端部分，在胸背部的皮损长轴与肋骨平行，皮损为不规则椭圆形玫瑰色的斑疹，如南瓜子大小，典型的中心略带黄色表面附有糠秕样鳞屑。常先发较大的母斑，1~2周后其余损害才陆续成批出现，有微痒。中医学认为本病属中医"风癣"范畴。

（二）治疗

【刺络拔罐法】

方法一：分组取穴，①大椎、风门、肝俞；②身柱、肺俞、脾俞。每次1组，采用三棱针点刺出血，然后拔罐15~20分钟。每日1次或隔日1次，5次为1个疗程。（图11-42）

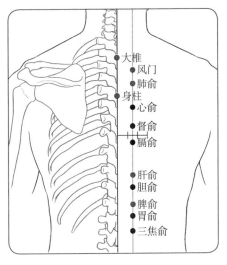

图11-42　刺络拔罐法1

方法二：取穴大椎、身柱、肩胛岗区。皮损在上肢肩背者，加肩髎、曲池；在腰以下者，加肾俞；在臀股以下者，加血海或委中。均采用三棱针点刺后拔罐15~20分钟，以局部红紫并出血0.5~1.0毫升（每穴）为度。同时可配合耳尖点刺放血。待皮疹大部消退，仅残留少许皮损，则取大椎、身柱、肩胛岗区，配合皮损局部围刺加拔火罐，每日1次，10次为1个疗程。（图11-43）

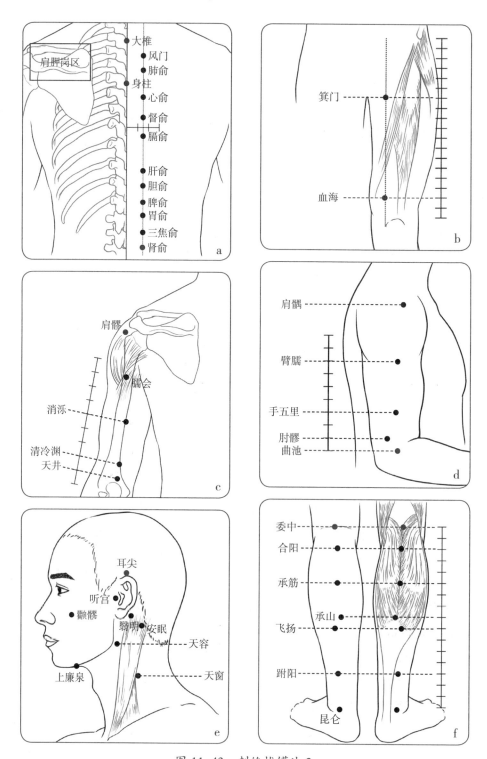

图 11-43　刺络拔罐法 2

（三）注意事项

本病治疗期间患者应忌食辛辣鱼腥。

十五、皮肤瘙痒症

（一）概述

皮肤瘙痒症是指皮肤瘙痒及因瘙痒而引起的继发性损害的一种皮肤病，是一种血管神经功能障碍性皮肤病，是其他疾病的一个症状表现。本病好发于老年及成年人，多见于冬季。中医学认为其发病原因为湿热蕴于肌肤，不得疏泄，或血虚风燥所致。

（二）治疗

【刺络拔罐法】

选穴：大椎、风门、肝俞、身柱、肺俞、心俞、脾俞。以上组穴，每次用1组，常规消毒，用三棱针点刺后拔罐，留罐10~15分钟，每日或隔日1次。（图11-44）

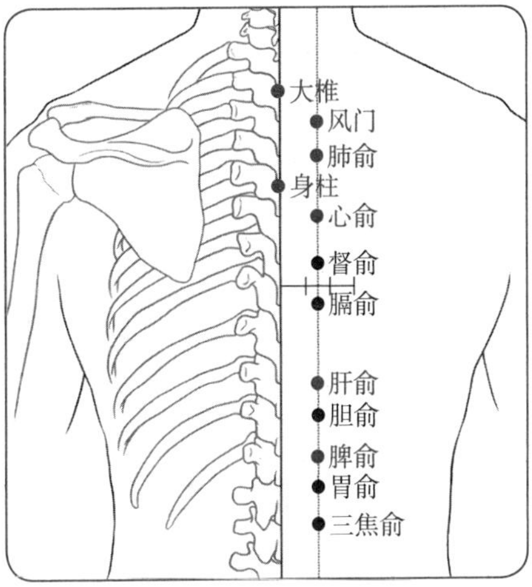

图 11-44　刺络拔罐法

（三）注意事项

本病应禁严重搔抓，以防抓破皮肤，引起感染。伴有原发病者，应积极治疗原发病。

十六、丹毒

（一）概述

丹毒是由 β- 溶血性链球菌通过皮肤或黏膜的破损，如足癣、刺伤等侵入，引起皮内网状淋巴管的急性感染，故又称急性网状淋巴管炎。好发于下肢和面部。炎症蔓延迅速，一般不化脓，无组织坏死。下肢丹毒易复发，反复发作后可导致淋巴水肿，甚则形成"象皮肿"。

（二）治疗

【刺络拔罐法】

方法一：治疗组在流火病部位常规消毒，以安全刀片、三棱针点刺。红肿热痛症状减轻者点刺宜轻浅，使之微出血，再拔火罐，真空吸力较小；症状重者手法宜重，刺血稍深，点刺稍多，出血较多再拔火罐，真空吸力大，时间要短，但不少于 5 分钟，反复拔罐 2~3 次，使出血 20~40 毫升，术后严格消毒。1~2 周 1 次，3 次为 1 个疗程。

方法二：取病灶局部。在云片状红斑部的浮浅络脉或红肿处，用三棱针点刺，再用闪火拔罐，将罐留于点刺处 5 分钟，使其出血，出血量为 1~5 毫升。

方法三：病灶局部皮肤消毒后，在其上、中、下、左、右部位行三棱针散刺，然后用闪火法拔罐，5~10 分钟后起罐，使出血 5~10 毫升，棉球拭净，再用 75% 酒精棉球擦一遍。

方法四：取阿是穴，大椎、曲池、委中（双）。发于上者配合谷、尺泽；发于下者配血海、足三里、解溪、太冲。用三棱针快速点刺以微出血为度，后拔罐 10~15 分钟，每穴拔出血量 0.5~1 毫升。解溪、太冲点刺出血不拔罐。隔日 1 次，5 次为 1 个疗程。（图 11-45）

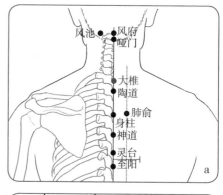

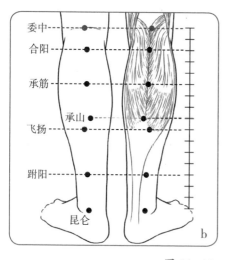

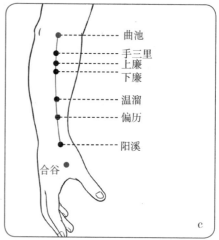

图 11-45 刺络拔罐法 4

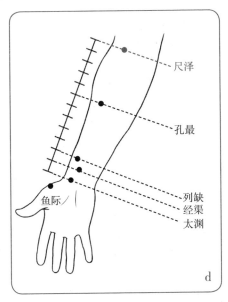
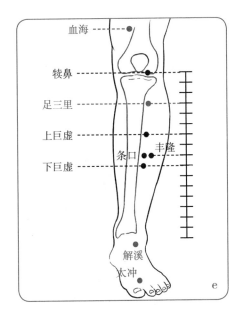

图 11-45　刺络拔罐法 4

【刺血拔罐法】

方法一：用三棱针沿病变外缘环向中心刺 10~20 针，进针 2~4 毫米，放血 5~10 毫升，出血后在红肿严重处拔火罐 1~2 个，见罐内有血液积蓄，约 1 分钟血止，留罐 10 分钟。术后用 75% 酒精湿敷，包扎。注意无菌操作，勿刺大血管，凝血机制差者禁用此法。7 日用 2 次为 1 个疗程。

方法二：取局部病灶、灵台、身柱。用三棱针对准病灶中心点刺出血后拔罐，留罐 10~15 分钟，用三棱针点刺或梅花针叩刺灵台（或身柱）出血后再拔罐 10 分钟。（图11-46）

【梅花针叩刺后拔罐法】

取穴：膈俞或大椎。局部消毒，用梅花针叩刺后拔罐 10~15 分钟，以出血为度，隔日 1 次。（图 11-47）

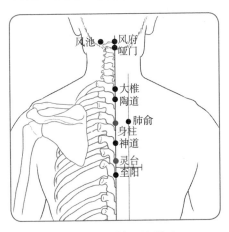

图 11-46　刺血拔罐法

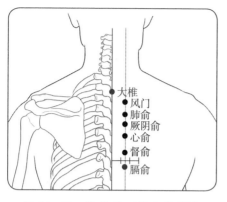

图 11-47　梅花针叩刺后拔罐法

（三）注意事项

急性期患者应卧床休息。出现败血症症状，应中西医结合治疗。本病刺络拔罐法效果较好，但应行严格无菌操作，以防感染。一般 3~5 个疗程即可缓解，但本病较易复发，故在控制炎症后应积极坚持治疗，直至完全治愈。

十七、疖

（一）概述

疖是发生在皮肤浅表部位的急性化脓性疾患，俗称"疖子""火疖"，有的地方叫"白头老"。西医学认为疖是发生在皮肤单个毛囊皮脂腺及汗腺的急性化脓性炎症。常由葡萄球菌侵入毛囊周围组织引起的急性化脓性炎症。本病中医学中属于"坐板疮""发际疮"范畴。

（二）治疗

【刺血拔罐法】

方法一：颈、背、腰、臀部疖肿者取委中穴或阴谷穴及病灶局部，胸

【挑刺放血拔罐法】

患者将一侧上肢（男左女右）上举，置于对侧肩后，手心向背，伸直手指，中指所指的地方（天宗）即为挑刺放血的部位。然后用 75% 酒精棉球消毒，再用消毒三棱针将找到的脓疱、丘疹、红点或变形的毛孔挑破出血，然后拔罐 15~20 分钟。每日 1 次。（图 11-48）

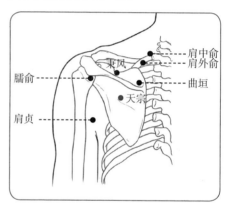

图 11-48　挑刺放血拔罐法

腹壁取阳交、局部阿是穴。选取穴
位处明显暴涨的血络，用三棱针直
刺出血，血止拔罐 2~3 分钟。再刺
红肿局部，待脓血溢出，加拔火罐。
若脓肿已成者，可不刺肢体穴位，
只刺局部病灶。（图 11-49）

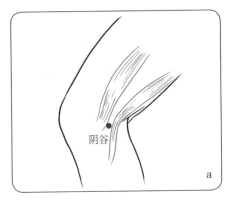

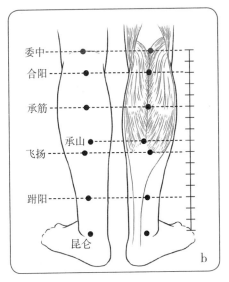

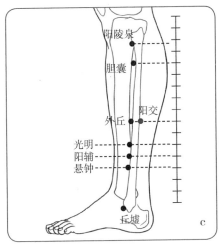

图 11-49　刺血拔罐法 1

　　方法二：分组取穴，①疖肿局部及周围皮肤；②大椎、身柱、灵台。
第②组穴先用三棱针点刺放血，然后再拔火罐。如多发性疖肿初期，尚未
形成脓肿或仅有小的脓头者，可在疖肿病灶部和周围拔罐。发现有高度充
血或瘀血时取罐，如已形成脓肿，拔火罐可起到引流排脓作用，如创口通
畅，用 75% 酒精消毒后，即可将火罐直拔于创口上，如无创口或创口过小，
应先将创口扩大，用火罐吸拔后，不加引流，即能迅速自愈。拔罐时间不
宜过长，待脓液及坏死组织全部被吸出，并有新鲜血液流出时，即可将罐
子取下，然后用消炎膏和消毒敷料保护伤口。（图 11-50）
　　方法三：取病变局部、身柱、灵台、合谷、委中。已成脓者，将病变
局部严格消毒，用直径约 2 毫米的粗针于酒精灯上烧红后，迅速刺入脓腔

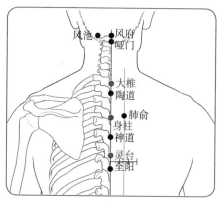

图 11-50　刺血拔罐法 2

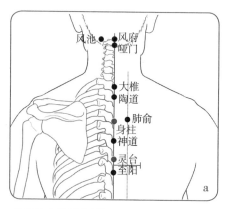

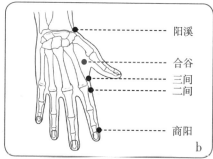

中，然后快速拔针（不得刺入过深，以免伤及正常组织），选择消毒好的火罐，相当或略大于脓肿的玻璃火罐，用闪火法将罐扣于脓肿上，针刺点须在罐口之内，留罐 5~10 分钟，至脓血全部吸出并有新鲜血液流出为止，起罐后局部消毒，用消毒敷料保护伤口。然后将身柱、灵台、合谷、委中穴进行点刺放血拔火罐，吸出邪热毒血。隔日治疗 1 次，4~6次为 1 个疗程。本法适用于疖已溃脓者。（图 11-51）

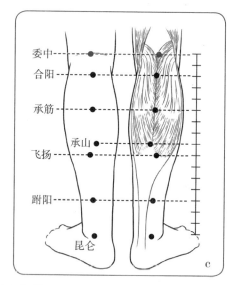

图 11-51　刺血拔罐法 3

【挑罐法】

　　方法一：患者将一侧上肢（男左女右）上举，置于对侧肩后，手心向背，伸直手指，中指所指的地方（天宗）即为挑刺放血的部位。然后用 75% 酒精棉球消毒，再用消毒三棱针将找到的脓疱、丘疹、红点或变形的毛孔挑破出血，然后拔罐 15~20 分钟。每日 1 次。（图 11-52）

　　方法二： 主穴取灵台。配穴依据疔的部位循经取穴，如生于面口者配合谷，生于颈后、下肢及背部者配委中，生于上肢者配曲池、外关。患者取正坐位，双肩下垂，背部暴露，医者左手拇、食二指将灵台部位捏住，右手持三棱针挑刺，使其微出血。挑刺后拔火罐 10~15 分钟，委中部位有静脉瘀血时，应刺出血，无静脉瘀血者，可按上法挑刺委中出血，余穴常规针刺捻转手法留针 15~30 分钟，5~10 分钟行针 1 次，隔日治疗 1 次。（图 11-53）

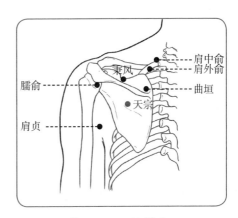

图 11-52　挑罐法 1

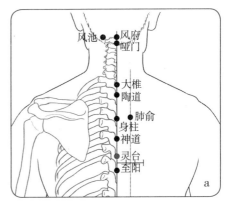

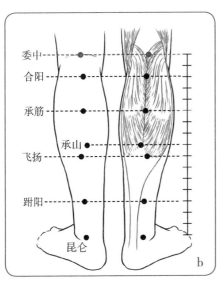

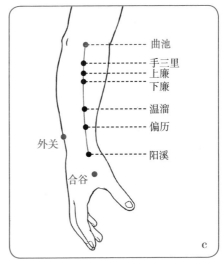

图 11-53　挑罐法 2

（三）注意事项

本病初起时切忌挤压、针挑；在红肿发硬期切忌切口，以免引起感染扩散。疔疮走黄者，病情凶险，须及时救治，采取中西医结合的方法治疗。在治疗期间，患者忌食鱼、虾、蟹等发物以及辛辣刺激性食物。对于深部脓肿局部不宜采用拔罐法，脓成者宜排脓。排脓后，用生理盐水将药和脓血清洗干净，伤口用抗感染的纱布覆盖，以加速伤口愈合。若患者伴有高热，可配合中药或抗生素治疗。

十八、痈

（一）概述

痈是指发生于皮肉间多个相邻的毛囊及皮脂腺的急性化脓性炎症。本病相当于西医学的皮肤浅表脓肿、急性化脓性淋巴结炎等，不同于西医所称的痈。

（二）治疗

【刺络（刺血）拔罐法】

方法一：取痈肿处。在痈肿处用三棱针点刺5点，点刺后用火罐连续扣拔3~4次，然后静置留罐10分钟。适于痈肿未溃无脓者。

方法二：头面、颈部感染取第7颈椎，以大椎穴为中心；手指及上肢感染选对侧肩胛区（相当于4~6胸椎与肩胛骨内缘之间）；足趾、下肢、臀及会阴部感染，选腰骶关节以下，以双上髎穴为中心；胸、腹部在背、腰部相对应处拔罐。治疗部位在腹部以上取坐位，臀及会阴以下取俯卧位。选取治疗部位后，局部消毒，用三棱针轻刺3下，随即在针刺部位加拔火罐，留罐10分钟后取下。（图11-54）

方法三：分组取穴，①疖肿局部及周围皮肤；②大椎、身柱、灵台。第②组穴先用三棱针点刺放血，然后再拔火罐。如多发性疖肿初期，尚未形成脓肿或仅有小的脓头者，可在疖肿病灶部位和周围拔罐。发现有高度充血或瘀血时起罐，如已形成脓肿，拔火罐可起到引流排脓作用，如创口通畅，用

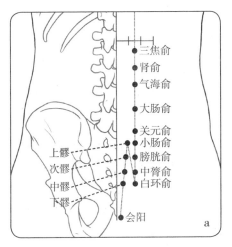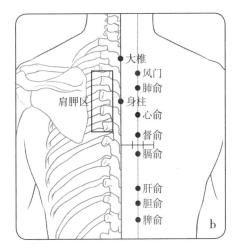

图 11-54　刺络（刺血）拔罐法 2

75% 酒精消毒后，即可将火罐拔于创口上，如无创口或创口过小，应先将创口扩大，用火罐吸拔后，不加引流，即能迅速自愈。拔罐时间不宜过长，待脓液及坏死组织全部被吸出，并有新鲜血液流出时，即可起罐，然后用消炎膏和消毒敷料保护伤口。（图 11-55）

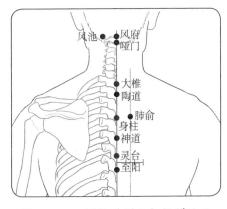

图 11-55　刺络（刺血）拔罐法 3

方法四： 取病变局部、身柱、灵台、合谷、委中。已成脓者，将病变局部严格消毒，用直径约 2 毫米的粗针于酒精灯上烧红后，迅速刺入脓腔中，然后快速拔针（不得刺入过深，以免伤及正常组织），选择消毒好的、相当或略大于脓肿的玻璃火罐，用闪火法将罐扣于脓肿上，针刺点须在罐口之内，留罐 5~10 分钟，至脓血全部吸出并有新鲜血液流出为止，起罐后局部消毒，用消毒敷料保护伤口。然后将身柱、灵台、合谷、委中穴进行点刺放血拔火罐，吸出邪热毒血。隔日治疗 1 次，4~6 次为 1 个疗程。本法适用于疖已溃脓者。（图 11-56）

方法五： 颈、背、腰、臀部取委中穴或阴谷穴及病灶局部，胸腹部取

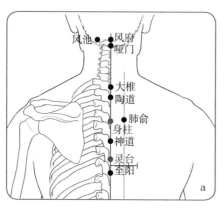

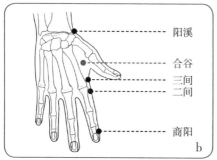

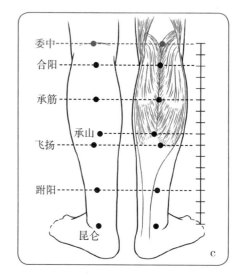

阳交、局部。选取穴位处明显暴涨的血络，用三棱针直刺出血，血止拔罐2~3分钟。再刺红肿局部，待脓血溢出，加拔火罐。若脓肿已成

图 11-56　刺络（刺血）拔罐法 4

者，可不刺肢体穴位，只刺局部病灶。（图 11-57）

方法六： 痈肿未成脓者，局部消毒，用三棱针点刺放血，再用闪火法拔罐 15 分钟，然后艾灸 10 分钟，至周围皮肤红热灼微痛；成脓未溃者，消毒皮肤后，用三棱针点刺放脓，再用闪火法拔罐 15 分钟，至黑色血液流出，再艾灸 10 分钟，至周围皮肤红热灼痛；脓已溃者，不用三棱针点刺，直接用闪火法拔罐 10 分钟，吸出脓液及暗红血液，直至无脓液或暗血液出，再艾灸 10 分钟至皮肤灼热。每日 1 次，不用抗生素及其他疗法。

【刺脓拔罐法】

取病变局部，常规消毒后行局部麻醉，用消毒之三棱针直刺脓腔中央，脓液可随针眼流出，继之以闪罐法拔罐于针眼处，约 10 分钟后取下火罐，以手按压脓腔，使脓液向针眼处集中，再次拔罐，当日可重复 3 次，必要时可在一个脓腔的 2~3 个不同部位施术，术毕针口消毒，敷以无菌纱布。间隔 1~2 天再施术。术后配合抗菌药物及中药清热解毒、通乳活络、软坚

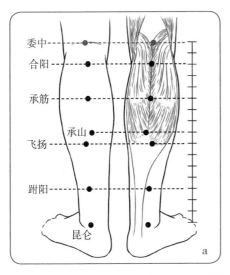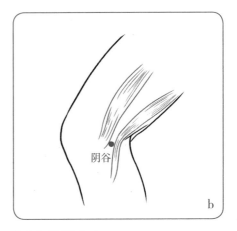

图 11-57 刺络（刺血）拔罐法 5

散结治疗。

（三）注意事项

拔罐后应保持脓腔引流通畅，若引流口被坏死组织阻塞时，可用蚊式血管钳轻扩引流口，并夹出坏死组织。若脓液较稠，引流不畅时，可取 3% 过氧化氢或生理盐水冲洗脓腔，以利排脓。拔罐后的 3~5 天内用鱼石脂软膏外敷，每日换药 1 次，或用药物做成的纱条置于伤口内，隔 1~2 天换药 1 次。在治疗期间，患者忌食鱼、虾、蟹等发物以及辛辣刺激性食物。对于深部脓肿局部不宜采用拔罐法。若患者高热，可投中药清热解毒之剂，或用抗菌药物。